Kinder im Blick

AF570449

Waxmann Verlag GmbH
Steinfurter Straße 555, 48159 Münster
info@waxmann.com

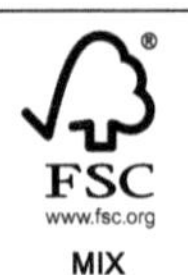
FSC
www.fsc.org
MIX
Papier aus verantwortungsvollen Quellen
Paper from responsible sources
FSC® C105338

Sonja Bröning

Kinder im Blick

Theoretische und empirische Grundlagen eines Gruppenangebotes für Familien in konfliktbelasteten Trennungssituationen

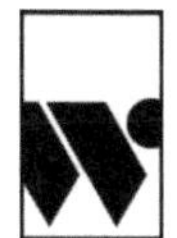

Waxmann 2009
Münster / New York / München / Berlin

Bibliografische Informationen der Deutschen Nationalbibliothek
Die Deutsche Nationalbibliothek verzeichnet diese Publikation in der Deutschen Nationalbibliografie; detaillierte bibliografische Daten sind im Internet über http://dnb.d-nb.de abrufbar.

Die Arbeit wurde von der Ludwig-Maximilians-Universität München im Jahr 2008 als Dissertation angenommen.

Internationale Hochschulschriften, Bd. 527

Die Reihe für Habilitationen und sehr gute
und ausgezeichnete Dissertationen

ISSN 0932-4763
ISBN 978-3-8309-2140-0

© Waxmann Verlag GmbH, Münster 2009

www.waxmann.com
info@waxmann.com

Umschlaggestaltung: Christian Averbeck, Münster
Titelbild: Image Source
Druck:BoD-Books on Demand, Norderstedt

Alle Rechte vorbehalten
Printed in Germany

Inhalt

Vorwort

Die vorliegende Dissertation stammt nicht aus dem Elfenbeinturm – sie ist ganz nah an der täglichen Arbeit mit konfliktbelasteten Familien in Trennung entstanden. Wissenschaftlich gesehen hat dies nicht nur Vorzüge (Praxisbezug, …), sondern auch Nachteile (eingeschränkte Repräsentativität der Stichprobe, …) – menschlich gesehen war und ist die Mitarbeit im Projekt **Kinder im Blick** vor allem eine bereichernde und spannende Erfahrung, die ich nicht missen möchte.

Mein herzlicher Dank für die Unterstützung bei der Fertigstellung dieser Arbeit gilt vor allem …

… meiner Doktormutter Prof. Dr. Sabine Walper: Vielen Dank für die vielen Anregungen, die notwendigen Herausforderungen, die große Freiheit, die herzliche Begleitung und die nötige Prise Humor zwischendurch!

… dem gesamten Familien-Notruf-Team für die Datenerhebung und hilfreiche Kommentare zum praktischen Teil, vor allem aber Katrin Normann für die Initiierung des Projekts und die Idee der Kalifornienreise, außerdem Mari Krey für die schwungvolle und hervorragende Übernahme der Projektkoordination sowie sehr gute Anregungen zum Inhalt, schließlich auch den weiteren Uni-Projektmitarbeiter/-innen für die Dateneingabe,

… Kathrin Beckh für unermüdliche und hervorragende methodische, aber auch inhaltliche Unterstützung, Stephanie Paul für wertvolle Literaturhinweise und fruchtbaren Austausch, meiner Mutter für die stundenlange Korrekturarbeit, meinem Vater, der mir die Mediation vorstellte und somit den Zugang zum Thema schuf sowie meinen Freundinnen und Freunden für Geduld, Aufmunterung und Ansporn,

… dem Staat Bayern für das Promotionsstipendium,

… meiner kleinen Tochter Natalie, die mir zeigt, was im Leben wirklich wichtig ist und vor allem meinem Mann Tobias Bröning für viel mehr seelische und praktische Unterstützung, als ich hier aufzählen kann, besonders aber dafür, dass er sich von der Fülle herumliegender Literatur zu „hochstrittigen Eltern in Trennung" nicht davon hat abhalten lassen, mich zu heiraten!

Ich habe großen Respekt vor allen Eltern in Trennung, die versuchen, in dieser bewegten Lebensphase ihre Kinder im Blick zu behalten. Einige davon haben uns Einblick in ihre Situation gegeben. Ihnen und ihren Kindern ist diese Arbeit gewidmet.

Einleitung

„Eltern bleiben Eltern“ – dieser Titel einer Broschüre der DAJEB (Deutsche Arbeitsgemeinschaft für Jugend- und Eheberatung) für Familien in Trennung bringt einiges auf den Punkt: Die Hoffnung vieler Kinder, deren Eltern auseinander gehen. Die Herausforderung für Eltern, auch schon in der krisenhaften Trennungs- und Nachtrennungszeit in das Kind betreffenden Fragen zu kooperieren. Die Grundhaltung des deutschen Rechtssystems, das das gemeinsame Sorgerecht auch nach der Trennung als Norm vorsieht und den Kontakt des Kindes zu beiden Eltern bewusst fördert. Und die Leitlinie aller Personen und Institutionen, die mit Hilfestellungen für Familien in Trennungen befasst sind.

Grundsätzlich werden Trennung und Scheidung, auch wenn sie in Deutschland und den westlichen Kulturen mittlerweile häufig vorkommen, von den betroffenen Eltern und Kindern nach wie vor als zutiefst krisenhaft erlebt (Hetherington & Kelly, 2003). Angesichts der vielen negativen Emotionen, die im Rahmen einer Trennung aufkommen, ist es nicht selbstverständlich, dass viele Eltern ihre gemeinsame Elternrolle trotz einer Trennung konstruktiv wahrnehmen. Der viel zitierte „Rosenkrieg“ in seiner schlimmsten Form wird nur in einem kleinen Teil der Trennungsfamilien geführt (Dietrich & Paul, 2006a). In vielen anderen Fällen ebben die trennungsbedingten Konflikte nach einiger Zeit ab, die Eltern finden zu einem neuen Gleichgewicht, und ihre Kinder weisen eine gesunde Entwicklung auf. Dennoch beurteilen auch klinisch unauffällige Erwachsene die Trennung ihrer Eltern rückblickend häufig als äußerst schmerzhaft für sich selbst (Laumann-Billings & Emery, 2000).

Schätzungsweise zehn bis 25 Prozent aller getrennten Familien bleiben auch lange nach der Trennung konfliktbelastet (Maccoby & Mnookin, 1992; McIntosh, 2003). Diese Eltern, die so genannten „Hochstrittigen“, beanspruchen beteiligte Institutionen mit immer neuen Episoden ihres chronischen Konflikts, den sie als „Kampf um die Kinder“ häufig vor Gericht austragen. Damit verursachen sie nicht nur erhebliche öffentliche Kosten (Alberstötter, 2006a), ihre Kinder gelten auch in besonderem Maße als Risikogruppe für Entwicklungsstörungen. Somit ist das öffentliche Interesse an Hilfestellungen für Familien in Trennung ungebrochen, nicht zuletzt, um der Chronifizierung von Trennungskonflikten möglichst früh vorzubeugen. Als besonders schwierig erweist sich erwartungsgemäß die Arbeit mit Familien, die bereits am oberen Ende der Konflikteskalation angekommen sind. Ihnen wird häufig von Gericht oder Jugendamt eine (Zwangs-)Beratung auferlegt, die sie freiwillig nicht aufgesucht hätten.

Professionelle Helfer[1] sind daher der Meinung, dass diese Eltern andere Formen der Hilfe benötigen als die „klassische“ Beratung – wie diese Hilfe aber tatsächlich

1 Aus Gründen der besseren Lesbarkeit wurde für Begriffe wie Helfer, Teilnehmer, Mediator, Klient etc. auf die Darstellung der weiblichen Form („Teilnehmer/-innen o.ä.“) verzichtet – selbstverständlich sind immer beide Geschlechter gemeint, falls dies nicht explizit ausgeschlossen wird.

aussehen soll, ist umstritten, zumal die Genese der Hochstrittigkeit bislang noch ungenügend erforscht ist.

Im Rahmen des vorliegenden Promotionsvorhabens wurde der Elternkurs **Kinder im Blick** als Kooperationsprojekt der LMU München und der Beratungsstelle Familien-Notruf München entwickelt und erprobt, der das Angebotsportfolio für Familien in Trennung erweitert. In seiner strukturierten Form stellt dieser Kurs eine Neuheit für die deutsche Beratungslandschaft im Trennungsbereich dar. Die vorliegende Arbeit stellt die theoretischen, empirischen und konzeptuellen Grundlagen dieses Gruppenprogramms vor, das sowohl auf hochstrittige, als auch auf weniger strittige Eltern abzielt. Sie besteht aus zwei Teilen mit unterschiedlichen inhaltlichen Schwerpunkten:

Teil A befasst sich sowohl theoretisch als auch empirisch mit *Merkmalen strittiger Trennungskonflikte*. In Kapitel 1 wird der aktuelle Stand der Trennungsforschung dargelegt, wobei insbesondere Trennungskonflikte, ihre Wurzeln, ihre Auswirkungen auf die elterliche Zusammenarbeit und die Entwicklung betroffener Kinder in den Blick genommen werden. Außerdem wird der Frage nachgegangen, welche Faktoren zur Chronifizierung dieser Konflikte bis hin zur Hochstrittigkeit beitragen können. In Kapitel 2 wird anhand einer Stichprobe konfliktbelasteter Eltern in Trennung untersucht, welche Einflussfaktoren auf die elterliche Zusammenarbeit und die kindliche Entwicklung sich empirisch als besonders bedeutsam erweisen und in welchen Merkmalen sich hochstrittige von weniger strittigen Eltern unterscheiden.

Teil B befasst sich mit *Hilfsangeboten für Familien in Trennung* im Allgemeinen und dem Elternkurs **Kinder im Blick** im Besonderen. In Kapitel 3 werden Inhalte und Evaluationsbefunde bestehender Interventionen vorgestellt, auch im Hinblick auf ihre Eignung für eine strittigere Zielgruppe. Es werden Interventionsansätze zum Umgang mit unterschiedlichen Konfliktniveaus der betroffenen Familien berichtet, die für Hochstrittige meist ein gesondertes Portfolio bilden. In Kapitel 4 werden allgemeine und trennungsspezifische theoretische Grundlagen für den Elternkurs **Kinder im Blick** dargelegt und das Kurskonzept wird vorgestellt. Da bereits erste formative Befunde vorliegen, werden diese zusammenfassend berichtet und ermöglichen eine erste Bewertung des Kurses.

In Kapitel 5 erfolgt eine Schlussbetrachtung beider Teile der Arbeit.

Teil A: Konfliktbelastete Familien in Trennung

1. Trennungskonflikte: Ihre Entstehung und ihre Folgen

1.1 Trennung und Scheidung in Deutschland

Das Risiko, eine geschlossene Ehe vor dem Scheidungsrichter zu beenden, ist seit den 1970er Jahren deutlich gestiegen. In 2005 heirateten in Deutschland rund 388.500 Paare. Im selben Jahr ließen sich aber fast 201.700 Eheleute scheiden – rund 156.400 minderjährige Kinder waren davon betroffen (Statistisches Bundesamt, 2006). Die tatsächliche Anzahl der jährlich von elterlicher Trennung betroffenen Kinder dürfte aber noch weit höher liegen, wenn die statistisch nicht erfassten Beendigungen von nichtehelichen Lebensgemeinschaften mit Kindern einbezogen würden.[2] Für aktuelle Heiratsjahrgänge in Deutschland wird mittlerweile von einer mehr als 40-prozentigen Scheidungsrate ausgegangen (Sardon, 2004). Als Gründe für den kontinuierlichen Anstieg der Scheidungsraten in allen westlichen Industrienationen und das damit einhergehende zahlenmäßige Wachstum von Ein-Eltern-Familien und Stieffamilien gelten die markanten Veränderungen gesellschaftlicher Rahmenbedingungen und die damit verbundene veränderte Bedeutung der Ehe: Die größere ökonomische Unabhängigkeit der Frau und die Möglichkeiten der Empfängnisverhütung haben zu einem Funktionswandel der Ehe geführt, die nun nicht mehr in erster Linie als Versorgungsgemeinschaft gesehen wird, sondern Liebe und private Erfüllung gewährleisten soll. Wird sie diesem hohen Anspruch nicht mehr gerecht, sind die Austrittsbarrieren durch die gestiegene finanzielle Unabhängigkeit der Eheleute, ein liberaleres Scheidungsrecht und die geringere soziale Diskriminierung Geschiedener längst nicht mehr so hoch wie früher (Ostner, 1999).

Trotzdem ist eine Scheidung noch weit davon entfernt, als „normatives Lebensereignis" gesehen zu werden. Obwohl die „Schuldfrage" im Rechtssystem keine Rolle mehr spielt, sondern nach dem „Zerrüttungsprinzip" geschieden wird,[3] ist eine Scheidung für alle Betroffenen meist mit gravierenden emotionalen, sozialen und ökonomischen Konsequenzen verbunden (Amato, 2000). Noch immer können diese Konsequenzen für „Getrennte" und „Geschiedene" nicht gleichgesetzt werden, obwohl die Unterhaltsrechtsreform vom Januar 2008 hierzu wichtige Akzente gesetzt hat (es existieren aber weiterhin Unterschiede z.B. im Sorgerecht; s.u.).[4] In

2 In 2005 existierten in Deutschland nach Daten des Mikrozensus rund 770.000 nicht-eheliche Lebensgemeinschaften mit Kindern.

3 § (I) 1565 BGB: Eine Ehe kann geschieden werden, wenn sie gescheitert ist.

4 Es wurden eheliche und nicht-eheliche Kinder in ihren Unterhaltsansprüchen gleichgestellt. Außerdem wurden betreuende Elternteile in ihren Ansprüchen gleichgestellt – vor dem 01.01.2008 musste z.B. eine unverheiratet getrennt lebende Mutter, die ein Kind betreut, bereits ab dessen 3. Lebensjahr wieder arbeiten gehen, während eine geschiedene Mutter erst ab dessen 8. Lebensjahr dazu verpflichtet war. Elternteile, die minderjährige Kinder betreuen,

jedem Falle müssen meist auch „nur" Getrennte, vor allem solche mit gemeinsamen Kindern, ihre Identität nach der Trennung neu definieren – für langjährige Partnerschaften stellt eine Trennung das Ende eines Lebensentwurfs dar. Für beide Gruppen ergeben sich im Anschluss an eine Trennung, wenn nicht gleiche, so doch ähnliche Themen und Probleme, z.B. was die Kontaktgestaltung zum Kind angeht, so dass in dieser Arbeit immer die große Gruppe der „Getrennten" – ob sie nun verheiratet waren oder nicht – betrachtet wird.

Gesetzliche Rahmenbedingungen bei Trennung und Scheidung
Die rechtliche Situation für Eltern in Trennung hat sich seit der Kindschaftsrechtsreform im Jahr 1998 geändert. Vor der Kindschaftsrechtsreform war die alleinige Sorge der Standard, die im strittigen Fall vom Familiengericht entschieden wurde. Nur in „geeigneten Fällen" wurde das gemeinsame Sorgerecht zugesprochen. Für unverheiratete Paare liegt das Sorgerecht auch heute weiter bei der Mutter, es sei denn es wurde – wie in vielen Fällen heute üblich – das gemeinsame Sorgerecht im Falle einer Trennung vereinbart. Heute gilt das gemeinsame Sorgerecht als Regelfall (Schwab, 2005), d.h. Eltern haben weiterhin beide das Recht und auch die Pflicht, für ihre minderjährigen Kinder zu sorgen (§1626 I 1 BGB), wobei der Kontakt zu beiden Eltern vorrangig als Recht des *Kindes* kodifiziert wurde. So nimmt auch die *Pflicht* der Eltern zur Pflege der Eltern-Kind-Beziehung im Gesetz einen höheren Rang ein als das *Recht* der Eltern auf die Beziehung zu ihrem Kind.

Die gemeinsame Sorge beinhaltet die Wahrung und Förderung der körperlichen, geistigen, seelischen, sozialen und wirtschaftlichen Interessen des Kindes. Eltern haben Entscheidungen von erheblicher Bedeutung (z.B. bezüglich der Schulwahl oder der Bestimmung des dauerhaften Aufenthalts) einvernehmlich zu treffen. In Angelegenheiten des täglichen Lebens hingegen entscheidet der Elternteil, bei dem das Kind sich überwiegend aufhält. Dem Staat kommt bei der Ausübung des Sorgerechts ein „Wächteramt" zu (§6 GG; §1 KJHG), d.h. er greift nur ein, wenn das Kindeswohl gefährdet ist. Unabhängig vom Sorgerecht hat das Kind ein Umgangsrecht mit jedem Elternteil und weiteren wichtigen Bezugspersonen (z.B. Großeltern, Geschwister). US-amerikanische Studien zum gemeinsamen Sorgerecht weisen auf positive Effekte für die betroffenen Kinder hin (Amato & Gilbreth, 1999; Bauserman, 2002), allerdings besagen diese Ergebnisse nicht, dass die gemeinsame elterliche Sorge unter allen Umständen die zu bevorzugende Sorgerechtsalternative ist – wesentlich ist, wie die Sorgerechtsvereinbarung gelebt wird. So zeigt sich bei hochstrittigen Familien, dass ein vermehrter Kontakt zwischen dem Kind und seinem außerhalb lebenden Elternteil auch mit sozialen und verhaltensbezogenen Problemen beim Kind verbunden ist (Walper, 2006b).

Neben der elterlichen Verantwortung sind bei einer Scheidung eine Vielzahl weiterer Themen zu regeln, insbesondere die regelmäßigen Zahlungen (Kindes- und Ehegattenunterhalt), die Aufteilung der Vermögenswerte (Hausrat, Wohnei-

---

haben ab dem 01.01.2008 im Unterhaltsrecht Vorrang vor geschiedenen Eheleuten, die keine Kinder betreuen – ein wichtiges Signal für Zweitfamilien.

gentum, Ersparnisse) und Schulden sowie der Versorgungsausgleich, ein Ausgleich der während der Ehezeit erworbenen Anwartschaften auf Altersversorgung. Während der Versorgungsausgleich grundsätzlich vom Familiengericht durchgeführt wird, sollen sich die Eltern hinsichtlich der anderen Punkte gütlich einigen. Nur auf Antrag entscheidet das Gericht auf der Basis bestehender Rechtsgrundlagen (vgl. zusammenfassend Schwab, 2005).

Für Bewältigungshilfen hat die Kindschaftsrechtsreform einen wichtigen Impuls gegeben, indem sie die Gerichte auffordert, „so früh wie möglich und in jeder Lage des Verfahrens auf ein Einvernehmen der Beteiligten hinzuwirken" (§52 FGG). Das Verfahren kann zu diesem Zweck ausgesetzt werden. Auch das Jugendamt, das in strittigen Fällen zu Sorge- oder Umgangsrecht eingeschaltet wird, bietet Beratung oder Vermittlung an. Im Kinder- und Jugendhilfegesetz wird Eltern und Kindern ein Anspruch auf Beratung und Unterstützung bei der Ausübung von Sorge und Umgang und bei Schwierigkeiten im Rahmen von Trennung und Scheidung zugesichert (§17, §28 KJHG). Diese Unterstützung wird durch die öffentliche (Jugendamt, staatliche Beratungsstellen) und die freie Jugendhilfe (freie Einrichtungen mit unterschiedlichen Trägern, z.B. kirchliche Beratungsstellen) geleistet. Eine geplante Reform des Verfahrens in Familiensachen will die Hilfen für Kinder und Trennung noch erweitern, z.B. indem Verfahrensbeistände eine aktive Rolle bei der Suche nach einer einvernehmlichen Umgangsregelung übernehmen und Umgangspfleger für Entscheidungen in schwierigen Umgangssituationen bestellt werden können (geplantes Inkrafttreten des Gesetzes ist Mitte 2009; Quelle: Bundesjustizministerium, 2008).

1.2 Trennungsforschung

1.2.1 Perspektivenwandel hinsichtlich Trennung und Scheidung

Im Rahmen der familiensoziologischen und psychologischen Forschung zu Trennung und Scheidung lassen sich drei Phasen der Theoriebildung unterscheiden, die gleichzeitig einen Wandel in der Betrachtungsweise dieses Phänomens nachzeichnen (Schneewind, 1999).[5] Die frühe Scheidungsforschung betrachtete Scheidung als ein punktuelles Ereignis, durch das die Familie „zerbrach". Negative Konsequenzen für alle Beteiligten galten als zwangsläufig („Defizitperspektive"). Da die Familie nicht mehr dem Leitbild der Kernfamilie (verheiratete Eltern und ihre leiblichen Kinder) entsprach, galt sie als aufgelöst („Desorganisationsmodell"). Wichtig war es, die Bindung des Kindes an die „Restfamilie", d.h. eine primäre Bezugsperson zu wahren (meist die Mutter), der andere Elternteil war weitgehend aus der elterlichen Verantwortung ausgenommen. Diese Vorgehensweise verstärkte letztlich strukturell das weithin beklagte Fehlen der Väter für Scheidungskinder. Die Väter rückten zunehmend ins Blickfeld, seit man in den siebziger Jahren be-

5 1. Phase: Scheidung als Desorganisation. 2. Phase: Scheidung als Reorganisation. 3. Phase: Scheidung als Transition.

gann, die Scheidung weniger als Ende der Familie sondern mehr als Krise aufzufassen, die es zu bewältigen gilt, und in deren Verlauf die Neugestaltung der Beziehungen zwischen Eltern und Kindern eine maßgebliche Rolle spielen (Hetherington, Cox & Cox, 1982; Hetherington, Cox & Cox, 1978; Kurdek, 1981).

Phasenmodelle stellen einen Versuch dar, diesen Bewältigungsprozess zu beschreiben. In ihnen wird üblicherweise zwischen der Vorscheidungsphase, der Scheidungsphase und der Nachscheidungsphase unterschieden, die jeweils unterschiedliche Schwierigkeiten und Entwicklungsaufgaben für alle Familienmitglieder mit sich bringen (Textor, 2006). Das Ziel des Prozesses ist letztlich, die Alltagsgestaltung und Familienbeziehungen in eine neue, „binukleare Familienstruktur" zu überführen („Reorganisationsmodell"; Fthenakis, Niesel & Griebel, 1997). Hieraus resultieren bereits wesentlich mehr Ansatzpunkte für Interventionen (z.B. die Redefinition der Elternbeziehung).

Scheidungsverläufe haben sich allerdings als so vielfältig erwiesen, dass bei linearen Phasenmodellen die Gefahr der Über-Simplifizierung besteht. Daher spricht man heute auch von Scheidung als einem Transitionsprozess (Cowan, 1991), also als einer Verkettung von Veränderungen innerer und äußerer Rahmenbedingungen, die – analog zu anderen Übergängen in der Familienentwicklung – beträchtliche Anpassungsleistungen erfordern (Fthenakis, 1995a). Diese Transitionen finden auf mehreren Ebenen statt: Auf der *individuellen Ebene* muss das Scheitern der bisherigen Beziehung verarbeitet und ein – innerer wie äußerer – Neuanfang gewagt werden. Dazu gehören häufig die Veränderung der Selbst- und Umweltwahrnehmung sowie die Überwindung eines emotionalen Ungleichgewichts, welches durch die wahrgenommene Diskontinuität zwischen Vergangenheit und Gegenwart entsteht. Auf der *interaktionalen Ebene* werden die Rollen im Familiensystem neu definiert: Die Eltern müssen einerseits die Paarbeziehung beenden, andererseits zu einer kooperativen Elternbeziehung finden, und auch die Kinder müssen ihre Beziehungen zu beiden Eltern, die nun nicht mehr als Einheit erscheinen, neu definieren. Auf der *Ebene der sozialen Netze* ändern sich die Beziehungen zur Herkunftsfamilie, zu Freunden und Kollegen und es kommen häufig auch neue Personen hinzu. Die Kinder stehen vor der Aufgabe, die nunmehr getrennten Lebensumwelten ihrer Eltern zu integrieren und ihre Rolle in entstehenden neuen Partnerschaften der Eltern zu finden. Dabei stehen die Reorganisationsversuche auf den unterschiedlichen Ebenen nicht disparat nebeneinander, sondern beeinflussen sich gegenseitig.

Transitionen im Rahmen einer Scheidung bergen sowohl Entwicklungspotenziale als auch Gefährdungen und werden unterschiedlich gut bewältigt. Die Erforschung dieser Bewältigungsmechanismen hat in den USA, wo die Scheidungsraten früher und schneller anstiegen und noch immer wesentlich höher sind als hierzulande, begonnen und wird dort auch heute noch in wesentlich größerem Umfang betrieben als in Deutschland (Schwarz & Noack, 2002; Walper, 2002). Wurden anfangs fast nur negative Folgen herausgestellt, berichten manche Studien inzwischen sogar positive Effekte für manche Kinder (Gately & Schwebel, 1992) und manche Eltern (Hetherington & Kelly, 2003; vgl. Abschnitt 1.2.2).

Die heterogene Befundlage kann mit der umfassenden *Scheidungs-Stress-Bewältigungs-Perspektive* von Amato (2000) eingeordnet werden: Im Verlauf der Scheidung wirken Stressoren auf die Betroffenen ein, welche die Scheidung „spürbar machen" und je nach Lebenslage sehr unterschiedlich sein können. Das Ausmaß der Entfaltung ihres negativen Wirkungspotenzials hängt vom Vorhandensein oder Fehlen individueller Schutzfaktoren bzw. Ressourcen ab, zu denen individuelle Ressourcen (z.B. kognitiver und emotionaler Entwicklungsstand; Persönlichkeitsfaktoren), interpersonelle Ressourcen (unterstützende Beziehungen) und strukturelle Ressourcen (Schichtzugehörigkeit; regionale Infrastruktur; gesetzliche Regelungen und Leistungen) zählen. Die Fähigkeit, sich trotz widriger Umstände positiv zu entwickeln, wird als „Resilienz" bezeichnet, weshalb man hier auch von einer „*Risiko- und Resilienzperspektive*" sprechen kann (Amato, 2000), wie sie sich weithin in der Scheidungsforschung findet. Dieser Sichtweise hält die *Selektionsperspektive* entgegen, dass negative Entwicklungsverläufe für Eltern und Kinder nicht erst mit der Scheidung, sondern oftmals schon viel früher beginnen und ihre Wurzeln in problematischen Prädispositionen der Eltern wie emotionaler Instabilität, antisozialem Verhalten oder Bindungsschwierigkeiten, schwierigen Lebensumständen – etwa bedingt durch Armut – und nicht zuletzt destruktivem Konfliktverhalten haben, die ihrerseits das Trennungsrisiko erhöhen (Amato, 2000). Tatsächlich fanden prospektive Längsschnittstudien, dass Kinder, deren Eltern sich im Verlauf der Untersuchung scheiden ließen, schon lange vor der Trennung „vorbelastet" waren (Block, Block & Gjerde, 1988; Cherlin et al., 1991; Schwarz, 1999). Zudem zeigen Zwillingsstudien, dass die Scheidungsneigung wohl auch eine genetische Komponente hat (Jocklin, McGue & Lykken, 1996; McGue & Lykken, 1992), wobei die Weitergabe problematischer Persönlichkeitseigenschaften eine wesentliche Rolle spielen dürfte. Somit kann man von einer *Verschränkung von Trennungsgründen und Trennungsfolgen* sprechen. Negative Entwicklungsverläufe nach einer Trennung werden aber nur teilweise durch eine Vorbelastung erklärt. Andere Untersuchungen zeigen, dass eine Scheidung auch nach Kontrolle der Vorbelastung eine eigene Wirkung hat (Amato, 2006; Beham, Haller, Werneck, Wilk & Zartler, 2002), indem sie neue Stressoren für die Betroffenen mit sich bringt.

1.2.2 Folgen von Trennung und Scheidung für die Erwachsenen

Mittlerweile besteht weitgehend Einigkeit darüber, dass eine Trennung das Wohlbefinden der betroffenen Erwachsenen erheblich beeinträchtigen kann. So weisen Geschiedene deutlich höhere Raten psychischer und psychosomatischer Störungen bei Suiziden, Krankenhauseinweisungen und medizinischen Behandlungen auf (Emery, 1994; Gottman, 1998; Kitson & Morgan, 1990). Amato (2000) kam in seiner Metaanalyse amerikanischer Scheidungsstudien zu dem Schluss, dass Geschiedene im Vergleich zu Verheirateten insgesamt einen geringeren Selbstwert, eine schlechtere psychische und körperliche Gesundheit aufweisen und weniger glücklich sind. Viele andere Untersuchungen finden bei länger zurück liegender Trennung jedoch keinerlei Unterschiede im Wohlbefinden von geschiedenen und nicht geschiedenen Menschen, z.B. zeigte eine Untersuchung mit Daten des sozioökonomischen Panels (SOEP), dass die allgemeine Lebenszufriedenheit der Probanden im Zuge der Trennung sank, sich bis zur Scheidung aber bereits wieder stabilisiert hatte (Andreß & Güllner, 2002). Offenbar ist zwischen einer kurzfristigen und einer langfristigen Perspektive zu unterscheiden:

Kurzfristig gesehen, ist die Trennung vor allem in ihrer Anfangsphase von starken emotionalen Reaktionen wie Ohnmacht, Verzweiflung, Wut, Angst und Trauer begleitet (Haynes, Bastine, Link & Mecke, 2002). Dabei sind diese Reaktionen stark vom emotionalen Klima in der Beziehung, von der Initiierung der Trennung, der Art der Trennung und dem Trennungsgrund beeinflusst (Emery, 1994). Gleichzeitig stehen große strukturelle Lebensveränderungen an (z.B. Auszug, Umzug, neue Arbeitsstelle, alleinige Kinderbetreuung), die eine fortgesetzte Kommunikation zwischen den Eltern nötig machen, besonders wenn Entscheidungen im Hinblick auf Kinder getroffen werden müssen. Somit ist es nicht verwunderlich, dass Schmidt-Denter und Beelmann (1995a) bei beiden Geschlechtern Symptome von Verzweiflung und Überlastung feststellten, die sich je nach Lebenssituation unterschieden. Die Mütter – bei denen in den allermeisten Fällen die Kinder wohnten – klagten vor allem über Belastungen durch Haushalt und Erziehung, die Männer über soziale Vereinsamung und finanzielle Probleme.

Langfristig gesehen sind Versuche, allgemeine Aussagen über Scheidungsfolgen zu treffen, aufgrund der heterogenen Befundlage nur mit großen Einschränkungen möglich. Eine Vielzahl längsschnittlicher Befunde weist darauf hin, dass die oben geschilderten Reaktionen im Verlauf der Jahre wieder abnehmen, sei es durch eine erfolgreiche Verarbeitung der Scheidung, eine Gewöhnung an die neuen Lebensumstände oder eine Wiederheirat (Hetherington & Kelly, 2003; Schmidt-Denter, 2000a; Schmidt-Denter & Beelmann, 1995a; Wallerstein & Blakeslee, 1989). Entgegen aller düsteren Prognosen der frühen Forschung gehen manche Eltern aus einer Trennung sogar gestärkt hervor, erwerben mehr Lebens- und Berufskompetenz und sind auch im Rückblick auf die Scheidung sehr zufrieden mit ihrem Leben (Duffy, Thomas & Trayner, 2002; Hetherington & Kelly, 2003).

Risiko- und Schutzfaktoren

Auch hier gilt es, eine differenzierte Betrachtungsweise einzunehmen, die nach Risikofaktoren und Ressourcen fragt. Als Risikofaktoren für die Persistenz negativer Folgen sind vor allem eine schwierige Persönlichkeit, eine weiter andauernde Bindung an den ehemaligen Partner, ein niedriger sozialökonomischer Status (Einkommen und Bildung), und eine schwierige eigene Familiengeschichte zu nennen (Hetherington & Kelly, 2003). Als weiterer wichtiger Risikofaktor gelten andauernde Konflikte zwischen den ehemaligen Partnern, die ebenfalls mit negativen psychischen Folgen einhergehen (Schmidt-Denter, 1997; Thuen, 2000). Besonders die Kumulation von Stressoren kann zu einer schwierigen Entwicklung führen.

Schutzfaktoren sind hingegen soziale Reife (Planungsfähigkeit, Selbstdisziplin, Anpassungsfähigkeit, soziale Verantwortung), Autonomie und Kontrollerleben, Religiosität, das Vorhandensein einer Arbeitsstelle, soziale Unterstützung sowie eine neue Liebesbeziehung. Letztere sehen Hetherington und Kelly (2003) sogar als stärksten „Puffer“ gegen Nachscheidungsprobleme an. Allerdings hatten diejenigen, die sich schnell einen neuen Partner suchten, in ihrer zweiten Ehe oft ähnliche Probleme wie in der ersten. Ohnehin stellt die Gründung einer Stieffamilie erhöhte Anforderungen an die Beteiligten und birgt damit zusätzliche Risiken für die Familienentwicklung (Walper & Wild, 2002). Da die Trennungswahrscheinlichkeit in Zweitehen erhöht ist und damit weitere Transitionen begünstigt werden, zeigt sich eine neue Partnerschaft im Hinblick auf das Wohlbefinden nach einer Scheidung langfristig eher ambivalent (Amato, 2000).

Hetherington und Kelly (2003) untersuchten Verläufe in der Lebensgestaltung Erwachsener nach einer Trennung im Längsschnitt und konnten sechs Jahre nach der Trennung sechs Typen beschreiben, an denen die unterschiedlichen Entwicklungswege nach einer Trennung deutlich werden:

- Die „Bereicherten“: Sie erwarben mehr Lebens- und Berufskompetenz und waren nach sechs Lebensjahren zufriedener, ihre zweiten Ehen verliefen langfristig glücklicher.
- Die „Genügsamen“: Sie waren die größte Gruppe, schnitten in allen Indikatoren von Wohlbefinden und Anpassung mit mittleren Werten im Vergleich zur Gesamtgruppe der Getrennten ab und sahen sich als kompetente Eltern, die aber leichter aus dem Gleichgewicht zu bringen waren als vor der Trennung.
- Die „Komplettierer“: ebenfalls eine relativ große Gruppe (oft waren es Männer), sie suchten schnell neuen Partner/-innen und erlebten oft ähnliche Probleme in zweiter Ehe.
- Die „Libertins“: hauptsächlich Männer, aber auch Frauen, oft Menschen aus dem Mittelstand, die eine Phase des Freiheitsdrangs durchmachten, um dann in einer neuen Ehe zu ihrem alten Selbst zurückzufinden.
- Die „Unabhängigen“: nur ein kleiner Teil der Untersuchung, erfolgreich, angepasst, Scheidungsgewinner, die nicht wieder heiraten wollten.
- Die „Verlierer“: sie hatten oft schon vor der Scheidung Probleme und erlebten sich auch nach sechs Jahren als außengelenkt und den Launen des Schicksals unterworfen.

1.2.3 Folgen von Trennung und Scheidung für die Kinder

Eine Fülle empirischer Studien hat dokumentiert, dass Kinder aus Scheidungsfamilien im Vergleich zu Kindern aus Kernfamilien ein höheres Risiko für ihre Entwicklung aufweisen (ein aktueller Überblick über Untersuchungen aus dem angloamerikanischen Raum findet sich in einer Ausarbeitung für das kanadische Justizministerium; vgl. FocusConsultants, 2006). In zwei Metaanalysen (Amato & Keith, 1991; Amato, 2001) wurden 92 bzw. 67 dieser Studien ausgewertet. Die Autoren zeigen, dass Kinder aus Scheidungsfamilien mehr Schwierigkeiten in den Bereichen des Verhaltens (Aggressivität, Delinquenz), der schulischen Leistungen, der sozialen Beziehungen, sowie in geringerem Ausmaß des psychischen Wohlbefindens (Depressivität) und im Selbstkonzept haben. Auch die Hoffnung auf Verbesserung der Situation von Scheidungskindern durch die gesellschaftliche „Normalisierung“ der Scheidung ließ sich nicht bestätigen. Zwar stellten Amato und Keith (1991) in ihrer ersten Metaanalyse fest, dass die Beeinträchtigungen der Kinder in den neueren Studien (70er und 80er Jahre) deutlich niedriger waren, dieser Trend ließ sich in der zweiten Metaanalyse (Amato, 2001) aber nicht fortsetzen, vielmehr wuchs der Unterschied zwischen Scheidungs- und Nicht-Scheidungskindern in den 90er Jahren wieder leicht an.

Trotz dieser Studien ist die Befundlage nicht so einheitlich, wie oft angenommen wird. Die Effektstärken waren in beiden Analysen niedrig, so dass nur ein geringer Anteil des kindlichen Wohlbefindens aus der Familienform an sich prognostiziert werden kann. Deutsche Untersuchungen zeichnen ebenfalls ein gemischtes Bild: In einer DJI-Studie wiesen Kinder, die ohne einen leiblichen Elternteil aufwuchsen, zwar einige problematische Entwicklungszüge auf, jedoch waren auch hier die Effektstärken gering und es zeigte sich keine dauerhafte Benachteiligung über mehrere Lebensbereiche hinweg (Walper & Wendt, 2005). In der Rostocker Längsschnittstudie zeigten sich auch langfristig negative Wirkungen elterlicher Trennung auf Emotionalität und Sozialverhalten der Kinder (Reis & Meyer-Probst, 1999), genauso wie in einer Schulstudie in Berlin (Butz & Boehnke, 1999), während die Kölner Längsschnittstudie nach drei Jahren keine Unterschiede mehr zwischen Scheidungskindern und solchen aus Kernfamilien fand (Schmidt-Denter, 2000a), genauso wenig wie die Untersuchung von Walper und anderen Forschungsgruppen (Fend, 1998; Walper & Beckh, 2006).

Ebenso wie letztere Forschgruppe (Walper, 1999) relativieren auch Studien aus dem angloamerikanische Raum die Befunde zur Entwicklungsproblematik von Scheidungskindern, indem sie auf die Wirkung vermittelnder Variablen wie sozioökonomischem Status, Bildung, Zusammenleben vor der Ehe, oder Konflikte der Eltern hinweisen, die einen großen Teil der Unterschiede erklären (Amato & DeBoer, 2001; Bumpass, Martin & Sweet, 1991). Des Weiteren zeigten nicht alle Kinder zeigen negative Effekte von Scheidung, manche waren sogar unabhängiger, wiesen ein besseres Selbstwertgefühl auf und verhielten sich empathischer als Kinder aus Kernfamilien (Gately & Schwebel, 1992; Riggio, 2004). Wie bei den Erwachsenen kann auch bei den Kindern zwischen kurzfristigen und langfristigen Folgen einer Trennung unterschieden werden:

Kurzfristig gesehen, erleben Kinder die Scheidung ihrer Eltern meist als sehr belastendes Lebensereignis. Je nach Alter, Reife und Persönlichkeit reagieren sie unterschiedlich darauf. Kinder bis zum Schulalter leiden häufig unter akuten Ängsten im Rahmen der Trennung, was sich durch Depression, Aggression, psychosomatische Störungen und vieles mehr äußert. Häufig kommt es zu einer Regression in frühere Entwicklungsstufen. Mit zunehmendem Alter kommen auch Loyalitätskonflikte hinzu, und es kann der Wunsch entstehen, die Rolle des abwesenden Elternteils zu übernehmen (Graf & Frank, 2001). Jugendliche begreifen die Eltern zwar bereits als individuelle Personen mit unterschiedlichen, legitimen Bedürfnissen, andererseits lässt diese sensible Altersstufe sie auch oft besonders verletzbar erscheinen. Gerade Jugendliche zeigen überraschend starke Schock- und Angstreaktionen auf eine elterliche Trennung und können mit Suchtverhalten, psychosomatischen Störungen und Bindungsängsten reagieren (Kodjoe, 1997).

Langfristig gesehen, ermöglichen die verfügbaren Längsschnittstudien eine differenzierte Betrachtung von Entwicklungsverläufen über die Zeit hinweg. In der Kölner Längsschnittstudie (Schmidt-Denter, 1997; 2000b) erwies sich die Belastung kurz nach der elterlichen Trennung als am größten. In der Virginia Longitudinal Study of Divorce and Remarriage (Hetherington, 1999) zeigte sich, dass die meisten Kinder nach zwei Jahren gut mit der Trennung ihrer Eltern zurecht kamen, es gab jedoch eine Gruppe von Söhnen allein erziehender Mütter, die weiterhin vermehrt Verhaltensauffälligkeiten aufwies. Einige Studien zeigen, dass eine Scheidung der Eltern in der Kindheit die emotionale Bindung an ihre Eltern mittelfristig schwächt (Amato & Booth, 1997; Hetherington & Kelly, 2003). Dies scheint vor allem für den abwesenden Elternteil zu gelten, während Kinder, die bei einer getrennt lebenden Mutter aufgewachsen sind, sogar von einer eher engeren Bindung zu ihr berichten (Szydlik, 2000).

Hetherington (1999) verfolgte die Entwicklung bis ins junge Erwachsenenalter und stellte fest, dass 80 Prozent der Teilnehmer sich relativ gut auf ihr Leben eingestellt hatten, während 20 Prozent im Erwachsenenalter anhaltende Probleme hatten. In der Vergleichsgruppe von Kindern nicht geschiedener Eltern waren dies zehn Prozent, so dass die Forscherin von einem verdoppelten Risiko für Scheidungskinder hinsichtlich anhaltender Anpassungsschwierigkeiten spricht. Es gab aber auch „Gewinner" der Scheidung – vor allem Mädchen erwarben in der engen Verbindung zur Mutter und der früheren Eigenständigkeit überdurchschnittliche soziale Kompetenzen.[6]

Hetherington und Kelly (2003) beschreiben die folgenden Anpassungsmuster von Kindern aus Trennungsfamilien, sechs Jahre nach der Trennung: (1) kompetent-opportunistische Kinder (hohe soziale Kompetenz aber oft manipulativ, in Beziehungen nutzenorientiert), (2) kompetent-verantwortungsbewusste Kinder (nicht manipulativ), (3) kompetent-belastete Kinder (Unwohlsein bei großen Herausforderungen, Selbstbewusstseinsprobleme, sonst aber auch sehr kompetent), (4) genügsame Kinder (die größte Gruppe) und (5) aggressiv-unsichere Kinder, die externalisierendes und internalisierendes Problemverhalten zeigen und keinen Ort der „Zuflucht" beschreiben können (zehn Prozent in nicht geschiedenen Familien versus 20 Prozent in geschiedenen Familien, unabhängig davon, ob diese Stieffamilien wurden oder nicht).

---

6 Wobei man dies auch kritisch sehen könnte, z.B. als mögliche Überforderung bzw. Überanpassung der Töchter.

Risiko- und Schutzfaktoren
Neben ökonomischer Deprivation (McLanahan & Sandefur, 1994; Walper, 1999) sowie trennungsbedingter Destabilisierung der kindlichen Lebenswelt durch Schulwechsel oder Umzug haben sich vor allem elterliche Konflikte als großer Risikofaktor für die kindliche Entwicklung herausgestellt (Fincham, 1998; Niesel, 1995; Walper & Beckh, 2006). Eine Erosion der Beziehung zum getrennt lebenden Elternteil (meist zum Vater) oder dessen mangelndes Engagement in die Erziehung gilt ebenfalls als bedeutsamer Risikofaktor für die kindliche Entwicklung (Amato & Gilbreth, 1999). Dabei ist es – entgegen verbreiteter Annahmen – nicht so sehr die Kontakt*häufigkeit*, die sich als ausschlaggebend für die weitere Entwicklung des Kindes erwiesen hat (s. auch Walper & Gödde, 2005), sondern vielmehr die Kontakt*qualität* (Schmidt-Denter & Beelmann, 1995a). Insbesondere eine hohe Erziehungskompetenz des getrennt lebenden Vaters stellt eine Ressource nach der Trennung dar (Amato & Gilbreth, 1999).

Pruett und Pruett (1998) vermuten, dass getrennt lebende Elternteile sich häufig deshalb zurückziehen, weil sie einen Kontrollverlust in der Erziehung erfahren und sich nur noch als „Besucher“ im Leben ihrer Kinder fühlen. Der andere Elternteil kann hier als „gatekeeper“ fungieren, der den Kontakt des anderen Elternteils zum Kind ungünstig beeinflusst. Genauso kann eine Reduzierung des Kontakts aber auch vom getrennt lebenden Elternteil ausgehen, z.B. wenn dieser stark mit trennungsbedingten Stressoren wie finanziellen oder organisatorischen Problemen beschäftigt ist, so dass das Erziehungsverhalten beeinträchtigt wird (Walper, Gerhard, Schwarz & Gödde, 2001). Außerdem wird meist früher oder später eine neue Familie gegründet, die ebenfalls Zuwendung benötigt – so ist es nicht verwunderlich, dass die Kontakthäufigkeit zwischen Vätern und ihren Kindern über die Jahre nach der Scheidung oft immer mehr abnimmt (Walper & Gödde, 2005).

Insgesamt ist es wiederum vor allem eine mögliche Kumulation der Risiken und Belastungsfaktoren, die für die insgesamt schwierigere Entwicklung von Scheidungskindern verantwortlich ist (Bundesministerium f. Familie, 2005). Als Schutzfaktoren bei einer elterlichen Trennung gelten hingegen neben einer geringen Konfliktbelastung auf der Elternebene und einem positiven Erziehungsverhalten der Eltern vor allem ein ausgeglichenes Temperament und die sozialen Fähigkeiten des Kindes, während für Alter und Geschlecht weniger eindeutige Effekte zu verzeichnen sind (Amato, 2000; Emery, 2004). Zwar finden einige Studien umso gravierende Entwicklungsbeeinträchtigungen der Kinder, je jünger sie zum Zeitpunkt der Scheidung waren (Allison & Furstenberg, 1989; Schmidt-Denter & Beelmann, 1997). Hierbei wird insbesondere auf das geringere Scheidungsverständnis jüngerer Kinder verwiesen, die im Zuge des kindlichen Egozentrismus ein erhöhtes Risiko haben, sich selbst die Schuld für die Trennung der Eltern zuzuschreiben – eine Fehlattribution, die für die Kinder in der Regel äußerst belastend ist (Kurdek, Blisk & Siesky, 1981). Allerdings eröffnen sich für ältere Kinder nicht minder ungünstige Sichtweisen und Interpretationen, so dass sich die Reaktionen je nach Alter eher qualitativ als quantitativ zu unterscheiden scheinen (Fthenakis, 1995b; Wallerstein & Kelly, 1980).

Als weiterer Schutzfaktor ist die psychische Stabilität beider Elternteile, insbesondere des Elternteils, bei dem das Kind seinen Wohnsitz hat, zu nennen (Offe, 1992). Ebenfalls bedeutsame Schutzfaktoren stellen soziale Kontakte (Geschwisterbeziehungen, Großeltern, Schule, Freunde) dar, die jedoch weniger per se hilfreich sind, sondern vor allem dann zur Ressource werden, wenn sie für das Kind eine tatsächlich unterstützende Funktion ausübten (Hetherington & Kelly, 2003). Auch hier spielt also, wie in der Beziehung zu den Eltern, die Qualität der Interaktionen eine entscheidende Rolle.

Transmission des Scheidungsrisikos

Laumann-Billings und Emery (2000) warnen zu Recht vor einer Gleichsetzung von klinischer Auffälligkeit und der Wirkung einer Trennung: Sie weisen darauf hin, dass Kinder und junge Erwachsene aus Trennungsfamilien die Trennung ihrer Eltern oft als sehr schmerzhaft und negativ beschreiben, auch wenn Skalen zur psychologischen Anpassung keine auffallenden Werte zeigen (Wallerstein, 2002), und schlagen daher eine Unterscheidung zwischen innerer Not („distress") und äußerer Anpassung vor. Wallerstein (2002) vermutet, dass sich das belastende Potenzial elterlicher Trennung vor allem im jungen Erwachsenenalter zeigt, wenn die „Scheidungskinder" eigene Liebesbeziehungen eingehen. Tatsächlich haben diese ein erhöhtes Risiko, selbst eine Scheidung zu erleben (Amato, 2001; Diefenbach, 2000). Amato und Cheadle (2005) erbrachten mittlerweile erste Belege für eine Transmission partnerschaftlicher Probleme bis in die dritte Generation hinein, d.h. für Enkelkinder geschiedener Paare.

Die Transmission des Scheidungsrisikos wird zum einen mit dem so genannten „push factor" erklärt, d.h. die ökonomische Deprivation und vielleicht auch die emotionalen Schwierigkeiten in Trennungsfamilien „schieben" den Nachwuchs früher aus dem „Nest" (McLanahan & Sandefur, 1994). Tatsächlich verlassen Scheidungskinder früher die Schule, studieren seltener, heiraten früher, bekommen früher Kinder und nehmen damit die ökonomischen Belastungen in ihren weiteren Lebensverlauf mit (McLanahan & Bumpass, 1988). Zum anderen scheinen es vor allem Verhaltensprobleme in den Liebesbeziehungen erwachsener Scheidungskinder zu sein, auf die ein großer Teil des Transmissionsrisikos von Trennung und Scheidung zurückzuführen sind (Amato, 1996). Kinder aus Trennungsfamilien berichten eine niedrigere Beziehungsqualität, sie beschreiben ihre Beziehungen als weniger vertrauensvoll (Jaquet & Surra, 2001) und konfliktreicher (Sanders, Halford & Behrens, 1999; Tallman, Gray, Kullberg & Henderson, 1999). Sie zweifeln eher an der Stabilität ihrer Beziehungen (Burns & Dunlop, 2000). Erklärt wird dies, je nach Autor, durch das Fehlen eines Beziehungsvorbildes durch die Eltern, negativere Einstellungen gegenüber Ehe und Familie sowie durch ein geringeres Gefühl von Verpflichtung („commitment") in der Ehe, problematische erworbene Konfliktlösungsstrategien, eine schwierigere Eltern-Kind-Beziehung oder eine ungünstige Partnerwahl.

Als stärkster Prädiktor langfristig ungünstiger Entwicklungen hat sich die Beziehungsqualität innerhalb der Familie erwiesen. Insbesondere elterliche Konflikte gelten als ungünstig für das kindliche Wohlbefinden und stellen einen noch größeren Risikofaktor dar als die Zufriedenheit der Eltern in der Beziehung allgemein (Jouriles et al., 1991). Dies gilt für Kernfamilien und Trennungsfamilien gleichermaßen (Block, Block & Morrison, 1981; Fincham, 1998; Jouriles et al., 1991; Walper & Gerhard, 2001, 2003). Wirkungsweise und Folgen elterlicher Konflikte für Kinder in der Trennungssituation werden im Folgenden genauer beleuchtet.

1.3 Elterliche Trennungskonflikte und ihr Einfluss auf die Kinder

1.3.1 Elterliche Konflikte und die elterliche Zusammenarbeit

Die gemeinsame Wahrnehmung elterlicher Verantwortung („elterliche Kooperation", „Elternallianz" oder „Coparenting") betrifft den Teil der elterlichen Beziehung, der sich mit der Kindererziehung befasst. Das „Coparenting" ist ein multidimensionales Konstrukt, welches die Aspekte (1) Solidarität in der Kindererziehung (z.B. respektvolle Kommunikation über Erziehungsfragen), (2) Unterstützen oder Untergraben der Erziehungsziele und -aktionen des anderen und (3) Aufgabenteilung (z.B. Grad an Involviertheit beider Eltern in Erziehungsaufgaben, Abstimmung in organisatorischen Fragen) umfasst (Van Egeren & Hawkins, 2004). Für Eltern in Trennung wird die Kooperation häufig durch die emotionale Reaktion auf die Trennungssituation und ihre Folgekonflikte erschwert. Nach einer Umstellungszeit nach der Trennung kooperieren sie unterschiedlich gut. Einige Untersuchungen (Ahrons, 1981; Hetherington & Kelly, 2003; Maccoby & Mnookin, 1992; Sbarra & Emery, 2005; Whiteside, 1998) belegen, dass in immerhin 25-30 Prozent aller Fälle, in denen die Kinder noch Kontakt zu beiden Eltern hatten, nach 18 Monaten eine gute und kooperative Zusammenarbeit der Eltern existierte („kooperative Elternschaft"). Über die Hälfte der Eltern gelangten zu einem funktionierenden Arrangement, hatten sich aber weitgehend voneinander distanziert („parallele Elternschaft"), indem zwar beide Eltern die Elternrolle für ihre Kinder wahrnahmen, jedoch untereinander wenig kommunizierten (dafür aber auch kaum Konflikte austrugen).

Die restlichen ca. 20 Prozent der Eltern berichteten von fortdauernden Konflikten, Streit, organisatorischen Schwierigkeiten und gegenseitigem Untergraben des kindlichen Respekts für den jeweils anderen Elternteil („konfliktbelastete" Elternschaft"). Nur in dieser letzteren Gruppe zeigten sich Entwicklungsbelastungen bei den Kindern durch das Coparenting, d.h. auch die Kinder der zweiten, distanzierten Gruppe zeigten eine normale Entwicklung, wenn das Konfliktniveau gering blieb und die jeweiligen Erziehungsstile der Eltern förderlich waren. Teil der letzten Gruppe sind auch die hochstrittigen Eltern (vgl. Abschnitt 1.4), die ihre Konflikte auf dem Kriegsschauplatz der gemeinsamen Elternrolle oft jahrelang unter Einbeziehung des Rechtssystems austragen.

1.3.2 Wirkungspfade elterlicher Konflikte auf die Kinder

Eine breite Palette an Forschungsergebnis bestätigt die Annahme, dass elterliche Konflikte besonders destruktiv auf die Kinder wirken. Auch die Auswirkung von Partnerschaftsproblemen der Eltern auf Verhaltensprobleme der Kinder in der Partnerschaft ist gut belegt (Halford, Sanders & Behrens, 2000; Herzog & Cooney, 2002; Schneewind & Ruppert, 1998; Toomey & Nelson, 2001). Ein hohes Maß an elterlichen Konflikten ist mit diversen Indikatoren für Entwicklungsstörungen verknüpft, z.B. mit internalisierenden und externalisierenden Verhaltensproblemen, post-traumatischen Stresssymptomen, emotionalen Problemen sowie schulischen und sozialen Schwierigkeiten (s. zusammenfassend Cummings & Davies, 1994; Grych & Fincham, 1990). Feindseligkeit in der Interaktion der Eltern geht auch mit vermehrten somatischen Beschwerden der Kinder einher (El-Sheikh, Harger & Whiston, 2001).

Nicht jeder Konflikt prädiziert in gleicher Weise eine ungünstige Entwicklung des Kindes, wie Grych und Fincham (1990) mit Recht betonen, wenn sie auf die Multidimensionalität von Konflikten hinweisen: Konflikte unterscheiden sich im Hinblick auf Frequenz, Inhalt, Intensität, auf gezeigte Verhaltensweisen im Konflikt sowie auf den Grad an Konfliktlösung. Nicht verwunderlich ist es, dass vor allem diejenigen Konflikte negative Auswirkungen haben, die häufig vorkommen, sich um das Kind drehen, sehr intensiv sind, mit aggressiven Verhaltensweisen der Eltern (verbal oder körperlich) einhergehen und nicht gelöst werden (s. zusammenfassend Sarrazin & Cyr, 2007). Genauso unterschiedlich wie die Konflikte sind die Reaktionen der Kinder: Sie reichen von Schlichtungsversuchen, über die Verbündung mit einem Elternteil, bis hin zu Rückzug oder offene emotionale Reaktionen wie Trauer oder Wut (Emery, 1982).

Weitere Studien dokumentieren den Einfluss von Konflikten, die keine allgemeinem Beziehungsstreitigkeiten darstellen, sondern speziell in der elterlichen Zusammenarbeit entstehen, auf die kindliche Entwicklung auf mehreren Altersstufen: McHale und Rasmussen (1998) berichten, dass elterliche Erziehungskonflikte im Säuglingsalter nach drei Jahren aggressives Verhalten der Kinder prädizierten. Die Analysen waren für persönliche Charakteristika und die allgemeine Beziehungsqualität der Eltern kontrolliert. In einer Studie von Katz und Low (2004) mediierte das Coparenting den Zusammenhang zwischen ehelicher Gewalt und internalisierendem Problemverhalten der Kinder. Feinberg, Kann und Hetherington (2007) stellten auch bei Jugendlichen einen Einfluss problematischer elterlicher Zusammenarbeit auf die Entwicklung fest, und dieser war genauso stark bzw. teilweise stärker als der kombinierte Einfluss von Ehestreit und Beziehungsqualität.

Alters- und Geschlechtsunterschiede

Wie eine Metaanalyse (Purcell & Kaslow, 1994) zeigte, konnten Geschlechterunterschiede bei den Kindern in der Stärke der Schädigung nur in klinischen Stichproben festgestellt werden. Hier wurden Verhaltensauffälligkeiten, besonders externalisierender Art, eher bei Jungen als bei Mädchen gefunden. Stichproben in der Normalbevölkerung hingegen fanden häufig keine Geschlechterunterschiede in der Effektstärke. Auch die Art der Symptome überschneidet sich stark zwischen Mädchen und Jungen und weist mehr Variabilität innerhalb der Geschlechtergruppen als zwischen ihnen auf. Nach Cummings und Davies (1994) zeigen Jungen ihrer Geschlechterrolle entsprechend häufiger aggressives und impulsives Verhalten, während Mädchen häufiger depressives oder sehr angepasstes Verhalten zeigen. Es liegt auf der Hand, dass das – störendere – Verhalten der Jungen mit einer größeren Wahrscheinlichkeit zur Behandlung führt, was den Geschlechtseffekt in klinischen Stichproben erklären könnte.

Im Hinblick auf das Alter der Kinder gibt es Unterschiede in der Wirkung und Verarbeitung des Konflikts. Es wird angenommen, dass jüngere Kinder eher unter offenen Konflikten der Eltern leiden, da sie sich in einer größeren Abhängigkeit von den Eltern befinden und die Konflikte oft auf sich selbst beziehen. Ältere Kinder sind eher in der Lage, Ursachen zu erkennen und Selbstberuhigungsstrategien anzuwenden. Erst ab ca. 6 Jahren zeigt sich z.B. eine positive kindliche Reaktion auf eine konstruktive Konfliktlösung (Cummings, Ballard, El-Sheikh & Lake, 1991). Andererseits werden ältere Kinder eher in Dispute einbezogen (ebenda), außerdem sind ältere Kinder den Konflikten ihrer Eltern oft schon länger ausgesetzt, da diese oft lange vor der Trennung ihren Anfang nehmen (Cherlin et al., 1991). Eine aktuelle Längsschnittstudie mit aufwändigem Design konnte zeigen, dass sich elterliche Trennung oder Scheidung bei Kindern vor allem auf internalisierendes und externalisierendes Problemverhalten auswirkte, während sie sich bei Jugendlichen vor allem in den Schulnoten niederschlug (Lansford et al., 2006). Das Konfliktniveau wurde allerdings nicht mit erhoben. Insgesamt ist davon auszugehen, dass starke elterliche Konflikte auf Kinder aller Altersgruppen negative Auswirkungen haben und über die Entwicklungsstufen hinweg wirksam sind (Cummings & Davies, 1994; Grych & Fincham, 1990).

Wirkungsmechanismen

Eine neuere, prozessorientierte Forschungsgeneration beschäftigt sich mit der Art und Weise, *wie* elterliche Konflikte die Kinder schädigen (Grych, 2002). Zwei Wirkungspfade haben sich als besonders salient erwiesen, ein direkter und ein indirekter Wirkungspfad.

Bei *direkter* Konfrontation mit Auseinandersetzungen der Eltern zeigen Kindern intensive emotionale Stressreaktionen, die zu der Annahme geführt haben, dass elterliche Konflikte die emotionale Sicherheit der Kinder beeinträchtigen und Ängste bezüglich der Stabilität von Beziehungen auslösen (Cummings & Davies, 1994). Cummings und Kollegen beobachteten die Reaktionen unterschiedlicher Altersgruppen auf die elterlichen Konflikte (Cummings & Davies, 1994; Cummings et al., 1991; Cummings, Pellegrini, Notarius & Cummings, 1989) und stellten fest, dass schon zehn Monate alte Babys behaviorale Reaktionen auf elterliche Konflikte zeigten, z.B. durch Weinen oder einen besorgten Gesichtsausdruck (Cummings, Zahn-Waxler & Radke-Yarrow, 1981). Eine ähnliche Reaktion bei 18 Monate alten Babys beobachteten Adamson & Thompson (1998). So gut wie alle Vor- und Grundschulkinder reagierten mit Verzweiflung und Aufregung auf elterliche Wut. Je intensiver der Konflikt ist, desto stärker werden die kindlichen Reaktionen mit Wut, Trauer und Angst (Grych & Fincham, 1993), d.h. Kinder, die zuhause häufig Konflikte erleben, reagieren darauf sensibler.

Trennungskinder selbst berichten, dass das Beobachten elterlichen Streits einen der schlimmsten Aspekte der Trennung für sie darstellt (Wolchik, Sandler, Braver & Fogas, 1986). Dabei ist vor allem der offen vor den Kindern ausgetragene Streit problematisch (Hetherington et al., 1982; Wolchik et al., 1986). Weiterhin scheint wichtig zu sein, wie Kinder den Konflikt der Eltern wahrnehmen und beurteilen: Konflikte, die sich nach Einschätzung der Kinder um sie selbst drehen, erwiesen sich als besonders problematisch (Grych & Fincham, 1990; Harold, Osborne & Conger, 1997), ebenso das Auftreten elterlicher Gewalt (Margolin, Oliver & Medina, 2001).

Indirekt wirken elterliche Konflikte, indem sie einen starken Stressor für die Eltern-Kind-Beziehung darstellen (Erel & Burman, 1995; Krishnakumar & Buehler, 2000; Riggio, 2004; Stone, Buehler & Barber, 2002; Walper, Kruse, Noack & Schwarz, 2004a).[7] Davies und seine Arbeitsgruppe (2002) wiesen nach, dass sich elterliche Konflikte in Form von (1) einer geringeren Verhaltenskontrolle durch die Eltern, (2) inkonsistentem Erziehungsverhalten (3) geringerer Wärme und emotionaler Verfügbarkeit sowie (4) psychischen Kontrollmechanismen wie intrusivem Erziehungsverhalten oder Koalitionsdruck auf die Eltern-Kind-Beziehung und das Erziehungsverhalten des einzelnen Elternteils auswirken können. Soziale und emotionale Kompetenzen sowie warme und entwicklungsangemessene Erziehungspraktiken der Eltern sowie eine sichere Bindung an die Mutter (Collins, Hennighausen, Schmit & Sroufe, 1997) sind jedoch notwendig, um soziale und emotionale Kompetenzen des Kindes und somit einen beziehungsförderlichen Interaktionsstil zu entwickeln, der sich positiv auf die spätere Beziehungsgestaltung auswirkt (Allen et al., 2003; Conger, Cui, Bryant & Elder, 2000; Winter & Grossmann, 2002). Somit ist eine Übertragung der elterlichen Verhaltensprobleme auf spätere Beziehungen des Kindes vorgezeichnet (vgl. auch Abschnitt 4.2). Einen Wirkungspfad über das Modelllernen, bei dem die Kinder durch Nachahmen aggressives Konfliktverhalten ihrer Eltern übernehmen, halten Conger und Mitautoren aufgrund dieser Befunde hingegegen für wenig wahrscheinlich (2000). Sie argumentieren, dass die Theorie des Modelllernens eine Nachahmung bei besonders guter Beziehung voraussetzt, die Eltern-Kind-Beziehung durch die Konflikte jedoch eher beeinträchtigt sei.

---

7 Dies wird als „spillover effect“ (= „überschwappen“) bezeichnet.

Allerdings zeigt die bisherige Forschung, dass der Zusammenhang zwischen elterlichen Konflikten und kindlicher Anpassung nicht vollständig über das Erziehungsverhalten der Eltern erklärt wird (s. zusammenfassend Cox, Paley & Harter, 2001). Vielmehr muss eine systemtheoretische Perspektive eingenommen werden, die besagt, dass die Beziehung zwischen den Eltern sich ganz allgemein auf andere Beziehungen innerhalb des Familiensystems auswirken kann (Grych, 2005). Kinder können in den Konflikt der Eltern hinein gezogen werden, so dass es zu einer ungünstigen Triangulierung kommt. Diese kann grundsätzlich unterschiedliche Formen annehmen: Eltern könnten ihren Kindern die Schuld für ihre Probleme geben oder sich sehr stark auf das kindliche Problemverhalten fokussieren, anstatt eigene Probleme zu diskutieren. Dies bezeichnet Grych (2005) als „scapegoating" („zum Sündenbock machen").

Konflikte in Trennungsfamilien

Emery (1982) führte eine umfassende Analyse der Forschung durch, um festzustellen, ob Kinder aus Trennungsfamilien anders als Kinder aus Kernfamilien durch das Vorhandensein elterlicher Feindseligkeiten betroffen sind. Er stellte wesentlich mehr Gemeinsamkeiten als Unterschiede fest: Offene Feindseligkeiten über einen längeren Zeitraum, sowohl in Trennungs- als auch in Kernfamilien, sind für das kindliche Wohlbefinden besonders abträglich. Die betroffenen Kinder zeigten unter anderem antisoziales Problemverhalten, aggressives Verhalten (speziell auch unter Mädchen) und erhöhte Ängstlichkeit. Diese Verhaltensweisen traten sowohl bei sehr jungen Kindern als auch bei Jugendlichen auf. In einer späteren Untersuchung mit 40 Trennungsfamilien verglichen Shaw und Emery (1987) die Effekte verschiedener Arten elterlicher Konflikte nach der Trennung auf die Kinder. Sie replizierten den früheren Befund, dass vor allem offene, vor den Kindern ausgetragene Konflikte der Eltern für die Kinder negative Folgen hatten und dass die Folgen anderer Stressoren bzw. innerer Gefühle von Ärger auf Seiten eines Elternteils oder beider Elternteile nicht so hoch waren wie die direkter Konflikte. Dieser Befund wurde von Camara und Resnick in einer Untersuchung an 82 Trennungsfamilien bestätigt (Camara & Resnick, 1989) – es war vor allem die offene und verbale Aggressivität, die sich auf die Kinder übertrug.

Als Besonderheit in Trennungskonflikten kann sicher die erhöhte Gefahr der Allianzbildung gesehen werden: Durch elterliche Konflikte in Trennungsfamilien wird unterschwelliger oder offener Koalitionsdruck auf das Kind ausgeübt, der zu massiver Störung der Beziehung zum getrennt lebenden Elternteil (dies ist meist der Vater), langfristig aber auch zu gestörter Beziehung zum häuslichen Elternteil führen kann (Emery, 1994), auf jeden Fall einen starken Stressor für das Kind darstellt, indem er Verwirrung, Angst oder Schuldgefühle auslöst (Buchanan, Maccoby & Dornbusch, 1991). Die häufigste Form dieses Koalitionsdrucks geht wohl subtil vor sich, z.B. durch abwertende Kommentare bei Abwesenheit des anderen Elternteils. Dies kann sich über einen langen Zeitraum, manchmal die ganze Kindheit und Adoleszenz erstrecken.

In der Folge kann es zur bereits erwähnten Reduzierung des Kontakts oder sogar zum Kontaktabbruch zum getrennt lebenden Elternteil kommen, entweder, weil die Trennungskinder den Kontakt ablehnen, um Solidarität gegenüber dem einen Elternteil zu zeigen bzw. die Loyalitätskonflikte durch Parteinahme zu beenden (Figdor, 2004), oder weil einer der Elternteile selbst den Kontakt abbricht, um die Konflikte zu beenden (zu unterschiedlichen Fallkonstellationen beim Kontaktabbruch vgl. auch Alberstötter, 2007). Zum Teil wird die Auffassung vertreten, dass, wenn der Kontakt zum getrennt lebenden Elternteil mit intensiven elterlichen Konflikten verbunden ist, der Umgang mit diesem die entstehende Schädigung beim Kind ohnehin nicht aufwiegen kann (Schwabe-Höllein, Kindler & August-Frenzel, 2001) und ein Kontaktabbruch dann noch das „kleinere Übel" ist. Ab wann jedoch ein solcher Kontaktabbruch möglicherweise sogar besser für das Kind sein könnte, ist stark umstritten und – z.B. im Hinblick auf gerichtliche Entscheidungen bezüglich des Sorgerechts bei hochstrittigen Eltern – auch politisch brisant.

Exkurs: Sind also nur die Konflikte entscheidend, nicht die Trennung selbst?
Die Auswirkungen ökonomischer Deprivation, elterlicher Konflikte und negativen Erziehungsverhaltens haben sich als so stark erwiesen, dass sich die Frage stellt, ob das Ereignis „Scheidung" an sich noch einen eigenen Einflussfaktor für die betroffenen Kinder darstellt. Booth und Edwards (1989) konstatierten beispielsweise, dass der negative Einfluss unglücklich verheirateter Eltern auf Kinder wesentlich größer war als der Effekt von Scheidung an sich. Walper und Mitautoren (2004a) stellten keinen Effekt des Familientyps auf eine unsichere Bindung zur Mutter fest, wohl aber Effekte elterlicher Konflikte und beeinträchtigten Erziehungsverhaltens. Schick (2002) fand nur auf zwei von 28 Indikatoren (soziale Ängstlichkeit und Schulleistungen) für kindliches Wohlbefinden Unterschiede zwischen Scheidungskindern und Kindern aus Kernfamilien, die schon länger als zweieinhalb Jahre getrennt waren.

Andererseits stellten Amato und DeBoer (2001) in einer Längsschnittstudie fest, dass Scheidungskinder ein erhöhtes Risiko für eine eigene Scheidung aufwiesen, Kinder aus konfliktbehafteten Kernfamilien jedoch nicht, und dass das Scheidungsrisiko für Kinder besonders hoch war, wenn Eltern ein *niedriges* Konfliktniveau vor der Trennung berichteten. Sie folgern daraus, dass diese Kinder Scheidung als probates Mittel zur Auflösung einer Beziehung abgespeichert haben, so dass Beziehungen als weniger verlässlich eingeschätzt werden. Daraus könnte eine niedrigere Bindung an die Ehe („Commitment") resultieren, die wiederum für niedrigere Investitionen in das „Risiko Ehe" sorgt. Somit ist es denkbar, dass einige Effekte von Trennung und Scheidung bei Kindern erst in viel späteren Jahren, in den eigenen Liebesbeziehungen, zum Tragen kommen.

1.4 Hochstrittigkeit im Rahmen von Trennung und Scheidung

1.4.1 Ab wann beginnt Hochstrittigkeit? Ebenen der Konflikteskalation

Üblicherweise hat eine Trennung oder Scheidung das Ziel, als schwierig erlebte Prozesse der Paardynamik zu beenden. Die Person, die die Trennungsinitiative ergreift, tut dies häufig in der Hoffnung, dass sich die emotionale Situation nach der Trennung verbessert, dass Konflikte weniger werden, die Reibungsverluste aufhören oder unbefriedigende Kommunikation ein Ende findet. Somit stellt eine Trennung auch einen Lösungsversuch dar. Wie die hohe Zahl von Wiederheiraten zeigt (Alt, 2003), gelingt vielen Menschen nach der Trennung ein emotionaler Neuanfang mit einem anderen Partner, wenngleich auch sie zunächst eine Phase des emotionalen Aufruhrs und der Trennungskonflikte durchleben. Es gibt jedoch auch Paare, die auch nach dieser Zeit ihre Konflikte nicht beilegen können, sondern durch die Auseinandersetzungen nach der Trennung noch tiefer in die Konfliktspirale geraten, bis die Konflikte chronisch werden. Verbunden über das Bindeglied des gemeinsamen Kindes bzw. der gemeinsamen Kinder setzen sie auch nach Jahren noch mit großer Energie den Beziehungskrieg einer längst beendeten Paarbeziehung fort und bekämpfen einander – oft mit psychologischer und juristischer Kriegsführung – auf dem Gebiet des Sorge- und Umgangsrechts.

Zwar weist nur ein kleiner Teil der Scheidungsfamilien diese Eskalationsdynamik auf – laut Dietrich und Paul (2006a) sind lediglich fünf Prozent der Scheidungspaare hochstrittig, amerikanische Schätzungen sprechen von zehn bis 15 Prozent (Maccoby & Mnookin, 1992) – dennoch binden chronische Elternkonflikte die Kapazitäten einer Vielzahl professioneller Akteure (Familienrichter, Jugendamtmitarbeiter, familienpsychologische Gutachter, Berater, Therapeuten). Alberstötter (2006a) stellte bei 82 hochstrittigen Elternpaaren fest, dass pro Familie im Durchschnitt fünf Akteure beteiligt waren, bei sehr stark eskalierten Familien waren es sogar acht Akteure.

Für Beratungsstellen sind diese Paare oft wahrhaft „couples from hell" (Mathis, 1998, S. 37), weil sie zu hohen Abbruchquoten führen und die beteiligten Berater in ihre Dynamik hineinzuziehen suchen. Dabei besteht nach Fichtner (2007) eine große Divergenz unter Praktikern darüber, ob diese Klientel aus bestimmten sozial schwächeren Schichten (z.B. mit Migrationshintergrund) stammt oder nicht.[8]

Definitionsversuche

Um Hochstrittigkeit zu definieren, wird oft auf eine Minimaldefinition zurückgegriffen, die besagt, dass der „mehrfach und dauerhaft gescheiterte Versuch von Eltern, kindbezogene Konflikte nach der Trennung oder Scheidungen mit gerichtlichen und außergerichtlichen Interventionen" vorliegen muss (Paul & Dietrich, 2006, S. 5). Auch in den Beratungsstellen werden als Hochstrittige oft solche betrachtet, die nicht freiwillig kommen, sondern aufgrund ihrer gerichtlich anhän-

8 Dies könnte auch am jeweiligen Einzugsgebiet der entsprechenden Einrichtung liegen.

gigen Verfahren „geschickt“ werden – vom Gericht oder vom Jugendamt. Diese Definition ist jedoch ungenügend, da sie mehr die strukturelle Folge von Hochstrittigkeit benennt, anstatt eine Charakterisierung der Konflikte selbst vorzunehmen. Homrich und Kollegen (2004) kombinieren strukturelle und inhaltliche Gesichtspunkte und ordnen Eltern mit folgenden Merkmalen den Hochstrittigen zu:

- Emotionale Themen stehen bei den gerichtlichen Auseinandersetzungen im Vordergrund
- Eltern verhandeln auch kleinere Themen vor Gericht, die andere Eltern ohne rechtliche Unterstützung abstimmen können[9]
- Eltern instrumentalisieren die Kinder für ihre Auseinandersetzungen
- Mehrere Versuche der außergerichtlichen Einigung sind fehlgeschlagen.

Baris und Mitautoren (2001) hingegen weichen von einer dichotomen Trennung „hochstrittig“ – „nicht hochstrittig“ ab und nennen spezifische psychologische Indikatoren für hocheskalierte Konflikte, wie sie in einem diagnostischen Interview erfragt werden können. Sie betonen, dass die Konflikte umso höher eskaliert sind, je mehr dieser Charakteristika vorliegen: (1) Abwesenheit von Trauer über den Verlust durch die Trennung, (2), Unfähigkeit, etwas Positives am anderen Elternteil zu finden, (3) Verteidigung der Partnerschaft oder Ehe im Sinne einer Opferrolle,[10] (4) Sprechen über den anderen Elternteil in einer unpersönlichen Anrede („der Vater“ oder „Herr Schmidt“ anstatt des Vornamens), (5) „Jekyll and Hyde“-statements, d.h. der andere ist im einen Augenblick liebevoll und im nächsten ein „Monster“, (6) das Gefühl, nie geliebt worden zu sein, (7) ein starkes Verlassenheitsgefühl, (8) Schuldzuweisung bei völliger Verweigerung eigener Schuld und einige weitere Merkmale.

Empirisch stellten Johnston und Campbell an einer US-amerikanischen Stichprobe von 80 hochstrittigen Paaren fest, dass die Art des Streitens sich zwischen ihnen unterschied und von Vermeidung des Kontaktes bis hin zu äußerst aggressiver ständiger Auseinandersetzung reichte. Es traten jedoch auch Gemeinsamkeiten auf: Starkes Misstrauen gegenüber dem anderen Elternteil und seinen Erziehungskompetenzen, Vorwürfe der Kindesvernachlässigung, bei drei Vierteln der Stichprobe war körperliche Gewalt im letzten Jahr aufgetreten, bei mehr als vier Fünfteln war sie in der Vergangenheit bereits vorgekommen. Im Schnitt kam es einmal im Monat zu körperlicher Aggressivität zwischen den Eltern und bei zwei Dritteln dieser Anlässe waren Kinder anwesend. Die häufigste Form des Streitens war verbale Aggression und Beleidigung, oft bei Übergabe des Kindes. Die Autoren resümieren ihre Forschung zu chronischen Trennungskonflikten in einer anderen Veröffentlichung: „The parents are unable to make use of the divorce to resolve

9 In den USA herrscht keine Anwaltspflicht, um ein Verfahren in Familiensachen zu eröffnen, so dass die – allein schon finanzielle – Hemmschwelle, vor Gericht zu ziehen, deutlich niedriger ist als hierzulande (Blaisure & Geasler, 2006).

10 Als Beispiel nennen die Autoren das Argument, die Partnerin nur geheiratet zu haben, weil sich ein Kind unerwartet angekündigt habe.

issues within or between themselves and are frozen in the transition. In effect, the form of the custody dispute becomes their new pattern of relationship" (Johnston & Campbell, 1988, S. 12).

Fichtner (2007) fasst nach seiner Befragung eines Kreises von deutschen Praktikern in der Arbeit mit Hochstrittigen folgende Merkmale als besonders häufig erwähnt zusammen: (1) spezifische Verhaltensaspekte und dahinter liegende Emotionen, (2) Ausmaß der Konflikteskalation, (3) Merkmale der Betroffenen und ihrer eigenen Historie, (4) Merkmale der Trennung, (5) sozialer und ökonomischer Kontext.

Typologische und dimensionale Ansätze

Dimensionale und typologische Beschreibungen von Konflikteskalation haben den Vorteil, dass sie Eskalations- und Deeskalationsprozesse aufzeigen und so anstatt der oben angesprochenen Dichotomisierung auch „Zwischenstadien" beschreiben können. Rubin et al. (1994) schlagen beispielsweise das Schema einer Konfliktspirale vor: Sie unterstellen, dass streitlustiges Konfliktverhalten bei der Gegenpartei üblicherweise eine Gegenreaktion provoziert, die dann zu weiterer Eskalation führt. Eine besonders wichtige Rolle in der Eskalation spielen Ärger und Schuldvorwürfe sowie negative Attributionen und Kognitionen. Johnston (1994) beschreibt Trennungskonflikte anhand von drei Dimensionen:

- Thematische Dimension („domain dimension"): Konfliktthemen wie Unterhalt, Aufteilung von Eigentum, Umgang und Kontakt
- Taktische Dimension („tactics dimension"): Art der Konfliktbearbeitung bzw. Konfliktstil, z.B. Vermeidung, Diskutieren, verbale Aggression, physische Gewalt. Außerdem auch das bevorzugt verwendete Helfersystem zur Konfliktlösung: Anwälte, Mediation, gerichtliche Verfahren
- Dimension der Einstellung („attitudinal dimension"): Ausmaß der offenen oder verdeckten negativen Emotionalität bzw. Feindseligkeit zwischen den Eltern

Garrity und Baris (1994) entwickelten eine Typologie des Konfliktes, die für Diagnostik im US-amerikanischen Raum häufig eingesetzt wird (Gilmour, 2004). Sie unterscheiden zwischen fünf Konfliktstufen, die in Abbildung 1 dargestellt sind, und die von minimalem bis zu heftigem Konflikt reichen. In dieser Unterteilung spiegelt sich vor allem die „taktische Ebene" wider – wahrscheinlich weil dies die verhaltensnächsten Faktoren sind, die am einfachsten von außen zu betrachten sind. Des weiteren ist positiv anzumerken, dass einem Dualismus „hochstrittig – nicht hochstrittig" entgegen gewirkt wird, indem die Intensität des Konfliktes auf mehreren Dimensionen (Konfliktniveau zwischen den Eltern, rechtlicher Aspekt, Beziehung zum Kind) eingeschätzt wird, die sich nicht zwingend gegenseitig bedingen. Es wird allerdings keine Aussage getroffen, ab wann „Hochstrittigkeit" vorliegt.

Minimaler Konflikt	Leichter Konflikt	Moderater Konflikt	Intensiver Konflikt	Heftiger Konflikt
• Kooperative elterliche Zusammenarbeit • Konflikte werden zwischen den Eltern gelöst • Trennen eigene Bedürfnisse von denen der Kinder • Beziehung des anderen Elternteils zum Kind wird unterstützt	• Schimpft manchmal über anderen Elternteil • gelegentliche verbale Auseinandersetzungen vor dem Kind • Fragt das Kind nach dem Leben des anderen Elternteils aus • Gelegentlicher Versuch, mit dem Kind gegen den anderen Elternteil zu koalieren	• Verbale Gewalt, jedoch keine physische Gewalt • Lauter Streit vor dem Kind • Verunglimpfung des anderen Elternteils vor dem Kind, anhaltende Versuche zu koalieren • Drohungen, den Kontakt einzuschränken, Androhung von Rechtsstreit	• Physische Gefahr zwischen den Eltern bei Kontakt • Gewaltdrohungen, Türenschlagen, Gegenstände werfen • Anhaltende Rechtsstreitigkeiten • Versuch, Kind vom anderen Elternteil zu entfremden (dauerhafte Koalition) • Emotionale Gefährdung des Kindes	• Physische oder sexuelle Gefährdung, Misshandlung des Kindes • Drogen oder Alkoholmissbrauch • Schwere pathologische Symptome bei den Eltern

Abbildung 1: Eine Typologie des Konflikts (Quelle: Garrity & Baris, 1994; eigene Übersetzung)

Alberstötter (2004; 2006b) entwickelte in Anlehnung an das Konflikteskalationsmodell von Glasl (1999) ein dreistufiges Eskalationsmodell zur diagnostischen Einordnung von Konfliktfamilien (vgl. Abbildung 2). Die erste Stufe ist durch eine zeitweilige Verhärtung der Positionen und eine vorübergehende Polarisation im Denken gekennzeichnet, wie sie in akuten Trennungssituationen häufig zu finden ist, ohne bereits chronisch zu sein. Es gibt jedoch noch ein Repertoire an deeskalierenden Mustern im Denken und Handeln, wie das Wissen der Eltern um den Wert einer beidseitigen Elternbeziehung des Kindes, um die Trennung von Paar- und Elternebene, die Bedeutung des Kindeswohls sowie die Hoffnung auf Beilegung der Konflikte durch Gespräche. Wenn diese Konzepte nicht mehr greifen, ist die Eskalation bereits fortgeschritten, was sich insbesondere durch Entstehen eines rigiden „Feindbilds“ des anderen Elternteils (negative Attributionen) und die Einbeziehung weiterer Personen in den Konflikt bemerkbar macht.

Während man bei der ersten Eskalationsstufe noch nicht von Hochstrittigkeit sprechen kann, ist diese nach Meinung des Autors ab der zweiten Stufe gegeben:[11] Beide Seiten verfügen über ein „Helfersystem“, mit dem sie gegeneinander – auch gerichtlich – vorgehen. Professionellen Helfern werden häufig „mächtige Geschichten“ erzählt, die zeigen sollen, dass der andere der aktiv „Böse“ ist, man selbst nur zum Schutze der Kinder „reagiert“. Die emotionalen Konfliktthemen auf

11 Manche Praktiker sprechen allerdings erst ab der dritten Stufe von Hochstrittigkeit (Fichtner, 2007).

der Paarebene dominieren, die Kinder werden massiv in diese Konflikte einbezogen und außergerichtliche Interventionen zeigen keine Effekte (Dietrich & Paul, 2006a). Ab der dritten Stufe stehen tiefe Bedürfnisse nach Rache und aktiver Destruktion des anderen im Vordergrund. Kinder werden als „Spielfiguren" verwendet.

1. Stufe **Zeitweilig gegeneinander gerichtetes Reden und Tun**	**2. Stufe** **Verletzendes Agieren, Ausweitung des Konfliktfeldes**	**3. Stufe** **„Beziehungskrieg – Kampf um jeden Preis"**
• Kurze Konfliktepisoden • Niedrige emotionale Intensität • Vielfältige Ressourcen: - Fähigkeit zu Empathie und Selbstregulierung - Verfügung über deeskalierende Konstruktionen (z. B. Trennung von Partner- und Elternebene) • Geringere Größe des Konfliktsystems • Einbeziehung sozial kompetenter Dritter ohne Anspruch auf Bündnisgenossenschaft	• Der Konflikt wird zum „chronischen" Dauerzustand • Phasen hoher Beschleunigung und zeitlicher Verdichtung von Konfliktereignissen • Emotionalisierung durch „mächtige Geschichten" • Hohe Intensität der wechselseitigen Ablehnung und Verletzungen • Ausweitung des Konfliktsystems durch - „Infizierung", d.h. Überengagement Dritter, Bündnisgenossenschaften - professionelle Dritte sind involviert („Wächteramt")	• Extreme Gefühle der Verzweiflung und des Hasses • Radikale Distanzierung – Kontaktvermeidung • „aktive Negation" mit dem Ziel der existenziellen Schädigung und Vernichtung durch Verleumdungen (behaupteter sexueller Missbrauch, Entführungsabsicht, behauptete Gewalt, Pathologisierung) und durch nachweisliche Drohungen und (Gewalt-) Handlungen • rücksichtslose Instrumentalisierung Dritter

Abbildung 2: Eskalationsmodell zur diagnostischen Einordnung von Konfliktfamilien (Quelle: Alberstötter 2004; 2006b)

Solche diagnostischen Schemata können professionelle Akteure dabei unterstützen, sich „ein Bild über das Konfliktpotenzial, d.h. die Intensität des Konflikts und die personale Ausweitung zu einem komplexen Problemsystem zu machen" (Alberstötter, 2006b, S. 32). Es liegt auf der Hand, dass je nach Eskalationsniveau der Eltern auch verschiedene Schlussfolgerungen für Interventionen zu ziehen sind. Dies wird in Kapitel 4 aufgegriffen.

Exkurs: Sind immer beide hochstrittig?

Die meisten der bislang aufgezeigten Modelle zeichnen das Bild einer sich in Gang setzenden Dynamik, die beide Elternteil gleichermaßen erfasst und in den Konflikt geraten lässt. Oftmals werden hier systemtheoretische Ansätze (vgl. Abschnitt 4.2.1) angeführt, um die Reziprozität der Konflikteskalation zu verdeutlichen. Friedman (2004) wendet ein, dass dies jedoch nicht zwangsweise bedeuten muss, dass beide Elternteile den Konflikt in gleichem Maße verursachen. Seiner Auffassung nach werden Eltern oft von beteiligten Helfern als hochstrittiges Paar bezeichnet, die so die Schwierigkeit umgehen, beurteilen zu müssen, wer in seiner

Schilderung des Konfliktes „recht hat". Mangels dieser Erkenntnis werden die Streitenden so behandelt, als ob immer beide gleich am Konflikt beteiligt sind.

Auch Kelly (2003) schätzt, dass bei einem Drittel der Fälle die Hochstrittigkeit hauptsächlich von einem Elternteil ausgeht. Hierzu fehlen allerdings Untersuchungen, wahrscheinlich weil auch Wissenschaftler hier vor einem Beurteilungsproblems stehen. Es müsste eine intensive klinische Diagnostik zum Einsatz kommen (gegen die sich genau die relevanten Personen vermutlich verwehren würden), denn die genannten Autoren (und auch viele Praktiker) sind sich darin einig, dass es vor allem Personen mit tief greifender Persönlichkeitsstörung (narzisstisch, antisozial oder Borderline; s. weiter oben) sind, die in diesen Fällen den Konflikt immer wieder schüren und den anderen zur Reaktion zwingen (Andritzky, 2002; Friedman, 2004; Johnston & Campbell, 1988; Kelly, 2003). So ist es also sehr wahrscheinlich, dass die „Schuld" an dem Konflikt oft ungleich verteilt ist. Dies festzustellen, ist kaum möglich, so dass in Abwendung von der Schuldfrage deeskalierende Interventionen angezeigt sind, die beide Seiten, unabhängig von der Urheberschaft des Konflikts berücksichtigen.

1.4.2 Mechanismen der Chronifizierung von Trennungskonflikten

Prozesse, die zur Chronifizierung von Trennungskonflikten führen, sind noch nicht ausreichend erforscht, so dass viele der im Folgenden referierten Aussagen zur Genese von Hochstrittigkeit bislang nicht empirisch untermauert sind, sondern häufig aus der praktischen Arbeit mit den betroffenen Familien stammen. Paul und Dietrich (2006) resümieren nach einer umfangreichen Literaturrecherche, dass in der Forschung zur Hochstrittigkeit querschnittliche Studien mit kleinen Stichproben dominieren, offenbar aufgrund des schwierigen Feldzugangs. Sie fanden in Deutschland nur eine einzige empirische Untersuchung zu dem Thema (Winkelmann, 2005). Auch fehlen Überblicksartikel, die die einzelnen Beiträge gewichten und in den thematisch größeren Zusammenhang der Familienentwicklung einordnen. Die wenigen vorliegenden Untersuchungen stammen bislang vor allem aus den Vereinigten Staaten und wurden häufig im Zusammenhang mit Interventionen wie Mediation oder Beratung durchgeführt.

Als erste versuchten Johnston, Campbell und Tall (1985) anhand einer Stichprobe von 80 Familien in vor Gericht anhängigen, strittigen Trennungen, mögliche Einflussfaktoren einer Typologie zuzuordnen. Sie unterscheiden dabei zwischen Faktoren auf der *intrapsychischen* Ebene, der *interaktionalen* Ebene und der *externalen* Ebene, die jedoch stark miteinander in Verbindung stehen, und zusammen gesehen werden müssen. Entlang dieser Ebenen folgt nun ein Überblick über in der Literatur genannte Charakteristika von Hochstrittigkeit.

Intrapsychische Ebene

Johnston, Campbell und Tall (1985) sowie Baris und Mitautoren (2001) sehen eine so genannte „narzisstische Vulnerabilität" in der Persönlichkeit als wichtigen Faktor in der Konflikteskalation an. Diese Eigenschaft wird weniger als Persönlichkeitsstörung nach klinischen Diagnosesystemen als vielmehr als erhöhte Sensibilität gegenüber Kränkungen gesehen, die durch „unangepasste Bewältigungsmechanismen und darauf aufbauende Symptome" (Dietrich & Paul, 2006a, S. 17) bedingt ist. Daher können die Eltern in anderen Beziehungen, z.B. zu ihren Kindern, durchaus hohe soziale Kompetenzen aufweisen, während die Beziehung zum anderen Elternteil negative Dynamiken hervorruft (Stahl, 1999). Die Fortführung des Konflikts stellt dann eine Defensivstrategie gegen die als traumatisch erlebte Kränkung der Trennung und den daraus resultierenden Verlust an Selbstwert dar. Weiterhin kann sie als Abwehr gegen das Verlustempfinden interpretiert werden, indem sie die bedrohliche Leere füllen soll, die durch das Loslassen des bisherigen Partners entstehen würde. Drittens kann sie als Verteidigung gegen die Hilflosigkeit des Verlassenen und das Schuldgefühl des Verlassenden verstanden werden.

In der Untersuchung von Johnston und Campbell (1988) zeigten zwei Drittel der hochstrittigen Eltern ein gewisses Maß an pathologischen Charakterzügen, manche nach Aussage der Autorinnen eine eindeutige Persönlichkeitsstörung auf. In diesen Fällen wurde die Motivation für Strittigkeit mehr in den Persönlichkeitseigenschaften der Eltern wie Aggressivität gesehen als in dem Erleben des Trennungsschmerzes bzw. des Verlustes durch die Trennung. Auch andere Praktiker und Gutachter beschreiben ihre Beobachtung, dass viele Eltern in hocheskalierten Trennungsfamilien Persönlichkeitsstörungen aufweisen, hier werden vor allem Narzissmus und Borderline-Störung genannt (Andritzky, 2002; Kelly, 2003; Stahl, 1999). Es mangelt allerdings bis heute an Untersuchungen, die diese Beobachtung wissenschaftlich belegen.

In Deutschland gibt es lediglich zwei Arbeiten, die empirisch Charakteristika von chronischen Trennungskonflikten untersuchen (Kunkel, 1997; Winkelmann, 2005). Winkelmann wertete in ihrer Dissertation 155 Fragebögen aus, die an getrennte Mütter gesandt wurden, und fand auf der Neo-FFI-Skala („Big Five" Persönlichkeitsinventar) in den Skalen „Verträglichkeit" und „Offenheit" (je niedriger ausgeprägt, desto strittiger) Unterschiede zwischen niedrig und hoch konfliktiven Müttern, nicht aber, wie erwartet, auf der Skala „Neurotizismus". Ein weiterer Zusammenhang zur Hochstrittigkeit war in dem Ausmaß festzustellen, in dem Mütter Verantwortung für die Trennung nicht selbst übernahmen, sondern nur dem ehemaligen Partner zuschrieben. Auch Kunkel (1997) stellt als Charakteristikum von Hochstrittigkeit vor allem negative Attributionen heraus. Sie fasst diese ausgehend von der Stresstheorie vor allem als dysfunktionale kognitive Verarbeitungsmuster auf, die dann angewendet werden, wenn dem induzierten Trennungsstress zu geringe Bewältigungskompetenzen, emotionale Instabilität oder mangelndes Selbstvertrauen entgegenstehen. Die Kontrahenten nehmen häufig eine rigide Sichtweise der Dinge und des anderen ein und versteifen sich auf Extrempositionen.

Baris und Mitautoren (2001) beschreiben mehrere Strategien, die bei narzisstisch vulnerablen Persönlichkeiten in Gang gesetzt werden, um ihren bedrohten Selbstwert zu schützen und wiederherzustellen. Zum einen kann die Realität „verdreht" werden, um die Verletzungen abzumildern. Dies geschieht häufig durch die eigene Überhöhung („ich habe immer recht“) oder die Abwertung des anderen („der andere hat immer unrecht“). Dieselben Autoren (Baris et al., 2001, S. 11) bescheinigen diesen Eltern als vereinendes Merkmal „a breathtaking inability to self-observe [...], to step back and try to view oneself as others might see you.“ Zum anderen können im Denken, Fühlen und Handeln starre Grenzen zur verletzenden Person gezogen werden. Sind Kinder im Spiel, befinden diese sich oft *innerhalb* der gezogenen Grenzen, und häufig wird der Selbstwert durch eine Überidentifikation mit dem Kind und eine Erhöhung der Bedeutung der eigenen Person für das Kind aufgewertet. Die kindlichen Bedürfnisse werden nicht mehr gesondert wahrgenommen, sondern müssen automatisch mit den eigenen korrespondieren Für die Arbeit mit diesen Klienten ergibt sich die Schwierigkeit, dass auch Helfende entweder als innerhalb oder außerhalb dieser Grenzen wahrgenommen werden.

Depner et al. (1992) untersuchten rund 1600 angeordnete Mediationssitzungen in Kalifornien und fanden, dass Vorwürfe gegenüber dem anderen Elternteil hinsichtlich häuslicher Gewalt (65 Prozent), Vernachlässigung (38 Prozent der Sitzungen), Drogen (36 Prozent) Misshandlung des Kindes (18 Prozent), sexuelle Belästigung (8 Prozent), Kriminalität (7 Prozent) und Kindesentführung (6 Prozent) hier an der Tagesordnung waren.[12] Diese Vorwürfe werden von Praktikern häufig als nicht ernst zu nehmen eingeschätzt (Johnston, 1994), sondern als Folge bzw. Endprodukt der negativen Attributionsbildung gesehen. Sie spiegeln vielfach (natürlich nicht immer!) das „Feindbild“ im Kopf der Betroffenen wider. Eltern, die den anderen Elternteil so sehen, haben wiederum von sich selbst das Bild „des noblen, das Kind trotz überwältigender äußerer feindseliger Kräfte schützenden Elternteils“ (Dietrich & Paul, 2006a, S. 18). Dementsprechend herrscht ein großes Misstrauen gegenüber den Erziehungskompetenzen des anderen (Maccoby & Mnookin, 1992).

Interaktionale Ebene

Negativen Zuschreibungen sind jedoch nicht nur als intrapsychische Bewältigungsversuche, sondern vor allem als etwas stark Reziprokes zu sehen, das in die Richtung der interaktionalen Ebene weist: Ungünstige Attributionen und Kognitionen gegenüber dem anderen Elternteil entstehen nicht einfach im luftleeren Raum, sondern in der Interaktion mit dem anderen Elternteil. Diese Interaktionen werden im Verlauf einer destruktiven Paarbeziehung oder einer traumatischen Trennung als immer negativer erlebt, die Schuldzuschreibungen werden in diesem Prozess immer „starrer“ (zum Prozess der Attributionsbildung vgl. auch Abschnitt 4.2.1).

Neben ungünstigen Attributionen gegenüber dem anderen Elternteil, die meist in Richtung „Feindbild“ und „Feindseligkeit“ gehen, begünstigt auch eine zu starke emotionale Bindung der Eltern aneinander die Genese von Hochstrittigkeit. Dies zeigt sich z.B. in punktuellen Idealisierungen des ehemaligen Partners vor (z.B.

12 Es wurde nicht ermittelt, wie viele Vorwürfe davon später durch das Gericht als gerechtfertigt angesehen wurden.

wenn allein neue Partner als für das Zerbrechen der Beziehung beschuldigt werden) oder es steht beides mit hoher Ambivalenz nebeneinander (Emery, 1994). So analysierten Kressel, Pruitt und Mitarbeiter (1989) die Konfliktstruktur bei Mediationsfällen und stellten fest, dass es vor allem die Ambivalenz war, die Schwierigkeiten für Konfliktbeilegung beinhaltete, da sich hier grundlegende Inkongruenzen bezüglich der Ziele einer Mediation, nämlich einer einvernehmlichen Lösung, zeigten. Vor allem die Ambivalenz eines oder beider Partner hinsichtlich der Trennungsentscheidung erschwerte die Stabilisierung des Kontaktes der Eltern zu einander im Sinne einer elterlichen Kooperation.

Für die Hypothese der Verstrickung spricht auch die Studie von Mathis (1998), der ebenfalls untersuchte, in welchen Trennungskonflikten besondere Schwierigkeiten auftauchten. Er fand, dass die Wahrscheinlichkeit des Scheiterns einer Vermittlung ca. 75 Prozent höher in Situationen war, in denen ein oder beide Elternteile gegenüber einander „undifferenziert" blieben, d.h. sich selbst nach wie vor als Einheit mit dem anderen Elternteil sahen und keine klaren Grenzsetzungen zwischen den Eltern akzeptieren konnten. War dies bei nur einem Elternteil der Fall, reagierte der „differenziertere" Elternteil, der bereits ein höheres Maß an Autonomie nach der Trennung erlangt hatte, mit Feindseligkeit und reduzierter Kooperationsbereitschaft aufgrund von wahrgenommenen Grenzüberschreitungen und intrusivem Verhalten der anderen Seite.

Madden-Derdich, Leonard und Christopher (1999) gingen anhand einer Stichprobe von 180 Personen ebenfalls der Frage nach, ob Verstrickung und mangelnde Abgrenzung zwischen der Paarebene und der Elternebene zur Eskalation der Konflikte führt. Ein höheres Maß an unklaren Grenzen hing mit höheren Konfliktniveaus zusammen. Dabei ergab sich ein Geschlechtseffekt: Für Mütter hingen sowohl die emotionale Bindung an den anderen Elternteil als auch bestimmte Variablen von Macht und Kontrolle (z.B. ökonomische Schwierigkeiten) mit der unklaren Grenzziehung zusammen. Für Väter war lediglich die emotionale Bindung an die ehemalige Partnerin ausschlaggebend, ein Befund, in dem sich die ungleichen ökonomischen Möglichkeiten von Frauen und Männern nach einer Trennung widerspiegeln.

Masheter (1997) kam ebenfalls zu dem Schluss, dass es vor allem eine ungesund hohe Bindung zwischen den ehemaligen Partnern ist, die mit eskalierten Scheidungskonflikten zusammenhängt. Auch Emery (1994) sieht das Problem darin, dass intensiver Ärger die Intimität steigert, anstatt sie zu reduzieren. Paare in eskalierten Konflikten müssten sich eigentlich von einander emotional distanzieren, verhindern aber genau dies durch ihren Konflikt. Schließlich war in einer aufwändigen Prozessstudie von Bickerdike und Littlefield (2000) interessanterweise nicht so sehr ein hohes Maß an gegenseitiger Bindung wie vielmehr eine besonders hohe *Diskrepanz* zwischen der Bindung der beiden Partner aneinander, wie sie vermutlich besonders bei ungleich verteilter Trennungsmotivation vorkommt, ausschlaggebend für den Erfolg oder Misserfolg einer versuchten Konfliktbewältigung.

Durch die beiden Variablen „Bindungsdiskrepanz“ und „Ärger“ ließen sich 75 Prozent der Ausgänge von Mediationen korrekt vorhersagen.

Stiemerling (2006) nennt vor allem schwierige Erfahrungen in der Herkunftsfamilie, die u.a. zu einem unsicheren Bindungsstil, übersteigerten Trennungsängsten, strukturellen seelischen Defiziten, Angst- und Hassbindungen führen können als innerpsychische Grundlage für die Verstrickung hoch konflikthafter Eltern.

Externale Ebene
Hier ist zunächst das familiäre und soziale Umfeld zu nennen. Durch „unheilige Allianzen und Koalitionen“ mit Freunden, Verwandten und Helfersystemen (Berater, Therapeuten, Anwälte) kann der Disput geschürt und gefestigt werden. Extremfälle bezeichnen Johnston und Campbell (1988) als „tribal warfare“ („Stammeskriege“). Es entsteht eine Gemengelage, in der ganze Familiensysteme gegeneinander kämpfen und versuchen, sich gegenseitig zu schädigen. Vor allem bei sehr jungen Paaren seien das Verhalten und der Einfluss ihrer Eltern von entscheidender Bedeutung. Auch neue Partner können den Konflikt schüren, wenn sie feste Vorstellungen haben, wie Kinder erzogen werden sollten und wie die Zeit mit den leiblichen Eltern verteilt werden sollte. Ebenso ist die Bedeutung sozialer Netzwerke im Falle von Hochstrittigkeit vielschichtig: Zum einen können sie eine Ressource für Eltern und Kinder sein (vgl. Abschnitt 1.2), zum anderen aber auch zur Polarisierung beitragen.

Ungeklärt ist es, ob auch ökonomische Auseinandersetzungen im Sinne von Unterhaltszahlungen bei Hochstrittigen zur externalen Ebene zu zählen sind. Sie nehmen in Trennungskonflikten einerseits großen Raum ein, andererseits könnte man vermuten, dass über die lange „Laufzeit“ der Konflikte im Falle von Hochstrittigkeit die Bedeutung dieser Auseinandersetzung – und sei es nur durch die Gewöhnung oder Gerichtsentscheide – abnimmt. Andererseits werden Finanzen und Kindkontakte häufig gegeneinander im Sinne eines Machtkampfes ausgespielt, und hier zeigt sich ein gesellschaftlich bedingter Geschlechtseffekt: Während die Männer häufig die Macht über das Geld besitzen, führen die Frauen als Druckmittel den Zugang zum Kind ins Feld (Hopper, 2001) so dass zumindest die Praxiserfahrung zeigt, dass die Streitigkeiten um das Geld auch nach Jahren noch virulent sind. Maccoby und Mnookin (1992) fanden zwar keine sozioökonomischen, finanziellen oder ethnischen Unterschiede zwischen Hochstrittigen und weniger Strittigen, sie untersuchten jedoch nicht, ob die subjektiv wahrgenommene finanzielle Lage sich unterscheidet (im Rahmen der vorliegenden Arbeit wird dieser Frage jedoch nachgegangen, vgl. Abschnitt 2.6.1). Möglicherweise liegt der Unterschied zwischen den Gruppen – ebenso wie beim Konflikterleben (vgl. Abschnitt 1.4.2) – wiederum eher in der subjektiven Wahrnehmung als in den objektiven Gegebenheiten. Eine andere denkbare Interpretation dieses Befunds wäre, dass Hochstrittige schon wesentlich länger getrennt sind und sich die Konflikte dort schon eher beruhigt haben müssten als bei weniger Strittigen in der akuten Trennungsphase. So deutet vielleicht gerade die Tatsache, dass die Gruppen sich *nicht* unterscheiden, auf die chronifizierten Konflikte hin.

Schließlich macht Hopper (2001) noch auf zwei wichtige externale Faktoren aufmerksam, der aufgrund ihrer Selbstverständlichkeit nicht unbedingt auf der Hand liegen. Zum einen ist dies der Kontext des Rechtssystems, das in den westlichen Gesellschaften auch Scheidungen administriert, und durch „the accusatory nature of motions, the requirements of generating evidence [...] and the definition of interests as separate rather than joint" (Hopper, 2001, S. 430) möglicherweise aus Eltern Feinde macht, die es vorher nicht waren. Zum anderen ist dies der Kontext der Kultur, in die die Trennung eingebettet ist. Die Trennung und die darauf folgenden Konflikte spielen sich im Kontext der Bedeutung ab, die der Ehe zugeschrieben werden. Der Wert von Ehe und Beziehung ist nach wie vor sehr hoch, möglicherweise noch höher als früher (Ostner, 1999). Aus intensiven qualitativen Interviews mit Initiatoren und Nicht-Initiatoren einer Trennung folgert Hopper (2001, S. 431):

> „The profound value attached to marriage engenders an important problem of meaning when couples go through divorce. Namely, because most people get married with the belief that marriage is forever, they face a difficult interpretive problem in explaining why theirs are ending. To resolve this problem, they undo the previous meanings of their marriages: initiators of divorce come to see their marriages as having been not true marriages from the start, so efforts to preserve their marriages seem absurd; noninitiating partners come to see their spouses as having deceived them, so efforts to negotiate a divorce seem rife with lies. In short, the solutions thus formulated effectively resolve the interpretive problems posed, but they put partners dramatically at odds with each other."

Kurz gesagt, stellte Hopper fest, dass die Konstruktionen, die geschaffen werden müssen, um die Trennung zu rechtfertigen, gleichzeitig den Konflikt zwischen den Partnern schüren. Wurden die Beziehung und der Konflikt aber einmal umgedeutet, können sie auch wieder umgedeutet werden – ein wichtiger Ansatz für Interventionen, der in Abschnitt 4.2.1 wieder aufgegriffen wird.

1.4.3 Kinder in hochstrittigen Trennungsfamilien

Fichtner (2007) schätzt die Zahl von hochstrittigen Trennungen betroffener Kinder in Deutschland auf 10.000-15.000 im Jahr. Da die Problematik sich üblicherweise über einen längeren Zeitraum erstreckt, schätzt er die hiesige Zahl aktuell betroffener Kinder auf 50.000. Wie in Abschnitt 1.3 beschrieben wurde, wirken sich elterliche Konflikte negativ auf diese Kinder aus, sowohl direkt, als auch indirekt über das elterliche Erziehungsverhalten. In einer Metaanalyse stellten Krishnakumar und Buehler (2000) fest, dass ein hohes Maß an elterlichen Konflikten mit eher strafenden Erziehungsverhalten und reduzierter Akzeptanz gegenüber dem Kind zusammenhing. Der Effekt war stärker, wenn nicht nur das Vorhandensein elterlicher Konflikte, sondern das Ausmaß an Feindseligkeit untersucht wurde. Daraus sollte ein stark negativer Effekt für Kinder in hochstrittigen Trennungsfamilien zu schlussfolgern sein. Andererseits waren Kinder aus Kernfamilien in dieser Metaanalyse stärker betroffen als Kinder aus Trennungsfamilien.[13]

Nur wenige Untersuchungen widmen sich speziell den Entwicklungsverläufen von Kindern aus hochstrittigen Familien, wobei die Auswirkungen, die elterliche Konflikte im Allgemeinen haben, auch und in besonderem Maße für Kinder hochstrittiger Familien gelten. Braver und Griffin (2000) untersuchten anhand einer Stichprobe von 94 Paaren, ob elterliche Konflikte, unterteilt nach den drei Dimensionen „interpersoneller Konflikt", „juristischer Konflikt" (als Indikator für Hochstrittigkeit)" und „konflikthafte Einstellung" („attitudinal conflict") mit der Anpassung der Kinder zusammen hingen. Sie fanden moderate Zusammenhänge zwischen den Konfliktarten. Auf der Ebene der kindlichen Entwicklung fand sich lediglich ein Zusammenhang mit der Dimension „interpersoneller Konflikt". Morrison und Coiro (1999) gingen anhand einer Stichprobe von 727 Kindern mit Daten der National Longitudinal Survey of Children and Youth (NLSCY) der Frage nach, ob Kinder aus hochstrittigen Ehen, deren Eltern sich trennen, im Gegensatz zu Kindern aus hochstrittigen Ehen, deren Eltern zusammen bleiben, profitieren. Die Kinder, deren Eltern in einer konfliktreichen Ehe blieben, zeigten über den 6-Jahres-Zeitraum den größten Zuwachs an Verhaltensschwierigkeiten.[14] Die Entwicklung von Kindern aus Kern- und Trennungsfamilien ohne große Konflikte verlief in etwa gleich. Befunde von Walper und Beckh (2006) stützen diese These, auch hier waren die negativen Effekte starker elterlicher Konflikte am größten, wenn die Eltern zusammen blieben.

Auch Booth und Amato (2001) stellten fest, dass vor allem Kinder nach einer Trennung leiden, deren Eltern vor der Trennung ein niedriges Konfliktniveau hatten, während Eltern mit einem hohen Konfliktniveau von der Trennung eher profitierten. Die ersteren Ehen zeichneten sich, wie Amato und Hohmann-Marriott (2007) später genauer untersuchten, nicht durch eine hohe Unzufriedenheit in der Beziehung, sondern lediglich durch eine moderate Zufriedenheit und geringere Bindung an die Ehe aus. Zeigten sich bessere Alternativen (z.B. ein neuer Partner) oder brachen bestimmte Trennungsbarrieren weg (z.B. indem ein gemeinsamer Kredit abbezahlt war), trennte sich ein Partner, ohne dass die Trennung absehbar gewesen wäre – ein Schock für den anderen Elternteil und die Kinder (Amato & Hohmann-Marriott, 2007). Insgesamt kann ein Gewinn für Kinder streitender Eltern, die sich trennen, im Vergleich zu streitenden Eltern, die zusammen bleiben, aber nur dann entstehen, wenn die Konflikte sich nach der Trennung deutlich reduzieren. Außerdem könnten nur dann Implikationen für Kinder hochstrittiger Eltern abgeleitet werden, wenn empirisch gesichert wäre, dass diese wirklich immer vor

13 Dies könnte nach Ansicht der Autorin auch mit der etwas geringeren Stichprobengröße bei den Trennungsfamilien zu tun haben.

14 Da aber die Kinder, deren Eltern sich trennten, von einem höheren Belastungsniveau gestartet waren, zeigten die Analyse zum letzten Erhebungszeitpunkt – in absoluten Zahlen – kaum einen Unterschied in der Anpassung von Kindern, deren Eltern sich aus der konfliktreichen Ehe trennten, und der Anpassung von Kindern, deren Eltern zusammen blieben.

der Trennung schon ein hohes Konfliktniveau aufwiesen. Möglicherweise wurde dieses bei einigen Paaren erst durch die Trennung verschärft.

Johnston, Kline und Tschann (1989) sowie Amato und Rezac (1994) fanden, dass Kinder in sehr strittigen Trennungsfamilien, in denen die Eltern nicht nur das gemeinsame Sorgerecht hatten, sondern auch häufiger Kontakt zu beiden Elternteilen bestand („joint physical custody"), verstärkt internalisierendes und externalisierendes Problemverhalten aufwiesen und dass die Eltern aufgrund ihrer geteilten Elternverantwortung häufiger in Konflikte über die Kinder gerieten, in die besonders ältere Kinder mit verwickelt wurden. Healy und Kollegen (1993) stellten fest, dass Kinder in Trennungsfamilien, in denen viel Feindseligkeit auftrat, sich häufiger die Schuld für die Trennung zuschrieben, was zu erhöhten Selbstwert- und Verhaltensproblemen führte. Diese Kinder werden oft übermäßig „wachsam" in dem Versuch, beide Eltern zu schützen und zu versorgen. Somit ist die „Königslösung" nicht in einem häufigen Kontakt zu beiden Seiten per se zu sehen, wenn dadurch Konflikte noch geschürt werden. Vielmehr können gerade hierdurch verstärkt manipulative und entfremdende Erziehungspraktiken bei den Eltern und starke Loyalitätskonflikte bei den Kindern auftreten (Johnston, 1994). Dabei können die entfremdenden Verhaltensweisen der Eltern so extrem werden, dass sie von einigen als „pathologisch" angesehen und als „parental alientation syndrome (PAS)" (Gardner, 1987; 1998) bezeichnet werden, was allerdings sehr umstritten ist.

Johnston und Campbell (1988) identifizieren aus ihrer Arbeit heraus vier Bewältigungsstile von Kindern in hoch konflikthaften Trennungen (vgl. die Einteilung von Hetherington und Kelly in Abschnitt 1.2.3, die quantitativ-empirisch, aber ohne Fokus auf Hochstrittigkeit gewonnen wurde):

- „maneuvering": Kinder, die selbst zu Manipulatoren werden und die Konflikte der Eltern in ihrem Sinne nutzen (z.B. durch das Ausspielen gegeneinander) und über eine geringe Empathie und Bindungsfähigkeit verfügen
- „equilibrating": Kinder, die sich als Streitschlichter geben, äußerlich eher angepasst, innerlich aber unter großen Ängsten leiden
- „merging": Kinder, die im Familienkonflikt aufgehen und das Gespür für sich selbst verlieren, das nachsprechen, was andere ihren vorsagen und „vor-fühlen" und abwechselnd mit beiden oder fest mit einem Elternteil Allianzen bilden
- „diffusing": Kinder, die mit der hochstrittigen Situation nicht umgehen können und keinerlei Bewältigungsstrategien entwickeln. Sie sind desorganisiert und werden häufig in psychologische Behandlung gegeben.

Exkurs: Das Phänomen „PAS"

Manchmal werden die Loyalitätskonflikte so stark, dass sie für die Kinder nicht aushaltbar sind. Dann verbünden diese sich mit einem Elternteil (üblicherweise dem, mit dem sie zusammen leben, von dem sie also abhängiger sind) und lehnen den anderen Elternteil ab. Eine derartige Eltern-Kind-Entfremdung stellt ein für die kindliche Entwicklung bedrohliches Phänomen im Zusammenhang mit einer hochkonflikthaften Trennung dar. In der Diskussion darüber gerät allerdings oft die

Möglichkeit aus dem Blick – ähnlich wie bei den Vorwürfen von Gewalt und Missbrauch – dass das betroffene Kind durchaus triftige Gründe haben kann, den Kontakt mit dem getrennt lebenden Elternteil abzulehnen, nämlich berechtigte Angst um seine emotionale oder physische Sicherheit aufgrund von Erfahrungen in der Vergangenheit. Dies bezeichnet Johnston (2001) als „realistische Entfremdung". Viele Praktiker weisen jedoch auf den Umstand hin, dass es daneben noch den Umstand gibt, dass ein Kind ohne triftige Gründe den Kontakt zu einem Elternteil verweigert. Wallerstein und Kelly (1980) waren die ersten, die im Zuge von Scheidungskonflikten dieses Phänomen einer strikten Ablehnung eines Elternteils durch das Kind, meist verbunden mit einer Umgangsverweigerung beschrieben und es als „unheilige Allianz" zwischen einem Elternteil und seinem Kind bezeichneten.

Später prägte Gardner (1987; 1998) den Begriff „Parental Alienation Syndrome (PAS)", um eine diagnostizierbare Störung im Umgangskonflikt zu benennen. Er zählt drei Komponenten von PAS auf: (1) ein Kind, welches das „Ziel-Elternteil" („target parent") obsessiv und ohne jedes Anzeichen von Schuldgefühl oder Ambivalenz hasst, eindeutig vorgeschobene Argumente und „geborgte Szenarien" als Begründung liefert, (2) ein rachsüchtiger Elternteil, der bewusst oder unbewusst Gehirnwäsche betreibt, um das Kind in diesen Zustand zu bringen und (3) falsche Anschuldigungen hinsichtlich Missbrauch oder Gewalt, die von diesem Elternteil und dem entfremdeten Kind erzeugt werden.

Bis heute löst dieses Konzept heftige Diskussionen in Fach- und Betroffenenkreisen aus. Für Vätergruppen ist es ein wichtiges Argument im Kampf um Umgang und gegen Missbrauchs- und Gewaltvorwürfe geworden. Verteidiger der Mütter, welche häufiger mit den Kindern zusammen leben und denen häufiger die Entfremdung vorgeworfen wird, beschuldigen Gardner, eine einseitig frauenfeindliche Sichtweise einzunehmen. Boyan und Termini (2004) betonen, dass es im Rahmen einer elterlichen Trennung viele Gründe für eine Kontaktverweigerung geben kann, die nichts mit elterlicher Entfremdung zu tun haben. z.B. eigene Aktivitäten, das „Wohlfühlen" in der neuen Stieffamilie, rigides oder unsensibles Elternverhalten des zu besuchenden Elternteils oder Konflikte mit dessen Stieffamilie. Eine gewisse Präferenz für ein Elternteil ist auch als vollkommen normal anzusehen und kann viele Ursachen (z.B. gleiches Geschlecht) haben (Johnston, 2001).

Johnston (2001) nennt als wesentliches Problem der Argumentation Gardners den starken Fokus auf die „Schuld" des entfremdenden Elternteils (anstatt einer systemischen Perspektive). Es seien genug Fälle bekannt, in denen Entfremdung versucht worden sei, diese aber nicht geglückt ist, bzw. in denen ein Kind auch ohne Entfremdungsverhalten eines Elternteils den anderen ablehnt. Offensichtlich sei entfremdendes Verhalten eines Elternteils weder notwendig noch hinreichend, um diesen Zustand bei einem Kind zu erzeugen. Weder die Gründe noch Prognose oder Behandlung des Phänomens seien hinreichend erforscht, um dieses in die Reihe psychischer Störungen einzuordnen. Kelly und Johnston (2001) verlagerten daher den Fokus vom Elternteil zum „entfremdeten Kind“ und definieren dieses als ein Kind „who expresses, freely and persistently, unreasonable negative feelings and beliefs (such als anger, hatred, rejection and/or fear) toward a parent that are significantly disproportionate to the child's actual experience with that parent“ (Kelly & Johnston, 2001, S. 251). Gründe für die Umgangsverweigerung sehen sie in einer hochkonflikthaften Beziehung der Eltern, gepaart mit hoher Feindseligkeit, in ungünstigem Erziehungsverhalten und fehlender Sensibilität eines Elternteils gegenüber dem Kind sowie der Sorge des Kindes um das psychische Wohl eines Elternteils. Stoltz und Ney (2002) betonen hingegen, dass der Fokus weder beim Elternteil noch beim Kind, sondern bei der Dynamik des sozialen Kontextes der hochstrittigen Familie liegt, und verfolgen daher einen nicht-schuldzuweisenden Ansatz.

Auch wenn sich bei vielen Eltern in Trennung zeitweise mildere Formen entfremdenden Verhaltens zeigen (z.B. Diskriminierung des anderen Elternteils vor dem Kind), sind es vor allem hochstrittige Eltern, die über einen langen Zeitraum stark entfremdende Verhaltensweisen zeigen (Boyan & Termini, 2004). Dazu gehören unter anderem

- *Grundhaltung*: ein dualistisches Denken – „Ich bin gut, der andere Elternteil ist böse“.
- *Kommunikation gegenüber dem Kind*: negative Bemerkungen über den anderen, Beschimpfungen, Übertreibung der Schwächen des anderen, Schuldzuweisungen vor dem Kind, Verursachen unterschwelliger Schuldgefühle beim Kind: „Ich vermisse dich so sehr, wenn du bei deinem Vater / deiner Mutter bist, ich fühle mich dann so einsam“, „gefärbte“ Kommentare vor einem Besuch: Es tut mir so leid, dass du zu deinem Vater / deiner Mutter musst! Ruf mich jederzeit an, wenn es zu schlimm wird!“
- *Aktionen*: den Kontakt blockieren oder stören, indem Krankheit oder Trennungsangst des Kindes vorgeschoben wird, andere Termine zu dieser Zeit gemacht werden, ständig während der Besuchszeit angerufen wird, dem Kind Anrufe, Briefe oder Geschenke des anderen Elternteils vorenthalten werden.

Wenn diese Verhaltensweisen zu stark werden, kann es sein, dass das Kind dem Druck nachgibt und einen Elternteil „erwählt“, um emotional in dem Klima der Entfremdung überleben zu können. Diese Kinder übernehmen das dualistische Denken von gut und böse und behaupten, dass sie freiwillig den einen Elternteil ablehnen. Sie zeigen keine Empathie für diesen Elternteil. Die Auswirkungen auf die Kinder liegen auf der Hand: Sie lernen, ihrer eigenen Einschätzung der Realität zu misstrauen und die Realität eines Elternteils als „Wahrheit“ anzunehmen. Im selben Maß können sie den Blick für ihre Bedürfnisse verlieren und zu „Kümmerern“ für die Bedürfnisse des geliebten Elternteils werden. Eine weitere Folge ist es, dass sie von einer signifikanten Bezugsperson lernen, dass es akzeptabel ist, die Wahrheit zu verdrehen, um ein gewünschtes Resultat zu erzielen. Auch wenn die Loyalitätskonflikte sich zunächst ins Unbewusste verlagern, kann es zu einer Wendung kommen, wenn das Kind entdeckt, dass es manipuliert wird. Dann kann es sich vom anderen Elternteil abwenden (Boyan & Termini, 2004). Der emotionale Schaden für den Selbstwert und das emotionale Gleichgewicht dieser Kinder ist in jedem Falle hoch – die Frage nach der Verursachung, was die Eltern angeht, aus der Sicht des externen Beobachters wiederum nur schwer zu beantworten.

1.5 Zusammenfassung

In seinem Rückblick auf mehrere Jahrzehnte Trennungsforschung zur Jahrtausendwende resümiert Amato (2000), dass die Diskussion um Trennungsfolgen oft stark ideologisch geprägt ist und sich im Spannungsfeld zwischen zwei Auffassungen bewegt, nämlich einerseits der Auffassung, die die Ehe als Grundpfeiler der Gesellschaft sieht, deren Auflösung zu sozialen und persönlichen Problemen führt, und andererseits der Auffassung, dass es für manche Kinder besser sein kann, wenn ihre Eltern sich trennen und darüber hinaus ohnehin andere gesellschaftliche Probleme (z.B. Armut, Vernachlässigung, Missbrauch) wesentlich dringlicher sind als das Problem elterlicher Trennung an sich.

Die in den vorangegangenen Abschnitten dargestellte empirische Forschung relativiert die erste Meinung, indem sie zeigt, dass Scheidung einen Risikofaktor für die Betroffenen darstellt, der zu ungünstigen Entwicklungen für Eltern und Kinder führen kann, dass jedoch die meisten keinen Schaden nehmen, sondern sich als resilient gegenüber diesen Lebensveränderungen erweisen. Sie relativiert aber auch die zweite Meinung, indem sie zwar bestätigt, dass manche Kinder, besonders die aus sehr konfliktreichen Ehen, von einer elterlichen Trennung profitieren, andere aber wiederum mit nachhaltigen Entwicklungsschäden zu kämpfen haben, wenn die Konflikte durch die Trennung nicht enden, sondern erst beginnen, in gleicher Intensität fortgesetzt werden oder sich immer mehr steigern, bis eine Chronifizierung des Konflikts im Sinne von Hochstrittigkeit mit allen dargestellten Konsequenzen erreicht ist.

Insgesamt zeigen diese Forschungsergebnisse die Bedeutung des „wie“ auf: *Wie* wird getrennt, *wie* wird gestritten, *wie* verändert sich der Lebenskontext? *Wie* kooperieren die Eltern nach der Trennung in der Kindererziehung, *wie* wird der Kontakt zum getrennt lebenden Elternteil geregelt? Mit dieser Perspektive werden Interventionen relevant, die auf ungünstige Entwicklungen modifizierend einwirken können und dadurch das „wie“ verändern. Im zweiten Teil dieser Arbeit werden die bestehenden Möglichkeiten sowie eine neue Intervention und ihre Entwicklung vorgestellt. Im nun folgenden Kapitel wird aber zunächst anhand einer Stichprobe konfliktbelasteter Eltern in Trennung empirisch geprüft, welche der möglichen Einflussfaktoren besonders zur Konflikthaftigkeit der Elternallianz nach der Trennung beitragen und an welchen Stellen sich Einflüsse auf die kindliche Entwicklung nachweisen lassen.

2. Empirische Charakteristika konflikthafter Trennungen

In diesem Kapitel wird anhand einer Stichprobe konfliktbelasteter Eltern in Trennung untersucht, welche Faktoren empirisch besonders relevant für die elterliche Kooperation, das Erziehungsverhalten und die kindliche Entwicklung nach der Trennung sind, und ob „hochstrittige Eltern" sich von Eltern geringerer Konfliktintensität im Hinblick auf diese Faktoren empirisch unterscheiden. Dazu wird der theoretische Hintergrund (Kapitel 2) in ein Modell eingeordnet, aus dem die Variablen, Fragestellungen und Hypothesen der Untersuchung abgeleitet werden. Im weiteren Verlauf des Kapitels werden die Stichprobe und ihre Charakteristika sowie die verwendete Methodik dargestellt, und schließlich die empirischen Ergebnisse präsentiert und diskutiert.

2.1 Integration der Theorie und Fragestellungen

2.1.1 Das Modell „Determinants of Parenting" von Belsky (1984) – Übertragung auf (hoch-)strittige Trennungskonflikte

Eine Vielzahl von Einflussfaktoren muss betrachtet werden, wenn Trennungsverläufe und ihre Konsequenzen für die betroffenen Kinder adäquat beschrieben werden sollen. Diese wurden im vorangegangenen Kapitel dargestellt. Es wurde deutlich, dass eine elterliche Trennung multiple Effekte in vielen Bereichen hat, die sich zwar auch direkt auf die Kinder auswirken, noch stärker jedoch durch das elterliche Erziehungsverhalten, die Beziehung zum Kind und die elterliche Zusammenarbeit moderiert werden. Insbesondere die elterlichen Konflikte im Rahmen einer Trennung – und, bei chronifizierten Konflikten, auch lange nach einer Trennung – nehmen Einfluss auf die Eltern-Kind-Beziehung und das Erziehungsverhalten, wie in Abschnitt 1.3 dargestellt wurde. Diese multiple Determinierung elterlichen Erziehungsverhaltens in der Trennung lässt sich in das allgemeinere Modell „Determinants of Parenting" von Belsky (1984) integrieren (vgl. Abbildung 3).

Belsky geht davon aus, dass grundsätzlich jegliches elterliches Verhalten gegenüber dem Kind vielfältigen Einflüssen unterliegt, und dass es vor allem drei Domänen von Determinanten sind, die die Erziehung bzw. die Eltern-Kind-Beziehung beeinflussen: (1) die Persönlichkeit der Eltern, (2) Kontextfaktoren und hier insbesondere der Beruf, die Elternbeziehung und der soziale Kontext sowie (3) Merkmale des Kindes, wie z.B. angeborenes Temperament oder eine körperliche oder psychische Behinderung. Dabei stellt Belsky auch unter den Einflussfaktoren Querverbindungen her (im Modell durch Pfeile gekennzeichnet, die in beide Richtungen zeigen), indem die Elternpersönlichkeit auch die Kontextfaktoren wie soziale Netzwerke oder die berufliche Situation beeinflusst und auch umgekehrt, vor allem im Hinblick auf das Wohlbefinden, von diesen beeinflusst wird. Somit haben die ersten beiden Domänen sowohl direkte als auch indirekte Auswirkungen auf das elterliche Verhalten dem Kind gegenüber.

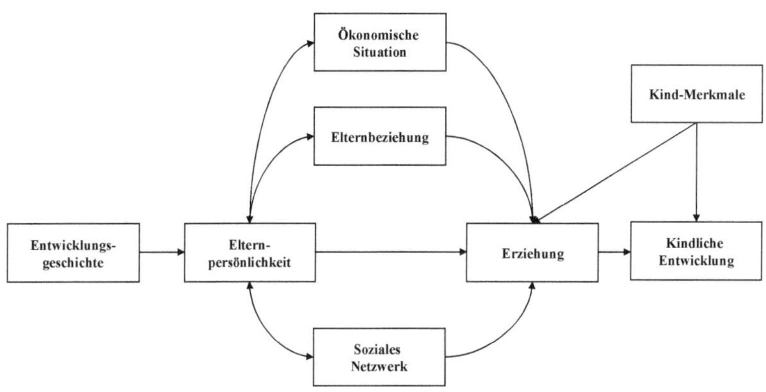

Abbildung 3: The Determinants of Parenting (Quelle: In Anlehnung an Belsky, 1984)

Auch bei Trennungsfamilien ist, wie in Kapitel 2 dargestellt, das Zusammenspiel aus Persönlichkeit der Eltern, Elternbeziehung und Kontextfaktoren für das Verhalten der Eltern dem Kind gegenüber und dessen Entwicklung entscheidend, so dass eine Übertragbarkeit des Modells auf den Kontext elterlicher Trennung und die in Abschnitt 1.4.2 beschriebenen Wirkmechanismen, die im Rahmen einer Trennung zur Chronifizierung und Eskalation von Konflikten bis hin zur Hochstrittigkeit führen, gegeben ist. Abbildung 4 zeigt das Ergebnis, ein Modell zur Genese (hoch-) strittiger Elternkonflikte nach der Trennung, das auch an das Modell von Johnston (1994) anknüpft. Es erfüllt die häufig geäußerte Forderung (vgl. z.B. Fichtner, 2007), nicht nur deskriptiv Phänomene im Zusammenhang mit Hochstrittigkeit zu beschreiben, sondern auch kausale Wirkungsrichtungen und Mechanismen der Genese von Hochstrittigkeit zu postulieren (vgl. auch Kelly, 2003), und lässt sich somit auch zur Erforschung empirischer Einflussfaktoren für Hochstrittigkeit heranziehen. Dabei müssen die aufgeführten Merkmale nicht als vollständig vorhanden gelten, damit von Hochstrittigkeit gesprochen werden kann. Vielmehr gilt, wie in allen Risiko-Modellen, eine kumulative Perspektive: Je mehr Risikofaktoren auftreten, desto wahrscheinlicher ist eine Chronifizierung des Konflikts. Je mehr die Risikofaktoren fehlen, bzw. deren Gegenteil vorherrscht, das dann als Ressource gelten kann (z.B. eine gute finanzielle Situation der Familie anstatt von Arbeitslosigkeit), desto mehr besteht ein Schutz vor der Chronifizierung des Konflikts.

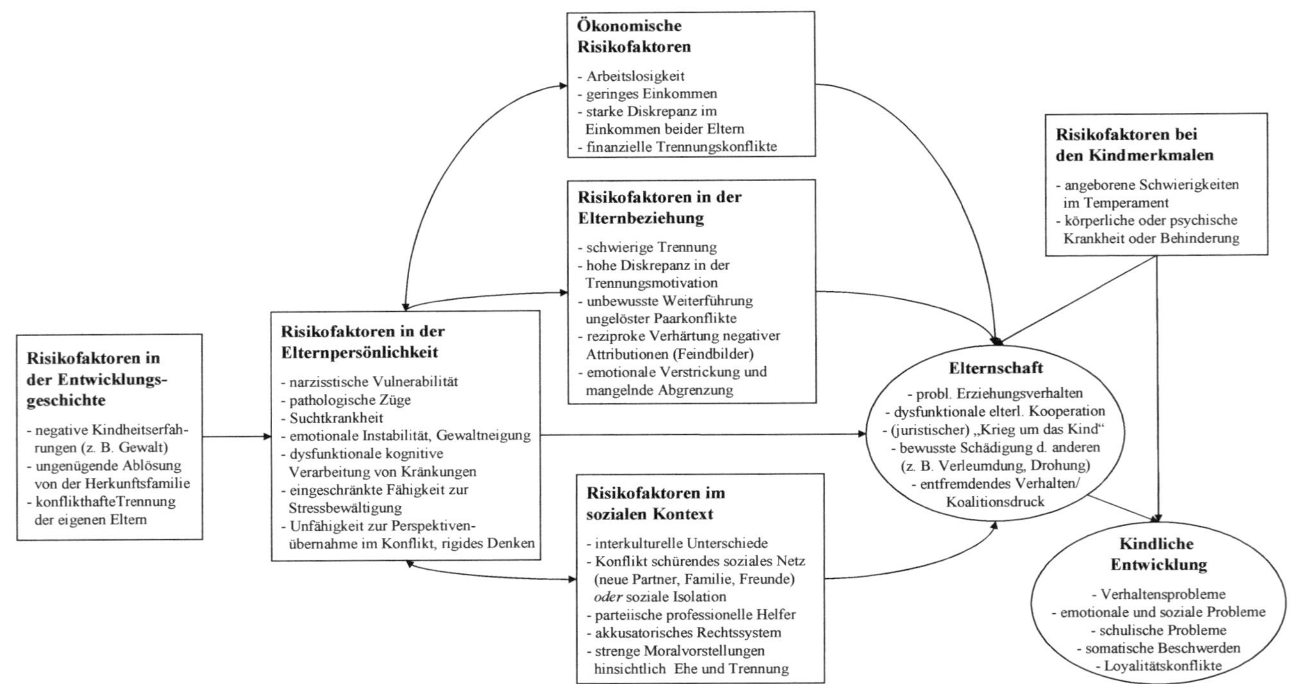

Abbildung 4: Ein Modell zur Genese hochstrittiger Elternkonflikte nach der Trennung (Quelle: Eigene Darstellung basierend auf Belskys Modell „Determinants of Parenting", 1984)

Mit diesem Modell soll nicht nur die Genese hochstrittiger Elternkonflikte beschrieben werden. Es wird gleichzeitig eine Brücke zwischen „wenig strittigen", „mittelmäßig strittigen" und „hochstrittigen" Eltern geschlagen, anstatt eine starre Unterteilung in zwei Gruppen zu wählen, indem ein gradueller Übergang zur Hochstrittigkeit angenommen wird. Andererseits ist aufgrund der angenommenen Wechselwirkungen davon auszugehen, dass das Vorhandensein einiger der Faktoren das Auftreten weiterer Risiken wahrscheinlicher macht und der Effekt sich im Sinne sich selbst verstärkender Kreisläufe potenziert (z.B. indem eine schwierige Elternpersönlichkeit unter Umständen auch schneller in berufliche Probleme und in Erziehungsprobleme führt).

2.1.2 Ableitung von Forschungsfragen und Spezifikation der untersuchten Variablen

Veröffentlichungen zum Thema Hochstrittigkeit sind von einem großen Mangel an empirischen Befunden zu Unterschieden zwischen „hochstrittigen" und „weniger strittigen" Eltern in Trennung geprägt. Die oben beschriebenen Faktoren und Eigenschaften werden den hochstrittigen Eltern meist aufgrund von praktischer Erfahrung und nicht unter Hinzunahme quanitativ auswertbarer Daten zugeschrieben. Die vorliegende Arbeit leistet einen Beitrag zur Schließung dieser Lücke, indem sie untersucht, ob sich „hochstrittige" von „weniger strittigen" Eltern auch empirisch unterscheiden und welche Prädiktoren die elterliche Zusammenarbeit und das kindliche Wohlbefinden empirisch beeinflussen.

Folgende Forschungsfragen werden daher betrachtet:

1. Lassen sich empirisch Unterschiede zwischen „hochstrittigen" und „weniger strittigen" Eltern im Hinblick auf soziodemographische Merkmale, Elternpersönlichkeit, Elternbeziehung, ökonomische Situation und sozialen Kontext nachweisen? Sind Unterschiede im Bereich des elterlichen Verhaltens (elterliche Kooperation, Erziehungsverhalten) und der kindlichen Entwicklung feszustellen?

2. Inwieweit lassen sich die im Modell postulierten Wirkungspfade der Einflussfaktoren Elternpersönlichkeit, Elternbeziehung, ökonomische Situation und sozialer Kontext[15] auf die Erziehung der Eltern (mit den beiden Aspekten elterliche Kooperation in der Erziehung einerseits und Erziehungsverhalten gegenüber dem Kind andererseits) empirisch nachweisen?

3. Inwieweit lässt sich die Wirkung der Einflussfaktoren Elternpersönlichkeit, Elternbeziehung, ökonomische Situation und sozialer Kontext sowie des elterlichen Verhaltens (elterliche Kooperation, Erziehungsverhalten) auf die Entwicklung des Kindes empirisch nachweisen?

Dabei werden nicht alle Unterpunkte des oben stehenden Modells abgedeckt, sondern – neben soziodemographischen Merkmalen – zentrale Einflussfaktoren aus den einzelnen Domänen des Modells, wie sie im folgenden Abschnitt beschrieben

---

15 Der Bereich „Entwicklungsgeschichte der beiden Eltern" wird, um den Rahmen nicht zu sprengen, in dieser Arbeit nicht untersucht.

sind. Die einzelnen Erhebungsinstrumente zur Erfassung der einzelnen Variablen finden sich in Abschnitt 2.3.

Elternpersönlichkeit

Unter der Persönlichkeit eines Menschen wird die Gesamtheit seiner dauerhaften psychologischen Eigenschaften verstanden (Neyer, 2003). Diese wurden in letzter Zeit zunehmend im Rahmen der so genannten „Big Five" (Extraversion, Neurotizismus, Gewissenhaftigkeit, Verträglichkeit und Offenheit) konzeptualisiert und erfasst. Die „großen Fünf" stellen grundlegende Faktoren dar, auf die sich Persönlichkeitsunterschiede zwischen Menschen im Wesentlichen zurückführen lassen. Als stärkster Prädiktor aus der Domäne der Persönlichkeit im Hinblick auf die Qualität und Zufriedenheit von Beziehungen hat sich das Merkmal Neurotizismus erwiesen (Karney & Bradbury, 1997; Kelly & Conley, 1987; Kurdek, 1993), das hier zur Abbildung der Elternpersönlichkeit ausgewählt wurde (eine Erfassung pathologischer Züge im Sinne einer klinischen Diagnostik konnte in dieser Untersuchung aus mehreren Gründen[16] nicht vorgenommen werden). Diese Eigenschaft ist zugleich diejenige der „Big Five", die am ehesten die psychische Vulnerabilität und Kränkbarkeit umschreibt, die als ein Entstehungsfaktor von Hochstrittigkeit gesehen wird (vgl. Abschnitt 1.4.2): Menschen mit einer hohen Ausprägung in Neurotizismus berichten häufiger über negative Gefühlszustände, sorgen sich häufig und geraten in Stresssituationen schnell aus der Fassung. Die Facetten des Neurotizismus sind Ängstlichkeit, Traurigkeit, Unsicherheit bzw. problematisches Selbstwertgefühl, Aggressivität, Impulsivität und Vulnerabilität (Lang & Lüdtke, 2005).

Ebenso wenig wie die „narzisstische Vulnerabilität"; die Hochstrittigen zugeschrieben wird, darf der Begriff Neurotizismus im Sinne der Diagnose einer psychischen Störung verstanden werden. Vielmehr liegt der Kern dieser Eigenschaft in dem Umgang eines Menschen mit – vor allem negativen – Emotionen. Kinder von Eltern mit hoher Neurotizismus-Ausprägung zeigen mehr externalisierendes und internalisierendes Problemverhalten, die Eltern zeigen negativeres Erziehungsverhalten (Ellenbogen & Hodgins, 2004). Das Gegenteil von Neurotizismus ist emotionale Stabilität.

16 Die Gründe liegen vor allem in der Ökonomie des Fragebogens, der viele Bereiche abdecken und deshalb mit kurzen Instrumenten arbeiten musste. Weiterhin wäre eine klinische Diagnostik von einem großen Teil der Klientel sicher als Stigmatisierung abgelehnt worden – die Nähe zum psychologischen Gutachten sollte vermieden werden. Drittens liegt der Verdacht nahe, dass die Fragen kaum wahrheitsgemäß beantwortet worden wären, da eine Verzerrung des Selbstbilds bei vielen hochstrittigen Eltern ein typisches Charakteristikum zu sein scheint. Somit wäre eher ein Interviewformat zu wählen gewesen, um auch unbewusste Anteile zu entdecken - dies hätte jedoch den Rahmen dieser Untersuchung gesprengt.

Elternbeziehung

Zur Abbildung der aktuellen Beziehung der getrennten Eltern werden in dieser Arbeit drei Dimensionen betrachtet: (1) eine fortgesetzte Verbundenheit, (2) das Ausmaß der Konflikteskalation auf der Verhaltensebene und (3) negative Attributionen, den anderen Partner betreffend. Mit diesen drei Dimensionen soll ein möglichst vollständiges Bild der Beziehung gewonnen werden, indem kognitive, verhaltensorientierte und emotionale Aspekte beschrieben werden. Zu den Dimensionen im Einzelnen:

(1) *Verbundenheit*: In der Literatur zu Trennungskonflikten wird eine anhaltende Zuneigung und Trennungsschmerz vor allem als „Verstrickung" gesehen, die eine sachliche elterliche Kooperation erschwert, indem die Eltern ihre Paarkonflikte über dieses Thema weiter austragen können (vgl. 1.4.2). Andererseits liegt der Gedanke nahe, dass die elterliche Kooperation durch ein gewisses Maß an emotionaler Verbundenheit eher gefördert werden könnte, da sie der Bildung starrer „Feindbilder" entgegen wirkt. Gerade hochstrittige Elternpaare zeichnen sich oft durch besondere Kälte und Rigidität in ihrer Einstellung gegenüber dem anderen Elternteil aus.

(2) *Eskalierter Konflikt*: Wie in den Abschnitten 1.3.2 und 1.4.2 dargestellt, sind es besonders die eskalierten Konflikte, die der kindlichen Entwicklung schaden, indem sie zu einer verschlechterten Eltern-Kind-Beziehung führen, die elterliche Zusammenarbeit stören und Koalitionsdruck erzeugen. Vor allem Gottman (1994) weist in diesem Zusammenhang darauf hin, dass es unterschiedliche Streitverhaltensweisen geben kann, die zu eskalierten Konflikten führen. Neben verbaler und körperlicher Aggression kann Eskalation auch „leiser" erfolgen, indem einer der Partner oder beide mauert, sich innerlich zurückzieht und die Auseinandersetzung vermeidet. Auch ein Gemisch aus beidem, wenn z.B. einer der Partner verbal sehr aggressiv ist, der andere eine Diskussion durch Schweigen und Rückzug verhindert, führt zu einer Eskalation der Konflikte. Auf der anderen Seite haben Einlenken, Kompromissbereitschaft und konstruktive Konfliktlösungsversuche eine deeskalierende Wirkung in Streitsituationen und „mildern" die Konfliktintensität ab, wenn sie von der anderen Seite entsprechend wahrgenommen werden.

(3) *Negative Attributionen*: Wie in Abschnitt 1.4.2. gezeigt wurde, ist das, was sich in den Köpfen abspielt, mindestens ebenso ausschlaggebend für die elterliche Zusammenarbeit wie die ausgetragenen Konflikte. Das Bild vom Anderen beeinflusst in jeder Minute eines Konfliktes die Art und Weise der Schuldzuweisungen und sorgt in eskalierten Konfliktkonstellationen dafür, dass mögliche positive Handlungen des anderen Elternteils nicht mehr wahrgenommen werden. Selbst wenn der Konflikt auf einer Verhaltensebene als nicht besonders heftig beschrieben wird, steht zu vermuten, dass negative Attributionen wie „er verletzt mich absichtlich" oder „die meisten unserer Streitigkeiten provoziert sie" sich in unguter Weise auf die elterliche Zusammenarbeit und speziell auf den Koalitionsdruck auswirken, indem sie z.B. für eine schlechte Darstellung des anderen Elternteils gegenüber dem Kind sorgen. Kalicki (2002) berichtet, dass die Attributionen von nicht ge-

trennten Paaren positiv interkorreliert und demnach reziprok sind. Ob dies auch auf Trennungspaare zutrifft, wird im Folgenden untersucht.

Kontextfaktoren

Als besonders wichtige Kontextfaktoren, die als Ressourcen oder Stressoren für Familien wirken können, nennt Belsky (1984) zum einen den Bereich des sozialen Netzwerks, zum anderen den der Arbeit.

Tatsächlich kann ein gut funktionierendes *soziales Netzwerk* und die erlebte soziale Unterstützung besonders für Familien in Trennung eine wichtige Ressource sein, indem z.B. die Großeltern Ansprechpartner für die Kinder darstellen (vgl. Abschnitt 1.2.3) oder sich im Freundeskreis Ansprechpartner für einen allein lebenden Vater oder eine überlastete betreuende Mutter finden (vgl. Abschnitt 1.2.2). Andererseits mischen Freunde und Verwandte in Trennungskonflikten häufig auch in unguter Weise mit, so dass im extremen Fall manchmal ganze Familien gegeneinander kämpfen. Insbesondere getrennte Frauen berichten auch von der stark empfundenen Abhängigkeit den helfenden Eltern gegenüber (Napp-Peters, 1985). Oft „heizen" wohlmeinende Freunde die Konflikte noch mehr an – daher kann auch ein sehr gut funktionierendes soziales Netzwerk für die elterliche Zusammenarbeit nicht immer als uneingeschränkt positiv gesehen werden. Generell kann zwischen psychologischer (affektiv/emotional und soziale Vergleichsprozesse) und instrumenteller (materieller und informationeller) Unterstützung unterschieden werden. Selten wird die Kehrseite der sozialen Unterstützung erfragt, also belastende soziale Beziehungen oder negative Aspekte der Unterstützung.

Der Bereich der *Arbeit* ist für Belsky aus mehreren Gründen ein wichtiger Kontextfaktor für das Erziehungsverhalten von Eltern: Zum einen konstatiert er einen Zusammenhang zwischen väterlicher Arbeitslosigkeit und Kindesmisshandlung. Zweitens postuliert er, dass auch eine zu große Beanspruchung des Vaters durch den Beruf der kindlichen Entwicklung abträglich sein kann, da sie ungeduldiger und reizbarer im Umgang mit ihren Kindern seien. Drittens zitiert er Untersuchungen, die die Unzufriedenheit von Müttern mit ihrer beruflichen Situation mit weniger Wärme und autoritäreren Erziehungsmethoden in Verbindung bringen.

In Trennungsfamilien wird das Thema „Arbeit" oft vom Thema „Finanzen" überlagert. Zwei Haushalte wollen nunmehr finanziert sein, und wenn neue Partner und Kinder hinzukommen, kann sich die ökonomische Situation weiter verschärfen. Meist ist es nach wie vor die Mutter, bei der die Kinder leben, und der Vater, der Vollzeit arbeitet und Unterhalt zahlt. In Trennungskonflikten werden der Kontakt zu den Kindern und die Unterhaltszahlungen oft gegeneinander ausgespielt, weil sie jeweils als Druckmittel genutzt werden können. Daher ist anzunehmen, dass nicht so sehr die berufliche Situation der Eltern an sich einen Kontextfaktor für Trennungskonflikte darstellt, als vielmehr die empfundene Fairness in der Verteilung der finanziellen Mittel und die wahrgenommene ökonomische Situation in den getrennten Haushalten. Dies muss nicht notwendigerweise mit dem objektiven Einkommen übereinstimmen, vielmehr wird die Bewertung durch Vergleiche

(Runciman, 1966) und das persönliche Gerechtigkeitsempfinden bestimmt. Objektiv leben Frauen mit Kindern in Trennung oft in prekärer finanzieller Lage (vgl. Abschnitt 1.2.2). Streitigkeiten um die Finanzen gehen häufig mit Erziehungskonflikten und Loyalitätsdruck einher, so dass in diesem Fall aufgrund der speziellen Zielgruppe von Belskys Modell etwas abgewichen wird und als wichtiger Kontextfaktor neben der sozialen Unterstützung die *subjektive finanzielle Knappheit* betrachtet wird.

Erziehungsverhalten

Zur Darstellung des elterlichen Erziehungsverhaltens bzw. der Eltern-Kind-Beziehung werden drei Aspekte beleuchtet: (1) die elterliche Zusammenarbeit („Coparenting"),[17] (2) der Koalitionsdruck und (3) problematisches Erziehungsverhalten gegenüber dem Kind.

(1) Die Komponenten und die Bedeutung *elterlicher Zusammenarbeit* wurden in Abschnitt 1.3.1 erläutert. Das „Coparenting" ist als multidimensionales Konstrukt zu verstehen, welches sowohl Grundsatzentscheidung hinsichtlich der Erziehung als auch Arbeitsteilung und gegenseitige Unterstützung umfasst (Feinberg et al., 2007).

(2) Der *Koalitionsdruck* wird als weitere Variable des Erziehungsverhaltens aufgenommen. Er grenzt sich von der elterlichen Zusammenarbeit insofern ab, als er auch völlig ohne jegliche Kommunikation der Eltern untereinander erfolgen kann, indem z.B. gegenüber dem Kind abfällige Bemerkungen über den anderen Elternteil gemacht werden oder das Kind zu Mitleid gegenüber der eigenen persönlichen Situation aufgefordert wird. Wenn das Kind Feindseligkeit der Eltern gegeneinander spürt, gerät es in Loyalitätskonflikte, die besonders schädigend für seine Entwicklung sein können (vgl. Abschnitt 1.4.3).

Es steht zu vermuten, dass Koalitionsdruck und elterlichen Zusammenarbeit eng miteinander verbunden sind, da sich die Art, wie Eltern miteinander kooperieren, und die Art, wie sie diese Kooperation gegenüber dem Kind darstellen (offen oder unterschwellig) gegenseitig beeinflusst. Beides zusammen kann als „*Elternallianz*" bezeichnet werden, die als der Teil der Elternbeziehung zu sehen ist, der die Kooperation in der Kindererziehung betrifft, und zwar unabhängig von der An- oder Abwesenheit des anderen Elternteils. Die Elternallianz stellt die zentrale Variable in dieser Arbeit dar, indem untersucht wird, welche Prädiktoren sich in Trennungskonflikten über welche Mechanismen auf die Kooperation der getrennten Eltern auswirken. Des Weiteren soll empirisch geklärt werden, inwiefern sich die Elternallianz auf das kindliche Wohlbefinden auswirkt.

(3) Das *Erziehungsverhalten* jedes einzelnen Elternteils prägt die Entwicklung des Kindes in entscheidendem Maße und unabhängig von der elterlichen Zusammenarbeit. Als Erziehungsprobleme sind vor allem das Fehlen von Zuwendung, Wärme und Unterstützung, weiterhin autoritäre, kontrollierende Durchsetzung bis hin zu körperlicher Bestrafung, schließlich negative Kommunikation sowie inkon-

17 Diese Begriffe werden in dieser Arbeit synonym verwendet.

sistentes Elternverhalten zu sehen (vgl. die Abschnitte 1.3.2, 4.2.2). Im Sinne des Modells ist davon auszugehen, dass sich die Prädiktoren nicht nur auf die Elternallianz, sondern auch auf das Erziehungsverhalten der Eltern auswirken.

Entwicklung des Kindes
Um prüfen zu können, in welcher Weise sich Merkmale elterlicher Konflikte auf die kindliche Entwicklung auswirken, wurden drei unterschiedliche Indikatoren für das kindliche Wohlbefinden gewählt. Diese decken sowohl den Bereich des (1) körperlichen Wohlbefindens allgemein, als auch den Bereich (2) möglicher Probleme im emotionalen Bereich und im Verhaltensbereich, sowie schließlich den Bereich (3) möglicher Probleme speziell bei der Bewältigung elterlicher Trennung ab. Wie in Abschnitt 1.2.3 dargestellt wurde, ist das Auftreten von vorübergehenden Beschwerden und Symptomen im Rahmen einer Trennung der Regelfall. Meist klingen diese Veränderungen nach spätestens zwei Jahren wieder ab. Damit sind sie von längerfristigen Entwicklungsstörungen zu unterscheiden. Außerdem können psychosomatische Beschwerden und Verhaltensprobleme der Kinder auch durch andere Problemlagen beeinflusst werden als durch die Trennung selbst. Daher erscheint es wichtig, sowohl das kindliche Wohlbefinden im Allgemeinen als auch hinsichtlich der Trennungssituation zu berücksichtigen, um das Ausmaß des Einflusses der elterlichen Zusammenarbeit erfassen zu können.

Merkmale des Kindes
Im Gegensatz zur früheren Auffassung von Erziehung, die diesen als unidirektionalen Prozess der Beeinflussung der kindlichen Sozialisation durch die Eltern verstand, wird heute ein interaktionistischer Standpunkt eingenommen: Das Kind und sein Wesen nehmen auch Einfluss auf das Verhalten der Eltern, bzw. beides beeinflusst sich gegenseitig (Asendorpf, 2005). Spätestens, wenn Merkmale des Kindes von Indikatoren für die Entwicklung des Kindes zu trennen sind, wird eine weitere Reziprozität der Prozesse im Erziehungssystem deutlich. Häufig wird z.B. das kindliche Temperament als Kindmerkmal angegeben (ein sehr aktives Kind ruft unter Umständen restriktivere Erziehungshandlungen hervor als ein sehr ruhiges Kind). Diese Wesensmerkmale äußern sich in konkreten Verhaltensweisen, die die Eltern beschreiben können. Es liegt am Design jeder Studie zu entscheiden, ob eine Verhaltensweise wie z.B. ein stilles Sich-Zurückziehen ein Wesensmerkmal oder ein mögliches internalisierendes Problemverhalten als Folge negativer Einflüsse darstellt.

In dieser Untersuchung werden kindliche Verhaltensweisen primär als abhängige Variablen gesehen, ohne die reziproke Natur von Interaktionen innerhalb der Familie leugnen zu wollen. Wie oben beschrieben, wird aber differenziert, ob das Kind sich ganz allgemein so verhält, oder ob die Eltern diese Verhaltensweise dem Trennungserleben zuschreiben. Andererseits wird angenommen, dass Alter und Geschlecht die Mechanismen von Erziehungsverhalten und elterlicher Kooperation möglicherweise beeinflussen, z.B. indem Väter mehr um den Kontakt zu Söhnen kämpfen als zu Töchtern oder die Mütter mit der Erziehung adoleszenter Jungen besonders ausgeprägte Erziehungsprobleme berichten. Auch die Verhaltensweisen von Kindern in Trennung unterscheiden sich nach Alter und Geschlecht (vgl. Abschnitt 1.2.3). Somit werden diese beiden Merkmale als Kovariaten in die Analysen dieser Arbeit aufgenommen.

2.1.3 Fragestellungen und Hypothesen

Die im vorigen Abschnitt beschriebenen Forschungsfragen lassen sich in Form folgender Fragestellungen und Hypothesen näher definieren:

Fragestellung 1: Merkmale von Hochstrittigkeit: Worin unterscheiden sich Eltern, die nach Expertenurteil als „hochstrittig" eingeschätzt werden, von anderen Eltern mit Trennungskonflikten?
Wie in Abschnitt 1.4 dargestellt wurde, werden hochstrittigen Eltern eine Vielzahl von Attributen zugeschrieben, die sie von anderen Eltern in Trennungskonflikten abheben. Sie sind in der Regel schon wesentlich länger getrennt und haben trotz der Zeit, die zwischen der Gegenwart und der Trennung liegt, ihre Konflikte nicht beilegen können. Man kann somit von chronifizierten Konflikten sprechen, die meist juristisch ausgetragen werden. Ob neben der ausgedehnteren Zeit seit der Trennung noch weitere soziodemographische Unterschiede bestehen, wird explorativ getestet.

Darüber hinaus werden für die Domänen des im vorangegangen Modells folgende Annahmen getroffen:

Im Hinblick auf *Beziehungsvariablen, Elternallianz und Erziehungsverhalten* wird angenommen, dass sich hochstrittige Eltern im Gegensatz zu anderen Eltern in Trennung vor allem durch folgende Merkmale auszeichnen: eskaliertere Konflikte durch die Unfähigkeit, Konflikte beizulegen, starrere negative Attributionen und ausgeprägte seelische Verletzungen auf beiden Seiten sowie ein wesentlich geringeres Maß an Verbundenheit. Die Folgen sollten eine *schlechtere elterliche Zusammenarbeit*, ein *höherer Koalitionsdruck* sowie ein *beeinträchtigtes Erziehungsverhalten* sein (Hypothese 1-1).

Im Hinblick auf *Persönlichkeit* wird angenommen, dass Hochstrittige ein größeres Maß an Neurotizismus aufweisen, was die *Kontextfaktoren* anbelangt, sollten sich Hochstrittige auch in ihren sozialen Netzen unterscheiden, indem sie durch den andauernden Konflikt Familie und Freundeskreise stark polarisieren und sich mit ihrer unbedingten Forderung nach vorbehaltloser Parteinahme von ihrem sozialen Netz isolieren. Es wird angenommen, dass in den chronischen Konflikten auch finanzielle Themen weiterhin starken Einfluss nehmen, da diese einerseits Konflikt verschärfend wirken und somit schon zur Genese der Hochstrittigkeit beigetragen haben könnten, zum anderen im aktuellen Streit auch als Waffe (z.B. Zahlungsmoral beim Unterhalt) verwendet werden können (Hypothese 1-2).

Resultierend aus diesen Annahmen wird weiterhin gemäß dem verwendeten Modell (s.o.) angenommen, dass das *Wohlbefinden der Kinder* schlechter ist, weil diese unter dem Koalitionsdruck, den Elternkonflikten, einem problematischen Erziehungsverhalten und möglicherweise auch unter der finanziellen Knappheit leiden (Hypothese 1-3).

Fragestellung 2: Welche Prädiktoren wirken sich empirisch auf die Elternallianz und das Erziehungsverhalten aus?
Gemäß dem zugrunde liegenden Modell wird angenommen, dass alle Domänen des Modells Prädiktoren für das elterliche Verhalten sind. Eine problematische Elternbeziehung, im Einzelnen also die negativen Attributionen, eine geringe Verbundenheit sowie stark eskalierte Konflikte führen zu einer schlechten elterlichen Zusammenarbeit und erhöhten Erziehungsproblemen (Hypothese 2-1). Persönlichkeit und Kontextfaktoren dürften ebenfalls einen Einfluss haben, indem erhöhter Neurotizismus und finanzieller Druck sich negativ, gute soziale Unterstützung sich positiv auf die Elternallianz und das Erziehungsverhalten auswirken (Hypothese 2-2). Weiterhin wird angenommen, dass sowohl die Elternallianz als auch das Erziehungsverhalten im Sinne eines „spill-over"-Effekts stärker von der Beziehung der Eltern betroffen ist, als von Persönlichkeit oder Kontextfaktoren (Hypothese 2-3). Es wird postuliert, dass die Wirkung der Prädiktoren auch unabhängig von Alter oder Geschlecht des Kindes sowie vom Kriterium der juristischen Hochstrittigkeit bestehen bleibt.

Fragestellung 3: Welche Prädiktoren wirken sich empirisch auf kindliche Entwicklungsprobleme aus?
Alle im Modell beschriebenen Prädiktoren dürften Einfluss auf das kindliche Wohlbefinden nehmen. Dabei ist davon auszugehen, dass eine schlechte Elternallianz einen mindestens gleich starken negativen Einfluss auf das Wohlbefinden der Kinder hat wie die Erziehungsprobleme der einzelnen Elternteile (Hypothese 3-1). Weiterhin wird davon ausgegangen, dass die Wirkung von Beziehungsvariablen auf das kindliche Wohlbefinden entscheidender ist als die von Persönlichkeit und Kontextfaktoren (Hypothese 3-2; die Wirkungsrichtung der Prädiktoren entspricht der aus Fragestellung 2). In der Zusammenschau aller Prädiktoren wird angenommen, dass die Wirkung von Beziehungsvariablen und Kontextfaktoren auf das kindliche Wohlbefinden über die Elternallianz mediiert wird (Hypothese 3-3).

Wieder wird davon ausgegangen, dass die Wirkung der Prädiktoren auch unabhängig von Alter oder Geschlecht des Kindes sowie von dem Kriterium der Hochstrittigkeit bestehen bleibt.

Abbildung 5 zeigt die postulierten Wirkungsrichtungen für Fragestellung 2 und 3 im Überblick:

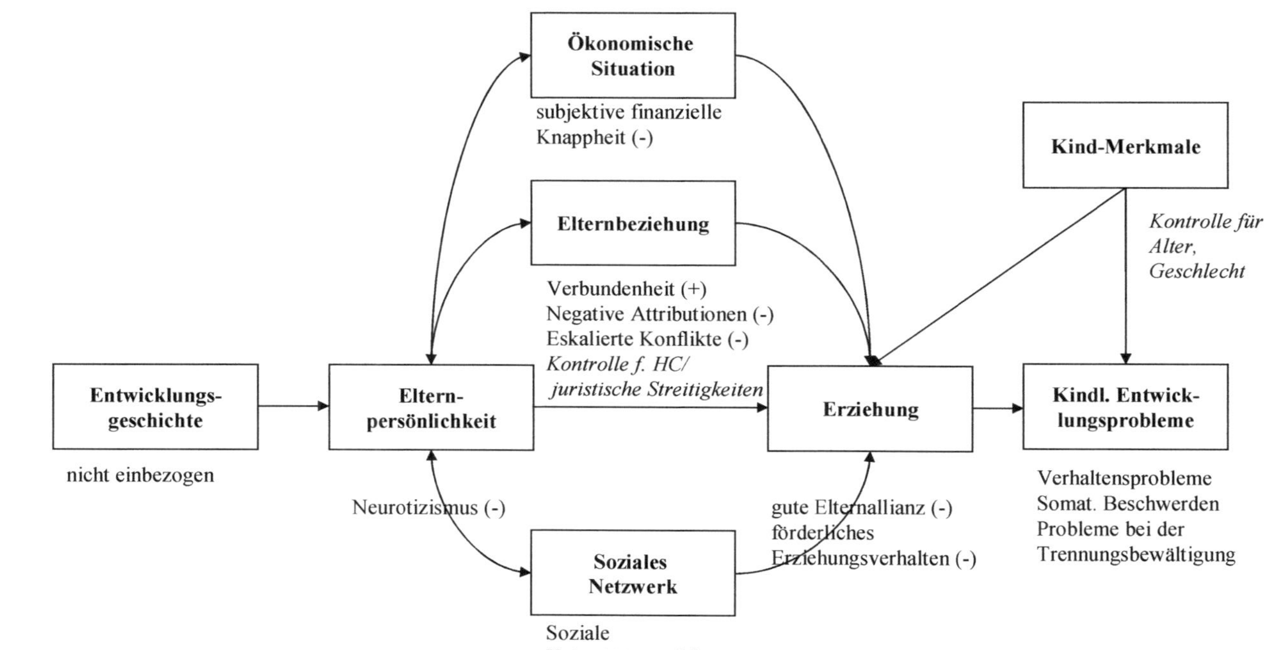

Abbildung 5: Richtung der Hypothesen (Quelle: Eigene Darstellung in Anlehnung an Belskys Modell „Determinants of Parenting“, 1984)

2.2 Untersuchungskontext und Stichprobe

Die untersuchte Stichprobe dieser Arbeit stammt aus dem Projekt „**Kinder im Blick**“, einem Kooperationsprojekt der LMU München (Fakultät für Psychologie und Pädagogik) und der Beratungsstelle Familien-Notruf München, die auf die Beratung von Familien in Trennung spezialisiert ist. Für die nachfolgenden Analysen werden Daten herangezogen, die im Zeitraum vom Juni 2006 bis zum Oktober 2007 mittels Fragebögen erhoben wurden. Die Fragebögen wurden in der Beratungsstelle Familien-Notruf allen Neuzugängen durch die ihnen jeweils zugeordneten Berater ausgegeben. Diese wurden gebeten, die ausgefüllten Bögen zur nächsten Sitzung wieder mitzubringen. Sie wurden im Sekretariat gesammelt und an die Mitarbeiter der LMU übergeben. Es gab auch die Möglichkeit, den Fragebogen per Post direkt an die LMU zu senden, wenn man seine Anonymität vollständig wahren wollte. Die Fragebögen waren, bis auf sprachliche Anpassungen („Ihr ehemaliger Partner“ bzw. „Ihre ehemalige Partnerin“) für Männer und Frauen identisch und umfassten jeweils einen Hauptfragebogen und einen altersspezifischen Kinderteil (z.B. kann bei unter Dreijährigen nicht nach ihrem Verhalten gegenüber Peers gefragt werden). Hier gab es drei unterschiedliche Varianten (0-3 Jahre, >3-8 Jahre, 9 Jahre oder älter). Der Kinderteil sollte mindestens für das älteste Kind ausgefüllt werden und alle Angaben im Folgenden beziehen sich ausschließlich auf dieses älteste Kind.[18]

Alle Teilnehmer der Befragung hatten die Trennung bereits vollzogen, hatten mindestens ein gemeinsames Kind und befanden sich aufgrund von Trennungskonflikten unterschiedlicher Intensität in Beratung. Aufgrund des Expertenurteils der Beratungsstelle lassen sich zwei Gruppen unterscheiden: Die erste Gruppe wird vom Gericht oder vom Jugendamt „geschickt“, so dass von Beratung im Zwangskontext zu sprechen ist (vgl. Abschnitt 3.2.2). Diese Gruppe wird von den Experten und auch in dieser Arbeit als diejenige der Hochstrittigen (oder High Conflicts; HCs) bezeichnet. Die zweite Gruppe kommt aufgrund von akuten, oft recht frischen Trennungskonflikten und folgt dabei unterschiedlichsten Empfehlungen, sei es von Juristen, Bekannten, über das Internet oder Erziehungsberatungsstellen. Manche kommen, um an dem Elternkurs teilzunehmen, der im zweiten Teil dieser Arbeit beschrieben ist. Oft ist einer der Eltern der Initiator, während der andere diesen – eher widerwillig – begleitet. Trotzdem ist hier im Gegensatz zur ersten Gruppe in der Regel von „Freiwilligkeit“ zu sprechen. Daraus folgt jedoch nicht automatisch eine niedrige Konfliktintensität, so dass diese Gruppe im Folgenden nicht als „Low Conflict“, sondern lediglich als „Nicht-HC (NHC)“ bezeichnet wird.

Die *Gesamtstichprobe* umfasst insgesamt 94 Personen, darunter befinden sich 26 Einzelpersonen (zwölf Männer, 14 Frauen) und 34 Paare (N=68), von denen 13

18 Einige Teilnehmer füllten die Hauptfragebögen aus, die Kinderteile aber nicht, so dass es in den Analysen häufig zu unterschiedlichen Fallzahlen kommt. Aufgrund der eher kleinen Stichprobe wird immer auf die größtmögliche verfügbare Datenmenge zurückgegriffen.

Paare als hochstrittig eingeschätzt werden. Diese *Paarstichprobe* wird für die Untersuchung von Interkorrelationen herangezogen (vgl. Abschnitt 2.4.1).[19] Die Geschlechter sind auch in der Gesamtstichprobe fast gleichmäßig repräsentiert (46 Männer, 48 Frauen). Von den Männern sind 19 als HC eingestuft (41 Prozent), bei den Frauen sind 17 HCs zu verzeichnen (35 Prozent). Die Probanden sind im Schnitt 41 Jahre alt (SD = 5.22), davon sind die Frauen erwartungsgemäß durchschnittlich etwas jünger als die Männer (M_{Frauen} = 40 Jahre, SD_{Frauen} = 4.28; $M_{Männer}$ = 42 Jahre, $SD_{Männer}$ = 5.97), ein Unterschied, der auch statistisch signifikant wird (T[df] = 1,80[90]+). Das Durchschnittseinkommen liegt bei € 2.762, wobei den Frauen deutlich weniger Geld (M = € 2.317) zur Verfügung steht als den Männern (M = € 3.238; T[df] = 2,74[63,88]**).[20] So arbeiten auch nur vier Prozent der Frauen Vollzeit (63 Prozent arbeiten Teilzeit, der Rest fällt in die Kategorie „Sonstiges", d.h. arbeitslos, Elternzeit, Umschulung etc.), während es bei den Männern 91 Prozent sind (7 Prozent Teilzeit, 2 Prozent „Sonstiges"), ebenfalls ein signifikanter Unterschied (T[df] = -12,28[84]***). Insgesamt weisen diese Zahlen auf eine gutsituierte Mittelschichtsstichprobe hin, bedingt durch die Klientel des Familien-Notruf.

Die Teilnehmer haben im Schnitt 1,94 Kinder, maximal sind in dieser Stichprobe vier Kinder in einer Familie vorhanden. Unter den ältesten Kindern befinden sich 44 Jungen und 50 Mädchen, von diesen Kindern sind sechs Prozent unter drei Jahren, 36 Prozent zwischen drei und acht Jahren und 47 Prozent sind neun Jahre oder älter. Im Schnitt sind die Kinder 9,14 Jahre alt (Range = 0 – 19 Jahre, SD = 4.51). 79 Prozent der Frauen geben an, dass die Kinder überwiegend bei ihnen wohnen, während es bei den Männern nur 16 Prozent sind (T[df] = 5,28[91]***). Die Trennungsinitiative ging meist von den Frauen aus: 62 Prozent der Männer geben an, die Trennungsinitiative sei eher von ihrer Partnerin ausgegangen, während nur 20 Prozent der Frauen angeben, ihr Partner habe die Trennung initiiert. Weitere Einzelheiten zur Stichprobe werden in Abschnitt 2.5.1 mit dem Fokus auf Unterschiede zwischen hochstrittigen und weniger strittigen Teilnehmer berichtet.

2.3 Erhebungsinstrumente

Im Folgenden werden alle relevanten Erhebungsinstrumente, wie sie im Ergebnisteil verwendet werden, vorgestellt. Darüber hinausgehende Skalenkennwerte (Mit-

19 Aufgrund der kleineren Stichprobengröße der Paarstichprobe und der etwas unterschiedlichen Verteilung von HCs und NHCs wird auf dyadische Analysen (z.B. zur Ermittlung von Actor-/Partner-Effekten) verzichtet. Diese hätte man zwar als zusätzliche Information heranziehen können, allerdings wären sie aufgrund der etwas anderen Zusammensetzung im Zusammenhang mit den individuellen Analysen nur schwer interpretierbar.

20 Die Autorin vermutet allerdings, dass die Männer häufig ihren Nettoverdienst angeben und die Unterhaltszahlungen nicht davon abziehen, während die Frauen ihr Gesamteinkommen inkl. Unterhalt angeben, so dass die Diskrepanz zwar besteht, aber zu relativieren ist.

telwert, Schiefe, Kurtosis) erreichten in fast allen Fällen akzeptable Werte.[21] Tabelle 1 zeigt die verwendeten Variablen im Überblick, wie sie sich aus den Kategorien von Belskys Modell (vgl. Abschnitt 2.1.2) ergeben.

Tabelle 1: Verwendete Variablen

Bereich	Variablen
Elternbeziehung	Verbundenheit Eskalierte Konflikte Negative Attributionen
Elternpersönlichkeit	Neurotizismus
Kontextfaktoren	Soziale Unterstützung Finanzielle Knappheit
Elternallianz	Coparenting Koalitionsdruck
Erziehungsverhalten	Erziehungsprobleme
Kind-Merkmale	Alter Geschlecht
Kindliche Entwicklungsprobleme	Verhaltensprobleme Somatische Beschwerden Probleme bei der Trennungsbewältigung

2.3.1 Erhebungsinstrumente zur Elternbeziehung

Verbundenheit
Um die noch vorhandene *Verbundenheit* zum anderen Elternteil zu erfassen, wurde eine Skala von Kitson (1982) verwendet. Diese Skala bestand ursprünglich aus neun Items, die Aspekte von Verlust abfragen. Kitson nennt als Aspekte von Verlusterleben u.a. Verneinung, Ungläubigkeit, ständige Gedanken an den anderen, Schuldgefühle, Wut, Verlust normaler Lebensmuster und Apathie. Sie berichtet, dass 82 Prozent der Varianz durch vier Items erklärt wurden, die anderen Items trugen nur unwesentlich zur Varianzaufklärung bei. Diese vier Items wurden hier in eigener Übersetzung verwendet, um das eindimensionale Konstrukt von andauernder Verbundenheit und Schmerz hinsichtlich des Verlustes des ehemaligen Partners zu messen. Sie erfassen Gedanken an den anderen, emotionale Schwierigkeiten mit der Trennungssituation und auch kognitive Ambivalenzen gegenüber der Trennung. Ein Beispielitem findet sich in Tabelle 2.

Negative Attributionen
Um *negative Attributionen*, einen zentralen Bereich dieser Arbeit, zu erfassen, wurde eine eigene Skala entwickelt, da sich hierfür kein geeignetes erprobtes Instrument fand. Kalicki (2002) entwickelte hierfür zwar ein Instrument (das bisher einzige deutschsprachige zur Erfassung von Attributionen in der Partnerschaft), das an das Relationship Attribution Measure von Fincham und Bradbury (1992) anknüpft. Diese Skala verwendet jedoch Beispiele und Fragen aus dem Bereich der Partnerschaft, die nur zum Teil auf getrennte Paare übertragbar sind, auch wenn

21 Lediglich die Unterskala „Körperliche Aggression" erfüllt nicht ganz die Normalverteilungsvoraussetzungen.

Kalicki selbst dies anders sieht (Beispielitem: *„Ihr Partner verbringt neuerdings weniger Zeit mit Ihnen.“*).

Inhaltlich wurden jedoch an die von Kalicki berichteten Aspekte des Attributionsprozesses angeknüpft (vgl. Abschnitt 4.2.4), so dass in der selbst entwickelten Skala *„Attributionen in Trennungskonflikten“* folgende Dimensionen erfasst werden, die für die Bewertung elterlicher Konflikte besonders relevant erscheinen, und die speziell auf das Bild des anderen im Konflikt, aber auch allgemein zugeschnitten sind:

(1) Differenziertes Bild des anderen im Konflikt: Ist der andere an allen Konflikten schuld, oder können auch eigene Anteile im Konflikt wahrgenommen werden (Beispielitem: *„Jeder von uns beiden trägt seinen Teil dazu bei, wenn wir miteinander Konflikte haben“*)? Können auch positive Aspekte des ehemaligen Partners wahrgenommen werden (Beispielitem: *„Es gibt einige Dinge, die ich an meinem ehemaligen Partner schätze.“*)?

(2) Unterstellte Absichtlichkeit: Verletzt der andere absichtlich und böswillig die eigenen Gefühle und unterlässt gezielt eine Wertschätzung der eigenen Person oder sind dies Dinge, die „im Eifer des Gefechts“ geschehen (Beispielitem: *„Oft verletzt er mich absichtlich“*)?

(3) Außeneinflüsse im Konflikt: Können auch andere Faktoren, die zum Konflikt beitragen, wahrgenommen werden, oder wird die Ursache dafür allein dem ehemaligen Partner zugeschrieben (Beispielitem: *„Viele unserer Probleme entstehen durch äußere Umstände“*)?

Im schlimmsten Falle zeigen sich bei der Beantwortung globale, internale und stabile Attributionen, die negativ belegt sind: Der Partner ist in jedem Falle allein und aufgrund seiner Persönlichkeit für die Konflikte verantwortlich. Im besten Falle sind die Attributionen nicht stabil, external und nicht global: Es wird auch die eigene Verantwortung und der Anteil anderer Faktoren gesehen, es wird keine Absichtlichkeit unterstellt und es können auch positive Persönlichkeitsaspekte wahrgenommen werden.

Eskalierter Konflikt

Zur Erfassung des Ausmaßes an *eskaliertem Konflikt* auf der Verhaltensebene wird eine Globalskala „eskalierter Konflikt“ gebildet. Diese besteht zum einen aus der Skala „Streitverhalten“ des bewährten und in vielen Bereichen eingesetzten Partnerschaftsfragebogens von Hahlweg (1996), zum anderen aus einem Instrument zur Erfassung von Konfliktstilen. Die Skala „Streitverhalten“ beschreibt Verhaltensweisen, die beide Partner während eines Streits zeigen (Beispielitem: *„Wir können beim Streit kein Ende finden“*) bzw. die der Partner zeigt und die für den anderen Partner aversiv sind (Beispielitem: *„Er gibt mir die Schuld“*). Insgesamt bildet die Skala eine recht globale Einschätzung des Konfliktes ab: So streiten *wir*. Das Antwortformat ist fünfstufig (1 = nie – 5 = sehr oft).

Das Instrument zur Erfassung der Konfliktstile wurde bereits in der Längsschnittstudie „Familien in Entwicklung“ mehrfach erfolgreich eingesetzt (Schwarz

& Gödde, 1998; Schwarz, Walper, Gödde & Jurasic, 1997; Wendt, Kroll, Beckh, Gerhard & Walper, 2002). Es handelt sich hierbei um eine Adaptation des „Conflict Resolution Styles Inventory“ von Kurdek (1994), welche genauer die Art und Weise beschreibt, wie eine Person mit der Lösung interpersonaler Konflikte umgeht. Das Instrument bildet vier unterschiedliche Konfliktstile ab: Verbale Aggressivität, Konstruktives Problemlösen, Rückzugsverhalten und Einlenken. Zusätzlich wurden für die hochstrittige Klientel dieser Arbeit in Anlehnung an Grych und Mitautoren (1992) noch vier weitere Items eingefügt, um zum einen eine noch intensivere verbale Aggression (1 Item = *„Er schreit mich an“*), zum anderen körperliche Aggression (3 Items, Beispiel s. u.) zu erfassen. Die Teilnehmer wurden gebeten, sowohl ihren eigenen Stil als auch den des ehemaligen Partners bzw. der ehemaligen Partnerin einzuschätzen. Das Antwortformat ist fünfstufig (1 = nie – 5 = sehr oft / immer). Die Abgrenzung zu den negativen Attributionen ist in der Verhaltensnähe zu sehen: Die Attributionen beschreiben vor allem eine stabile und globale Sicht der Person („so *ist* er / sie“), währen die Konfliktstile lediglich das Verhalten beschreiben („So *handelt* er / sie in unseren Konflikten“ bzw. „So handle ich“). Tabelle 2 gibt Aufschluss über Gütekriterien und weitere Informationen zu den einzelnen Skalen.

Die Mittelwertsunterschiede zwischen Männern und Frauen sind statistisch in den folgenden Fällen signifikant: Skala „eigene verbale Aggression“: hier schreiben sich Frauen signifikant mehr verbale Aggression zu (T[df] = -3,25[91]**). In der Tendenz beschreiben sie sich auch als weniger konstruktiv bei der Problemlösung (T[df] = 1,87[91]+), wobei Cronbachs Alpha bei den Frauen hier keinen akzeptablen Wert erreicht, so dass dieser Einzelbefund nicht überinterpretiert werden sollte.

Die *Zeit seit der Trennung* und die *Beziehungsdauer* vor der Trennung wurden jeweils mit einer Frage erfasst.

2.3.2 Erhebungsinstrumente zu Elternpersönlichkeit und Kontextfaktoren

Elternpersönlichkeit – Neurotizismus

Das Persönlichkeitsmerkmal *Neurotizismus* wurde mit zwei Items erhoben, die aus dem BFI-10 (Rammstedt, Koch, Borg & Reitz, 2004) stammen. Die Antwortskala ist 5-stufig von „1 = trifft nicht zu“ bis „5 = trifft genau zu“. Dieses Instrument stellt eine effiziente Form der Persönlichkeitserfassung dar und wurde in Deutschland und in den USA getestet. Jedes Item testet einen „Pol“ der Dimension. Es weist eine annehmbare Retest-Reliabilität auf, korrespondiert mit etablierten Instrumenten zur Erfassung der Big Five (BFI, Neo-PI-R) und zeigt eine eindeutige Faktorenstruktur hinsichtlich der fünf Faktoren, die sich für den Neurotizismus auch in dieser Untersuchung bestätigte (Rammstedt & John, 2005).

Tabelle 2: Variablen zur Erfassung der Elternbeziehung

Skala	***Beispiel-Item***	**Anzahl Items**	**Cronbachs α**	**M (SD) Männer**	**M (SD) Frauen**
Verbundenheit	*Ich verbringe viel Zeit damit, an meinen ehemaligen Partner zu denken.*[22]	4	.843-.893	1.76 (0.96)	1.93 (1.00)
Negative Attributionen	*Oft verletzt er mich absichtlich.*	10	.690-.705	3.29 (0.61)	3.38 (2.0)
Eskalierter Konflikt	*s.u.*	52	.727-.844	2.45 (0.47)	2.64 (0.50)
Unterskalen eskalierter Konflikt					
A) Streitverhalten	*Wenn wir uns streiten, können wir nie ein Ende finden.*	10	.907-.934	3.13 (1.04)	3.40 (.94)
B) Konfliktstil d. ehem. Partners	*s.u.*	21			
B1) Verbale Aggression	*Er explodiert und macht seinem Ärger Luft.*	5	.848-.883	2.93 (1.00)	3.20 (.96)
B2) Körperliche Aggression	*Er wird handgreiflich.*	3	.834-.879	1.40 (.69)	1.65 (1.00)
B3) Rückzug	*Nach einer Weile hört er einfach nicht mehr hin.*	4	.647-.803	2.90 (.83)	3.08 (1.05)
B4)Einlenken	*Er schließt sich meinen Wünschen an.*	5	.706-.848	1.90 (.71)	1.99 (.66)
B5) Konstruktive Problemlösung	*Er sucht nach einer Alternativlösung, die für uns beide akzeptabel ist.*	4	.801-.805	2.06 (.80)	2.18 (.80)
C) eigener Konfliktstil		21			
C1) Verbale Aggression	*Ich explodiere und mache meinem Ärger Luft.*	5	.845-.868	2.00 (.67)	2.50 (.87)
C2) Körperliche Aggression	*Ich werde handgreiflich.*	3	.683-.721	1.10 (.28)	1.14 (.37)
C3) Rückzug	*Nach einer Weile höre ich einfach nicht mehr hin.*	4	.732-.849	2.52 (.97)	2.65 (.79)
C4)Einlenken	*Ich schließe mich seinen Wünschen an.*	5	.672-.711	3.11 (.59)	3.00 (.59)
C5) Konstruktive Problemlösung	*Ich suche nach einer Alternativlösung, die für uns beide akzeptabel ist.*	4	.430-.790	3.70 (.65)	3.48 (.45)

Tabelle 3 beinhaltet Informationen zu der Skala und ihren Gütekriterien. Die interne Konsistenz ist bei den Frauen, vermutlich aufgrund der geringen Itemanzahl, nur mäßig ausgeprägt (α = .56). Der Mittelwertsunterschied zwischen Männern und Frauen wird auch im T-Test signifikant, Frauen beschreiben sich insgesamt als deutlich neurotischer als Männer (= -5,60[92]***).

22 Hier und im Folgenden werden die Items aus dem Mutterfragebogen berichtet. Im Väterfragebogen sind die Items entsprechend umformuliert.

Tabelle 3: Variable zur Erfassung der Persönlichkeit

Skala	*Beispiel-Item*	Anzahl Items	Cronbachs α	M (SD) Männer	M (SD) Frauen
Neurotizismus	*Ich werde leicht nervös und unsicher.*	2	.56 - .72	2.26 (0.84)	3.22 (1.00)

Kontextfaktor Soziale Unterstützung

Zur Erfassung des Kontextfaktors *„Soziale Unterstützung*" kommt eine verkürzte Fassung des gut dokumentierten „Fragebogens zur sozialen Unterstützung" von Sommer und Fydrich (1991) zum Einsatz. Dieser besteht ursprünglich aus 50 Items und wurde im Projekt „Familien in Entwicklung" bereits in gekürzter Variante verwendet (22 Items; Schwarz et al., 1997). Mittels einer Faktorenanalyse mit den Daten des o.g. Projekts wurde diese Kurzform noch einmal auf insgesamt 13 Items gekürzt. Das Antwortformat ist fünfstufig (1 = trifft nicht zu, 5 = trifft genau zu). Die Skala bildet drei Aspekte sozialer Unterstützung ab:

- Instrumentelle Unterstützung und Hilfe bei Bedarf (Beispielitem: „Bei Bedarf kann ich mir Werkzeug oder Lebensmittel ausleihen.")
- Enge Beziehungen, Intimität und Selbstöffnung (Beispielitem: „Ich habe einen mir sehr vertrauten Menschen, mit dem ich alle persönlichen Dinge besprechen kann.")
- Belastende Beziehungen und Einmischung (Beispielitem: „Ich könnte viel freier leben, wenn ich nicht immer auf meine Freunde / Familie Rücksicht nehmen müsste.")

Kontextfaktor Finanzielle Knappheit

Zur Erfassung des Kontextfaktors *„finanzielle Knappheit*" wurde eine Skala mit sieben Items aus dem Projekt „Familien in Entwicklung" verwendet (Schwarz et al., 1997), die das Ausmaß an wahrgenommenem finanziellem Druck erfasst. Die Auswahl der Variablen lehnt sich vor allem an die Studien von Conger, Elder und Kollegen an (Conger et al., 1993; Conger, Ge, Elder, Lorenz & Simons, 1994; Elder, Conger, Foster & Ardelt, 1992). Das Antwortformat ist fünfstufig (1 = stimmt gar nicht, 5 = stimmt sehr). Der subjektive finanzielle Druck wird für die Bereiche Wohnung, Kleidung, Haushalt, Lebensmittel, Auto, Reisen und Freizeitunternehmungen erfragt.

Um festzustellen, inwieweit diese subjektive Einschätzung mit objektiven Kriterien zusammenhängt, wurde auch das monatliche Haushaltsnettoeinkommen erfragt. Um weiterhin festzustellen, inwieweit der gefühlte Finanzdruck mit Konflikten um das Thema „Geld" einhergeht, wurde zudem das Vorhandensein aktueller Finanzkonflikte zwischen den Elternteilen erfragt. Tabelle 4 zeigt die Korrelation beider Merkmale mit dem finanziellen Druck.

Tabelle 4: Zusammenhang zwischen Haushaltsnettoeinkommen, finanziellen Konflikten und subjektiv empfundener finanzieller Knappheit[23]

Männer (N= 42)	Monats-einkomm.	Finanz. Knappheit	Finanz-konflikte
Monats-einkomm.	1		
Finanz. Knappheit	-.50***	1	
Finanz-konflikte	.02	.09	1

Frauen (N= 45)	Monats-einkomm.	Finanz. Knappheit	Finanz-konflikte
Monats-einkomm.	1		
Finanz. Knappheit	-.24+	1	
Finanz-konflikte	-.08	.35**	1

Bei den Männern hängen das monatliche Nettoeinkommen hochsignifikant mit dem subjektiven Wohlstand zusammen, während dies bei den Frauen nur tendenziell der Fall ist. Hier spielen stärker die Konflikte mit dem ehemaligen Partner eine Rolle, vermutlich aber auch andere Faktoren, z.B. die finanzielle Abhängigkeit vom ehemaligen Partner ganz grundsätzlich oder der Vergleich mit der Situation vor der Trennung. Da die Auswirkung eines geringen Haushaltsnettoeinkommens auf die elterliche Zusammenarbeit voraussichtlich durch die elterliche Bewertung der Finanzlage moderiert wird, wird im Folgenden nur die subjektive finanzielle Knappheit als Kontextfaktor herangezogen.

Tabelle 5 gibt Aufschluss über Gütekriterien und weitere Informationen zu den einzelnen Skalen. Die Mittelwertsunterschiede zwischen Männern und Frauen sind beim finanziellen Druck signifikant: Frauen erleben einen stärkeren finanziellen Druck als Männer. (T[df]= -1,95[91]+), was auch mit den Angaben zum Einkommen korrespondiert (vgl. Abschnitt 2.5.1).

Tabelle 5: Variablen zur Erfassung der Kontextfaktoren

Skala	***Beispiel-Item***	**Anzahl Items**	**Cronbachs α**	**M (SD) Männer**	**M (SD) Frauen**
Soziale Unterstützung	*Ich habe einen vertrauten Menschen, in dessen Nähe ich mich sehr wohl fühle.*	13	.727-.810	3.95 (0.60)	4.01 (2.69)
Finanzielle Knappheit	*Ich habe genug Geld für Kleidung.*	7	.892-.904	3.51 (0.88)	3.17 (1.43)

2.3.3 Erhebungsinstrumente zu Elternallianz und Erziehungsverhalten

Elterliche Zusammenarbeit („Coparenting")

Zur Erfassung der *elterlichen Zusammenarbeit* („Coparenting") wurde eine eigene Skala entwickelt. Dies erfolgte zum einen in Anlehnung an die Arbeiten von Ahrons (1981), die die Qualität elterlicher Kommunikation im Hinblick auf Erziehungsfragen untersuchte. Sie erfragte dabei zwei Dimensionen, nämlich die Konflikthaftigkeit der Kommunikation sowie das Ausmaß an Unterstützung durch

23 Produkt-Moment-Korrelation, einseitige Testung, Signifikanzniveaus: +<.1, *≤.05, **≤.01, ***≤.001

den ehemaligen Partner. Die interne Konsistenz beider Subskalen war hoch (.74 oder größer). Zum anderen wurde auf die „Questions on Coparenting" von Maccoby, Depner und Mnookin (1990) zurückgegriffen, die Aspekte von kooperativer und nicht-kooperativer elterlicher Kommunikation umfasst. Obwohl die Ergebnisse dieser Untersuchung vielfach zitiert werden, finden sich in der Literatur keine Angaben zu den Schätzmaßen der internen Konsistenz der Skalen.

Die jeweiligen Items wurden selbst übersetzt. Es wurden zwei Items aus den „Questions on Coparenting" weggelassen, da diese sich mit der Skala von Ahrons überschnitten. Außerdem wurden die Antwortkategorien vereinheitlicht, diese sind in der vorliegenden Arbeit fünfstufig (von 1 = nie bis 5 = sehr oft). Schließlich wurden drei selbstverfasste Items hinzugefügt, die Aspekte abdecken, die in den anderen Skalen nicht enthalten waren. Diese beziehen sich zum einen auf die Verlässlichkeit des Partners (Beispielitem: *„Können Sie sich darauf verlassen, dass Ihr ehemaliger Partner / Ihre ehemalige Partnerin Absprachen, die sie beide bezüglich des Kindes getroffen haben, einhält?"*), zum anderen auf die Möglichkeit der Kontaktaufnahme des Kindes, wenn es beim jeweils anderen Elternteil ist (Beispielitem: *„Besteht für das Kind die Möglichkeit, Kontakt zu dem anderen Elternteil aufzunehmen [z.B. per Telefon], wenn es bei Ihnen ist?" „Haben Sie die Möglichkeit, Kontakt zu Ihrem Kind aufzunehmen, wenn es beim anderen Elternteil ist?"*)

Die Skala wurde in einer Magisterarbeit vorgetestet (Büttner, 2005). Sie zeigte eine gute interne Konsistenz (>.88) und eine ebensolche Validität, indem sie zwischen Eltern in Partnerschaft und Eltern in Trennung differenzierte („known groups"-Methode) und mit bewährten Maßen der Konflikthaftigkeit in erwarteter Weise korrelierte. Büttner identifizierte in einer Faktorenanalyse die beiden Aspekte „Organisation und Unterstützung" und „negative Kommunikation, Streit". Die Skala wurde auf Basis dieser Vortestung um vier Items gekürzt, die eine geringere Trennschärfe aufwiesen als die anderen Items. In der vorliegenden Arbeit konnten diese beiden Faktoren jedoch nicht bestätigt werden, bzw. sind eher miteinander vermischt, was für eine Nicht-Trennbarkeit des Konstrukts „Coparenting" spricht. Die interne Konsistenz ist aber auch hier hoch und es zeigen sich sinnvolle Zusammenhänge zu den Indikatoren für elterliche Konflikte (vgl. Abschnitt 2.4.1).

Koalitionsdruck

Zur Erfassung des Koalitionsdrucks wurden mangels geeigneter Erhebungsinstrumente ebenfalls eigene Fragen, z. T. in Anlehnung an die Kölner Trennungsstudie (Schmidt-Denter & Beelmann, 1995b) entwickelt. Die Skala umfasst vier Items, von denen eines dreistufig ist (Frage: *„Was denken Sie über den Kontakt Ihres Kindes zum anderen Elternteil?"*; Antwortmöglichkeiten: (1) „Ich bin froh, dass mein Kind Kontakt zu seinem Vater hat", (2) „Es ist mir eigentlich egal, ob mein Kind Kontakt zu seinem Vater hat oder nicht", (3) „Mir wäre lieber, es fände kein Kontakt statt". Die anderen Items sind fünfstufig skaliert (von 1 = sehr oft bis 5 = nie). Inhaltlich werden folgende Dimensionen abgedeckt:

Koalitionsdruck allgemein: „Vermuten Sie, dass Ihr Kind manchmal in Loyalitätskonflikte gerät, was Sie und Ihren ehemaligen Partner betrifft?"

Koalitionsdruck, verursacht durch den ehemaligen Partner: „Vermuten Sie, dass Ihr ehemaliger Partner versucht, das Kind gegen Sie auszuspielen oder auf seine Seite zu ziehen?"

Anstatt den *eigenen Anteil am Koalitionsdruck* zu erfragen, wird die eigene *Bewertung des Kontaktes zum anderen Elternteil* erfasst. Es wird vermutet, dass diese sich eher unbewusst als Koalitionsdruck auswirkt, als dass der Elternteil in der Lage ist, dies bei sich selbst zu erkennen („Was denken Sie über den Kontakt Ihres Kindes zum anderen Elternteil?"; „Haben Sie wegen Ihres ehemaligen Partners Angst um das seelische und / oder körperliche Wohlbefinden Ihres Kindes?"; letztere Frage übernommen von Schmidt-Denter & Beelmann, 1995).

Die interne Konsistenz dieser Skala erweist sich als zufrieden stellend (s. Tabelle 7) und korreliert stark mit der elterlichen Zusammenarbeit, weshalb die beiden Skalen zur Globalskala „*Elternallianz*" zusammengefasst werden.

Erziehungsprobleme

Bei der Erfassung der Erziehungsprobleme wurde auf eine altersspezifische Variation geachtet, da sich die Erziehungsprobleme bei Jugendlichen zum Teil anders darstellen als bei Kindergartenkindern. Für die Alterskategorie <3 wurden keine Erziehungsprobleme erfasst (dies betrifft nur einen kleinen Prozentsatz dieser Untersuchung – nur in sechs Fällen war das älteste Kind jünger als drei Jahre). Bei den älteren Kindern wurde eine Übersetzung und Erweiterung des Alabama Parenting Questionnaire (Frick, 1991) eingesetzt, der auch in deutscher, validierter Fassung vorliegt (Reichle & Franiek, 2007). Das Gesamtinstrument besteht aus 40 Items, die in reliabler und valider Weise sieben Erziehungsstildimensionen erfassen. Weiterhin wurden einige Fragen aus dem Projekt „Minipanel" eingesetzt (Walper, 2005, persönliche Kommunikation). Für Kinder von drei bis acht Jahren wurden die DEAPQ-Skalen *Positives Elternverhalten, Machtvolle Durchsetzung, Körperliches Strafen* und *Inkonsistentes Elternverhalten* ausgewählt. Für die ältere Altersgruppe (ab neun) wurde die DEAPQ-Skala Inkonsistentes Elternverhalten ausgewählt, für die anderen Bereiche wurden die Minipanel-Skalen *Unterstützende Erziehung* (Übersetzung der Supportive Parenting Scale von Simons, Lorenz, Conger & Wu (1992), *Strenge Kontrolle* und *Negative Kommunikation* eingesetzt, die ähnliche Aspekte wie die Skalen der jüngeren Altersgruppe abdecken, aber die geänderten Erziehungsthemen und -inhalte bei älteren Kindern berücksichtigen. Tabelle 6 zeigt eine Gegenüberstellung der beiden Altersgruppen.

Tabelle 6: Erziehungsskalen für jüngere und ältere Kinder

Erziehungs-Bereich	Altersgruppe 3-8		Altersgruppe 9 oder älter	
	Skala	*Beispielitem*	Skala	*Beispielitem*
Positive Zuwendung	Positives Elternverhalten	*Sie loben Ihr Kind, wenn es etwas gut gemacht hat.*	Unterstützende Erziehung	*Wie oft sprechen Sie mit Ihrem Sohn / Ihrer Tochter über das, was er / sie erlebt hat?*
Autoritäre Erziehung	Machtvolle Durchsetzung	*Wenn Ihr Kind sich nicht genau an Ihre Anweisungen hält, weisen Sie es sofort zurecht.*	Strenge Kontrolle	*Wenn Ihr Sohn / Ihre Tochter etwas gegen Ihren Willen tut, bestrafen Sie ihn / sie.*
	Körperliches Strafen	*Sie geben Ihrem Kind einen Klaps, wenn es etwas Falsches gemacht hat.*	Negative Kommunikation	*Sie schreien Ihren Sohn / Ihre Tochter an, wenn er / sie etwas falsch gemacht hat.*
Inkonsistenz	Inkonsistentes Elternverhalten	*Es fällt Ihnen schwer, in Ihrer Erziehung konsequent zu sein.*	Inkonsistentes Elternverhalten	*Es fällt Ihnen schwer, in Ihrer Erziehung konsequent zu sein.*

Obwohl die Skalen z.T. unterschiedliche Zusammenhänge zu den verwendeten Variablen aufweisen, werden sie aus Gründen der Ökonomie und zur Erhöhung der Teststärke für die beiden Altersgruppen zur Skala „Erziehungsprobleme“ zusammengefasst. Tabelle 7 gibt Aufschluss über Gütekriterien und weitere Informationen zu den einzelnen Skalen im Bereich „Erziehungsverhalten“. Cronbachs α unterschreitet nur im Bereich „Unterstützende Erziehung“ bei den Frauen akzeptable Werte. Im T-Test werden folgende Mittelwertsunterschiede zwischen Männern und Frauen signifikant: Positives Erziehungsverhalten bei den jüngeren Kindern (T[df]= -2,92[31]**), unterstützendes Erziehungsverhalten bei den älteren Kindern (T[df]= -3,34[28,59]**) und negative Kommunikation (T[df]= -2,02[42]*). Bei den ersten beiden sind es dabei die Frauen, die sich positiver einschätzen, sie geben aber auch mehr negative Kommunikation an. Die Mittelwerte der zusammengefassten Skala unterscheiden sich nicht signifikant voneinander.

2.3.4 Erhebungsinstrumente zur kindlichen Entwicklung

Zur Erfassung von allgemeinen Verhaltensproblemen der Kinder wurde der „Strengths and Difficulties Questionnaire“ (Goodman, 1997; übersetzt und adaptiert; vgl. Walper, Graf & Wertfein, 2005) eingesetzt. Er umfasst die Skalen Emotionale Probleme, Verhaltensprobleme, Hyperaktivität, Verhaltensprobleme mit Gleichaltrigen sowie soziale Kompetenz und stellt im Vergleich mit anderen erprobten Instrumenten zur Erfassung des kindlichen Verhaltens bei qualitativer Gleichwertigkeit das ökonomischere dar (Goodman & Scott, 1999). Die Skala wurde um vier Items zur positiven Emotionalität ergänzt. Diese Erweiterung wurde bereits in Evaluationsstudien zum Elternkurs „Familienteam“ eingesetzt (Walper, Graf & Wertfein, 2005). Sie ermöglicht ein noch vollständigeres Bild des kindlichen Verhaltens, indem neben dem Verhalten des Kindes der Fokus stärker auf seine emotionale Verfassung gerichtet wird. Insgesamt wird ein breites Spektrum an möglichen internalisierenden und externalisierenden Verhaltensschwierigkeiten, wie auch deren Kehrseite, nämlich das Vorhandensein von Kompetenzen, abgebildet.

Tabelle 7: Variablen zur Erfassung des Elternverhaltens

Skala	***Beispiel-Item***	**Anzahl Items**	**Cronbachs α**	**M (SD) Männer**	**M (SD) Frauen**
Elternallianz	*s.u.*	28	.824-.920*	3.33 (0.76)	3.32 (0.65)
Unterskalen Elternallianz					
Elterliche Zusammenarbeit (Coparenting)	*Können Sie sich darauf verlassen, dass Ihr ehemaliger Partner Absprachen, die sie beide bezüglich des Kindes getroffen haben, einhält?*	14	.803-.884	3.30 (0.76)	3.26 (2.00)
Koalitionsdruck	*Vermuten Sie, dass Ihr ehemaliger Partner versucht, das Kind gegen Sie auszuspielen oder auf seine Seite zu ziehen?*	4	.677-.759	2.80 (1.00)	2.65 (0.97)
Erziehungs-probleme	*s.u.*	19/19*	.804-.810 / .754-.831*	1.77 (0.90)	1.75 (0.00)
Unterskalen Erziehungsprobleme für jüngere Kinder (N = 18 Männer, 15 Frauen)					
Positives Elternverhalten	*Sie loben Ihr Kind, wenn es etwas gut gemacht hat.*	6	.623-.760	4.18 (0.47)	4.59 (0.31)
Machtvolle Durchsetzung	*Wenn Ihr Kind sich nicht genau an Ihre Anweisungen hält, weisen Sie es sofort zurecht.*	6	.705-.843	2.60 (0.58)	2.97 (0.71)
Körperliches Strafen	*Sie geben Ihrem Kind einen Klaps, wenn es etwas Falsches gemacht hat.*	3	.681-.774	1.20 (0.41)	1.22 (0.37)
Inkonsistentes Elternverhalten	*Es fällt Ihnen schwer, in Ihrer Erziehung konsequent zu sein.*	4	.839-.853	2.17 (0.68)	2.40 (0.77)
Unterskalen Erziehungsprobleme für ältere Kinder (N = 19 Männer, 24 Frauen)					
Unterstützende Erziehung	*Wie oft sprechen Sie mit Ihrem Sohn / Ihrer Tochter über das, was er / sie erlebt hat?*	6	.492-.838	3.67 (0.66)	4.20 (0.37)
Strenge Kontrolle	*Wenn Ihr Sohn / Ihre Tochter etwas gegen Ihren Willen tut, bestrafen Sie ihn / sie.*	5	.650-.750	2.38 (0.44)	2.62 (0.59)
Negative Kommunikation	*Sie schreien Ihren Sohn / Ihre Tochter an, wenn er / sie etwas falsch gemacht hat.*	4	.603-.776	1.79 (0.47)	2.11 (0.59)
Inkonsistentes Elternverhalten	*Es fällt Ihnen schwer, in Ihrer Erziehung konsequent zu sein.*	4	.813-.832	2.40 (0.68)	2.31 (0.65)

*Angaben für die beiden unterschiedlichen Altersgruppen 3-8 Jahre und >8 Jahre

Somatische Beschwerden wurden mittels einer Auswahl von 13 Beschwerden / Symptomen aus dem Gießener Beschwerdebogen (Brähler, 1992) erfasst, der in der Originalversion aus 40 Symptomen und Krankheiten besteht. Die Skala wurde bereits im Projekt „Familien in Entwicklung" eingesetzt (Schwarz et al., 1997).

Die Fragen zur *Trennungsbewältigung* stammen in einer abgewandelten Version aus dem „Texas Revised Inventory of Grief“ bzw. „Expanded Texas Inventory of Grief“ (Faschingbauer, Zisook & DeVaul, 1987) und haben sich in etwas anderer Form ebenfalls bereits in o. g. Projekt bewährt. Die Konstruktion dieses Instruments basiert auf Fragen zum Trauerprozess nach einem Todesfall. Es werden die Bereiche Kummer, Ärger, und fehlende Akzeptanz in der Gegenwart abgedeckt. Dadurch, dass auch externalisierendes und internalisierendes Problemverhalten (Beispielitems: *„Ist sehr aufsässig und aggressiv“* / *„Ist innerlich ganz betäubt“*) sowie psychosomatische Symptome (Beispielitem: *„Kann nur schlecht schlafen“*) erfragt werden, scheinen sich zunächst Überschneidungen zu den anderen Indikatoren für das kindliche Wohlbefinden zu ergeben. Die hier erfragten Verhaltensweisen werden jedoch eindeutig mit der Trennung in Verbindung gebracht (Übergeordnete Frage: „W*ie kommt Ihr Kind derzeit mit der Trennung der Eltern zurecht?*“), so dass hier die elterliche Zuschreibung der Auswirkung der Trennung auf das Kind erfasst werden kann.

Die Skalen werden in dieser Arbeit zum globalen Indikator *„Kindliche Entwicklungsprobleme“* zusammengefasst.

Alter und Geschlecht des ältesten Kindes wurden jeweils mit einer Frage erfasst.

Tabelle 8 gibt Aufschluss über Gütekriterien und weitere Informationen zu den einzelnen Skalen im Bereich der kindlichen Entwicklung. Der Mittelwertsunterschied zwischen Männern und Frauen hinsichtlich der somatischen Problemen ist im T-Test tendenziell signifikant (T[df]= -1,78[74]+), die Mütter berichten von mehr somatischen Beschwerden der Kinder als deren Väter. Bei einer Aufteilung nach dem Geschlecht des Kindes wird dieser Mittelwertsunterschied nur noch für die Jungen signifikant (T[df]=-2,63[38]*).

Tabelle 8: Variablen zur Erfassung kindlicher Entwicklungsprobleme

Skala	***Beispiel-Item***	**Anzahl Items**	**Cronbachs α**	**M (SD) Männer**	**M (SD) Frauen**
Kindliche Probleme	*s.u.*	55	.617-.807	1.60 (.31)	1.69 (.37)
Unterskalen Kindliche Probleme					
Verhaltensprobleme	*Angespannt und unsicher in neuen Situationen; verliert leicht das Selbstvertrauen*	29	.883-.904	2.50 (0.27)	2.50 (1.52)
Somatische Probleme	*Die meisten fühlen sich manchmal nicht gut oder haben Schmerzen. Wie war das bei Ihrem Kind in den letzten zwei Monaten? (z.B. Bauchweh, Kopfschmerzen)*	13	.725-.773	1.33 (0.26)	1.46 (1.00)
Probleme bei der Trennungsbewältigung	*Kann unsere Trennung akzeptieren.*	13	.842-.849	1.95 (0.53)	2.10 (1.23)

2.4 Deskriptive Statistiken

2.4.1 Interkorrelationen der verwendeten Variablen

Nur in einem Fall ist bei allen in dieser Untersuchung verwendeten Variablen ein statistisch signifikanter Unterschied zwischen der Paar- und der Gesamtstichprobe zu verzeichnen: Die Einzelpersonen schätzen ihre ökonomische Situation als wesentlich schlechter ein (T[df] = 3,39[91]***). Von diesem Unterschied abgesehen, erbrachte die Testung – auch bei einer Aufteilung nach Männern und Frauen – keine weiteren signifikanten Unterschiede, so dass von einer relativen Vergleichbarkeit zwischen Paar- und Gesamtstichprobe ausgegangen werden kann.

So kann mittels Korrelationen nach Pearson innerhalb der Paarstichprobe überprüft werden, inwieweit die Angaben der Eltern im Hinblick auf die verwendeten Variablen zusammenhängen. Dies ist insbesondere wichtig, um zu wissen, ob diese Variablen als „dyadische Variablen" zu interpretieren sind, d.h. ob sie sich gegenseitig beeinflussen, oder eher individuelle Merkmale darstellen. Die Tabellen 9, 10 und 11 zeigen die Ergebnisse im Überblick.

Tabelle 9: Interkorrelationen der Variablen aus den Bereichen Elternbeziehung, Persönlichkeit und Kontextfaktoren[24]

Frauen → Männer ↓ (N = 32-34)	Neg. Attributionen	Verbundenheit	Esk. Konflikt	Neurotizismus	Soz. Unterstützung	Finanz. Knappheit
Neg. Attributionen	.35*	-.37*	.41**	.17	.29*	-.27+
Verbundenheit	-.23+	.22	-.19	.09	-.15	.24+
Esk. Konflikt	.37*	-.14	.51***	.21	-.08	.03
Neurotizismus	-.07	.07	-.14	.11	-.36*	.18
Soz. Unterstützung	.04	-.19	.28+	-.20	.46**	-.20
Finanz. Knappheit	.15	-.17	-.10	-.30*	.36*	-.07

Tabelle 10: Interkorrelation der Variablen aus den Bereichen Erziehung und kindliche Entwicklung

Frauen → Männer ↓ (N = 24-34)	Coparenting	Koalitionsdruck	Verhaltensprobleme	Somat. Beschwerden	Prob. Trennungsbewältigung
Coparenting	.52***	-.28+	.06	.23	.19
Koalitionsdruck	-.69***	.38*	.03	.09	.02
Verhaltensprobleme	-.12	.11	.32+	.16	.06
Somat. Beschwerden	.04	-.15	.14	.33+	-.05
Prob. Trennungsbewältigung	-.27+	.03	.23	.13	.14

24 Für die Tabellen 9 bis 11 gilt: Produkt-Moment-Korrelation, einseitige Testung, Signifikanzniveaus: +<.1, *≤.05, **≤.01, ***≤.001

Tabelle 11: Interkorrelation der Globalvariablen für die Elternallianz, kindliche Entwicklungsprobleme und Erziehungsprobleme

Frauen → Männer ↓ (N = 25-34)	Elternallianz	Kindliche Probleme	Erziehungs-probleme
Elternallianz	.29*	.16	.03
Kindliche Probleme	.09	.14	.15
Erziehungsprobleme	-.02	.05	.57***

Es zeigt sich, dass die Variablen, die ein und dasselbe Phänomen beschreiben, auch interkorreliert sind. Hierbei handelt es sich um eskalierten Konflikt,[25] elterliche Zusammenarbeit, Koalitionsdruck, Elternallianz, Verhaltensprobleme des Kindes und somatische Beschwerden. Auch die negativen Attributionen sind interkorreliert, wodurch sich ihre Reziprozität bestätigt. Einen geringeren Zusammenhang weist erwartungsgemäß die Verbundenheit beider Elternteile auf, hier sind offensichtlich individuelle Faktoren (z.B. neuer Partner, Ausmaß der Trennungsinitiative) ausschlaggebend. Interessanterweise ist das jeweilige Ausmaß an sozialer Unterstützung hochsignifikant korreliert, obwohl dies zwei individuelle Faktoren misst. Dagegen ist die jeweilige Einschätzung der finanziellen Knappheit, die sich gegenseitig stärker bedingen könnte, nicht interkorreliert.

Eine Ausnahme bei der Interkorrelation der Indikatoren zum kindlichen Wohlbefinden bilden die Probleme bei der Trennungsbewältigung, die von Vätern und Müttern offensichtlich als sehr unterschiedlich eingeschätzt werden. Dies ist überraschend, da die somatischen Beschwerden und die Verhaltensprobleme miteinander korrelieren. Möglicherweise stimmt zwar die Einschätzung des kindlichen Verhaltens überein, die Zuschreibung zur Trennungsproblematik hängt aber von jeweils sehr unterschiedlichen Faktoren ab. So wird denn auch die Übereinstimmung in der Globalvariablen „kindliche Probleme" nicht signifikant, obwohl ein und dasselbe Kind beschrieben wird, während das individuelle Erziehungsverhalten wiederum zwischen den Eltern hochsignifikant korreliert ist (r = .57***). Grundsätzlich zeigen sich trotz der Trennung starke dyadische Effekte, so dass die folgenden Analysen in der Gesamtstichprobe immer nach Männern und Frauen getrennt werden.

25 Ein detaillierterer Blick auf die Interkorrelationen der Konfliktstile (hier wurde Selbst- und Fremdbild erfasst) zeigt allerdings, dass die Selbst- mit der Fremdeinschätzung nur in den seltensten Fällen korreliert, nämlich nur beim Rückzug des Mannes (r = .75***) und der Frau (r = .31+) sowie bei verbaler Aggression der Frau (r = .47**). In den anderen Fällen sind sich die Eltern offenbar zwar über die Intensität des Konfliktes einig, nicht aber darüber, wer hierfür verantwortlich ist. Besonders auffallend ist die völlig fehlende Übereinstimmung im Hinblick auf körperliche Gewalt des Mannes (r = .09) und der Frau (r = .11).

2.4.2 Korrelation der Kovariaten mit den verwendeten Variablen

Es werden die Zusammenhänge der Variablen „Zeit seit der Trennung", „Beziehungsdauer", „HC" (als Kriterium für juristische Strittigkeit) mit den verwendeten Variablen geprüft, die als potenzielle Störvariablen zu sehen sind. Auch Merkmale des Kindes könnten einen Einfluss auf das Erziehungsverhalten der Eltern oder das Wohlbefinden der Kinder haben, z.B. indem Mädchen weniger externalisierendes Problemverhalten zeigen (vgl. Abschnitt 1.2.3). Somit wird auch hier geprüft, welche Zusammenhänge zwischen diesen Variablen mit den hier verwendeten Merkmalen bestehen. Die Tabellen 12, 13 und 14 geben darüber Aufschluss. Die Höhe der Korrelationskoeffizienten wird mit einem Z-Test (zweiseitige Testung) auf Signifikanz hin untersucht, um unterschiedliche Effekte für Männer und für Frauen zu identifizieren (im Folgenden werden ausgewählte signifikante Ergebnisse berichtet, auf eine ausführliche Darstellung aller Effekte muss aus Platzgründen verzichtet werden).

Ergebnisse:
Richtung der Zusammenhänge: Bei beiden Geschlechtern zeigt sich ein positiver Effekt einer längeren *Beziehungsdauer*. Sie geht z.B. mit weniger negativen Attributionen, höherer Verbundenheit und verbesserter elterlicher Zusammenarbeit einher. Lediglich der Neurotizismus korreliert positiv mit der Beziehungsdauer. Dagegen zeigen sich bei beiden Geschlechtern negative Effekte einer längeren *Zeit seit der Trennung*: Sie geht mit eskalierteren Konflikten, einer geringeren Verbundenheit, negativeren Attributionen und einer schlechteren elterlichen Zusammenarbeit einher. Für Trennungsforscher wären dies zunächst einmal durchgehend unerwartete Befunde, normalerweise bringt eine längere Zeit seit der Trennung eher eine Abnahme der trennungsbedingten Schwierigkeiten mit sich und auch eine lange Beziehungsdauer vor der Trennung würde zunächst eher als ein Risikofaktor betrachtet werden, da die Bindung hier besonders stark ist und auch die finanziellen Abhängigkeiten (z.B. jahrelange Kinderbetreuung durch die Frau) größer sind.

Im Kontext dieser Untersuchung sind diese Effekte jedoch verständlich, da in dieser Stichprobe die Zeit seit der Trennung und auch die Beziehungsdauer stark mit der juristischen Hochstrittigkeit konfundiert ist: Personen, die im Zwangskontext beraten werden, haben im Regelfall schon eine längere „Historie" an (juristischen) Streitigkeiten hinter sich, während die weniger Strittigen ihre Konflikte oft schon viel früher im Trennungsprozess haben und bearbeiten. Beim *Alter des Kindes* zeigen sich kaum Effekte, es geht allerdings bei den Frauen mit geringerem Koalitionsdruck und besserem kindlichen Wohlbefinden und bei beiden Geschlechtern mit erhöhten Erziehungsproblemen einher. Beim *Geschlecht des Kindes* zeigen sich mehr Zusammenhänge: Bei Mädchen schreiben sich die Männer mehr Neurotizismus, höhere Verbundenheit gegenüber der Partnerin und signifikant schlechtere soziale Unterstützung zu. Sie schätzen die somatischen Beschwerden der Mädchen als deutlich höher ein als die der Jungen. Die Frauen beschreiben bei den Mädchen den Koalitionsdruck als niedriger.

Geschlechtseffekte: Es zeigen sich nur wenige signifikante Unterschiede in den Zusammenhängen zwischen Männern und Frauen: Bei den Männern geht die Einschätzung der finanziellen Knappheit signifikant mit einer kürzeren Beziehungsdauer einher, bei den Frauen hingegen nicht. Die Zeit seit der Trennung wirkt sich bei Männern und Frauen unterschiedlich aus, sie hängt bei Männern mit zunehmenden kindlichen Problemen bei der Trennungsbewältigung zusammen, aber mit abnehmenden Verhaltensproblemen. Bei Frauen hingegen ist es umgekehrt, hier hängt sie mit abnehmenden Problemen bei der Trennungsbewältigung und zunehmenden Verhaltensproblemen. Wie oben erwähnt, ist dies aber im Licht des inhaltlichen Kriteriums der Hochstrittigkeit zu beurteilen, die ebenfalls Einfluss auf die elterliche Einschätzung des kindlichen Wohlbefindens nimmt. Das Muster gleicht im Wesentlichen dem der Zeit seit der Trennung und der Beziehungsdauer. Der Zusammenhang zwischen dem Grad der Strittigkeit und der Einschätzung des finanziellen Drucks unterscheidet sich zwischen Männern und Frauen (nur bei Männern erleben sich die HCs als ärmer als die NHCs), die elterliche Zusammenarbeit und das kindliche Wohlbefinden hängt vor allem bei Männern mit dem HC-Kriterium zusammen.

Insgesamt zeigen sich signifikante Zusammenhänge zwischen den Kovariaten und den verwendeten Variablen, so dass diese in allen folgenden Analysen kontrolliert werden. Wenn man allerdings die Ähnlichkeit im Muster der Variablen „Zeit seit der Trennung“, „Beziehungsdauer“ und „Hochstrittigkeit“ betrachtet und dazu noch die erheblich geringere Varianz in der Zeit seit der Trennung bei den Gruppen mit höherer bzw. niedrigerer Strittigkeit (Zeit seit der Trennung NHC: Range = 0-42 Monate, SD = 9.21 versus HC: 0-137 Monate, SD = 43,78; Mittelwerte werden im folgenden Abschnitt berichtet), erscheint es sinnvoll, in den folgenden Analysen das inhaltliche Kriterium der Hochstrittigkeit zu kontrollieren, da die beiden Variablen „Beziehungsdauer“ und „Zeit seit der Trennung“ kein eigenes Muster aufweisen, sondern in dieser Stichprobe das erstgenannte Kriterium widerspiegeln.

Somit wird für Fragestellung 2 und 3 in den korrelativen Analysen für Hochstrittigkeit sowie Alter und Geschlecht des Kindes kontrolliert. In den Regressionsanalysen werden diese Faktoren als erster Block in die Regression aufgenommen. Im weiteren Verlauf wird geprüft, ob sich durch die Hinzunahme weiterer Prädiktoren zusätzliche Varianz im Hinblick auf die Outcome-Variablen aufklären lässt.

2.5 Ergebnisse

2.5.1 Merkmale von Hochstrittigkeit

Fragestellung 1: Worin unterscheiden sich Eltern, die nach Expertenurteil als „hochstrittig" eingeschätzt werden, von anderen Eltern mit Trennungskonflikten?
Hypothesen:
H1-1: Bei HC-Eltern zeigen sich eskaliertere Konflikte, eine schlechtere elterliche Zusammenarbeit, starrere negative Attributionen bzw. ausgeprägte emotionale Ressentiments auf beiden Seiten. Die elterliche Zusammenarbeit ist schlechter, der Koalitionsdruck höher, das Erziehungsverhalten problembehafteter.
H1-2: Bei HC-Eltern zeigen sich eine problematischere Persönlichkeit, geringere soziale Unterstützung und ein ausgeprägterer finanzieller Druck.
H1-3: Resultierend aus diesen negativen Einflüssen sollte das Wohlbefinden der Kinder schlechter sein.
Reihenfolge der Analysen:
a) Soziodemographische und deskriptive Merkmale von Hochstrittigkeit
b) Psychosoziale Merkmale von Hochstrittigkeit

Soziodemographische Merkmale

Vor der Trennung waren die Teilnehmer im Schnitt 11 Jahre zusammen (NHCs im Schnitt 14 Jahre, HCs im Schnitt 8 Jahre;[26] $T[df]_{\text{Männer}} = 3{,}39[43]^{**}$; $T[df]_{\text{Frauen}} = 3{,}63[45]^{***}$), die Gruppe der Hochstrittigen weist also eine wesentlich kürzere Beziehungsdauer vor der Trennung auf. Seit der Trennung sind im Schnitt 21 Monate vergangen, (HC = 39 Monate, NHC = neun Monate; $T[df]_{\text{Männer}} = -3{,}01[18{,}99]^{**}$; $T[df]_{\text{Frauen}} = -4{,}08[46]^{***}$), wobei sich die große Divergenz aus den oben beschriebenen unterschiedlichen Überweisungskontexten bzw. Zugängen zu der Beratungsstelle ergibt – oft führt erst eine lange „Streitkarriere" zu einer Überweisung an eine Beratungsstelle im Zwangskontext. Erwartungsgemäß sind wesentlich mehr Hochstrittige anwaltlich vertreten (insgesamt 56 Prozent; HC = 84 Prozent, NHC = 35,6 Prozent; $T[df]_{\text{Männer}} = 2{,}98[36]^{**}$; $T[df]_{\text{Frauen}} = 3{,}83[36{,}43]^{***}$). 85 Prozent der Eltern waren oder sind noch miteinander verheiratet (HC = 74 Prozent, NHC = 91 Prozent, $T[df]_{\text{Männer}} = -1{,}31[25{,}83]$, n.s.; $T[df]_{\text{Frauen}} = -1{,}57[23{,}36]+$), einen neuen Partner haben 45 Prozent der Teilnehmer (Männer = 50 Prozent, Frauen = 40 Prozent), wobei sich auch hier die Verteilung zwischen HCs und NHC deutlich unterscheidet (HC-Männer = 73 Prozent, NHC-Männer = 33 Prozent; HC-Frauen = 41 Prozent, NHC-Frauen = 40 Prozent; $T[df]_{\text{Männer}} = 2{,}87[44]^{**}$; $T[df]_{\text{Frauen}} = 0{,}16[46]$, n.s.). Auffallend ist hier, vor allem aber bei den Hochstrittigen, dass die Frauen seltener einen neuen Partner haben als die Männer eine neue Partnerin haben.

---

26 Wo nicht anders angegeben, unterscheiden sich die Verteilungen nicht für Männer und Frauen. Trotzdem werden die T-Tests für beide Geschlechter gesondert berechnet, da es aufgrund der Abhängigkeit der Daten ansonsten zur Überschätzung der Unterschiede kommt.

Keine Unterschiede zwischen den Gruppen zeigten sich in früheren Erfahrungen mit Beratung, ca. die Hälfte der Probanden (HCs = 53 Prozent, NHCs = 52 Prozent) gab an, bereits in der Vergangenheit an einer Beratung, z.B. Therapie, Paarberatung, Erziehungsberatung, teilgenommen zu haben. Dabei gaben 30 Prozent der NHCs und 20 Prozent der HCs an, bereits mehr als eine Beratung in Anspruch genommen zu haben.

Im Hinblick auf Bildungsstand und Einkommen der Probanden zeigen sich folgende Resultate: Deskriptiv liegt der Anteil der HCs mit Fachhochschulreife leicht unter dem der NHCs, wobei sich dies vor allem durch den Unterschied bei den Männern ergibt (HC-Männer = 56 Prozent, NHC-Männer = 78 Prozent). Der Anteil an Personen mit abgeschlossenem Studium ist bei den NHCs ebenfalls etwas höher, hier besonders bei den Frauen (HC-Frauen = 41 Prozent, NHC Frauen = 55 Prozent). Insgesamt ist die Berufstätigkeit der HC-Frauen etwas höher ausgeprägt als die der NHC-Frauen ($T[df]_{Frauen} = -1{,}72[46]+$). Auffallend ist, dass der Gruppe der hochstrittigen Personen im Schnitt monatlich 400 € weniger zur Verfügung stehen als der Gruppe der weniger strittigen Personen. Beide Geschlechter geben dabei geringere Nettoeinkünfte an, wenn sie hochstrittig sind.

Merkmale der Trennung und des Trennungskonflikts

Um festzustellen, ob Männer und Frauen sowie HCs und NHCs sich hinsichtlich ihrer Beziehungsproblematik und ihrer Trennungsgründe unterscheiden, wurden diese anhand einer Problemliste erfragt. Tabelle 12 zeigt die Rangliste der fünf häufigsten Probleme. Die häufigsten Probleme entsprechen den in anderen Studien identifizierten Trennungsgründen, so identifizierte z.B. Schneider (1990) in einer Untersuchung unter 130 geschiedenen bzw. getrennt lebenden Personen als die fünf häufigsten Trennungsgründe enttäuschte oder unerfüllte Erwartungen, unterschiedliche Entwicklung der Partner (Auseinanderleben), Kommunikationsprobleme, fehlende gemeinsame Zukunftsperspektive und einen unterschiedlichen Lebensstil. Frauen nannten auch in dieser Untersuchung weder inhaltlich andere Trennungsursachen als Männer, noch nannten sie mehr oder weniger Probleme in der Beziehung. Allerdings nennen HC-Männer in Summe mehr Partnerschaftsprobleme vor der Trennung als NHC-Männer ($M_{HC\text{-}Männer} = 9.8$, $M_{NHC\text{-}Männer} = 8.1$; $T[df] = -2{,}14\ [44]^*$), während dies bei den Frauen nicht der Fall ist ($M_{HC\text{-}Frauen} = 8.8$, $M_{NHC\text{-}Frauen} = 9.7$; $T[df] = 0{,}38\ [46]$, n.s.).

Auch in der Rangfolge der Nennungshäufigkeit heben sich die Hochstrittigen nicht sonderlich ab. Auch bei ihnen stehen Kommunikationsprobleme an erster Stelle. Bemerkenswert ist lediglich, dass der Bereich „heftige und andauernde Streitigkeiten“ bei den Hochstrittigen bereits an Platz zwei auftaucht (bei den NHCs erst auf Rang sechs), während die Kategorie „Ich habe mich nicht genug um seine / ihre Bedürfnisse gekümmert“ erst auf Rang neun platziert ist. Hier wird deutlich, dass bereits die Beziehung der HCs offensichtlich häufig konfliktbehaftet war und dass eine Erkenntnis eigener Anteile des Konflikts geringer ausgeprägt ist als bei den NHCs.

Tabelle 12: Die fünf häufigsten Beziehungsprobleme vor der Trennung

Rang	Gesamt	Männer	Frauen	HC	NHC
1	Kommunikationsprobleme	Kommunikationsprobleme	Kommunikationsprobleme	Kommunikationsprobleme	Kommunikationsprobleme
2	Partner/in hat sich nicht genug um meine Bedürfnisse gekümmert	Wir hatten uns auseinander gelebt	Partner hat sich nicht genug um meine Bedürfnisse gekümmert	Heftige und andauernde Streitigkeiten wegen anderer Themen	Partner/-in hat sich nicht genug um meine Bedürfnisse gekümmert
3	Wir hatten uns auseinander gelebt	Ich habe mich nicht genug um ihre Bedürfnisse gekümmert	Wir hatten uns auseinander gelebt	Partner/-in hat sich nicht genug um meine Bedürfnisse gekümmert	Wir hatten uns auseinander gelebt
4	Heftige und andauernde Streitigkeiten wegen anderer Themen*	Partnerin hat sich nicht genug um meine Bedürfnisse gekümmert	Heftige und andauernde Streitigkeiten wegen anderer Themen*	Wir hatten uns auseinander gelebt	Sexuelle Probleme
5	Sexuelle Probleme	Heftige und andauernde Streitigkeiten wegen anderer Themen*	Sexuelle Probleme	Sexuelle Probleme	Ich habe mich nicht genug um seine/ihre Bedürfnisse gekümmert

*als die der Kindererziehung

Die Probanden wurden außerdem gefragt, als wie belastend sie die Zeit vor der Trennung und die Zeit seit der Trennung erleben und ob die Intensität und Häufigkeit der Konflikte sich seit der Trennung vergrößert oder verringert habe. Hier zeigten sich keine Geschlechtseffekte, bei einer Unterteilung der Hochstrittigen in Männer und Frauen berichteten jedoch die HC-Männer tendenziell eine höhere Belastung vor der Trennung als die NHC-Männer (T[df] = 1,71[43]+), während dies bei den Frauen nicht der Fall war. Dass sich ansonsten keine Unterschiede finden, mag daran liegen, dass die HCs deutlich weniger persönlichen und telefonischen Kontakt zueinander haben als die NHCs (HC-Eltern: jeweils im Schnitt ca. alle drei Wochen für beide Kontaktwege, NHC-Eltern: ein- oder mehrmals die Woche für beide Kontaktwege; persönlicher Kontakt: T[df]Männer = 4,07[32,67]***, T[df]Frauen = 3,57[45]***; telefonischer Kontakt: T[df]Männer = 4,87[32,40]***, T[df]Frauen = 3,23[45]**). Auch im persönlichen Wohlbefinden zeigte sich kein Unterschied zwischen HCs und NHCs, während die Frauen insgesamt sich ein signifikant niedrigeres Wohlbefinden zuschreiben als die Männer (T[df] = 2,40[92]*). Bei einer Unterteilung nach HC/NHC zeigte sich, dass dies im Vergleich nicht die HC-Frauen betraf, dafür umso mehr die NHC-Frauen (T[df] = 2,81[56]**).

Weiterhin machten die Teilnehmer Angaben zu aktuellen ungelösten Konfliktthemen. Tabelle 13 zeigt die Rangfolgen für die unterschiedlichen Gruppen.

Tabelle 13: Die fünf häufigsten aktuellen, ungelösten Konfliktthemen

Rang	Gesamt	Männer	Frauen	HC	NHC
1	Vorstellungen über Kindererziehung	Einteilung der Finanzen	Vorstellungen über Kindererziehung	Vorstellungen über Kindererziehung	Vorstellungen über Kindererziehung
2	Einteilung der Finanzen	Vorstellungen über Kindererziehung	Einteilung der Finanzen	Einteilung der Finanzen	Einteilung der Finanzen
3	Krankheit / psychische Störungen des Partners	Verwandte	Krankheit / psychische Störungen des Partners	Krankheit / psychische Störungen eines Kindes	Krankheit / psychische Störungen des Partners
4	Verwandte	Krankheit / psychische Störungen des Partners	Krankheit / psychische Störungen eines Kindes	Krankheit / psychische Störungen des Partners	Verwandte

Auch hier zeigen sich wiederum keine besonderen Gegensätze, auch geben die HCs nicht signifikant mehr Probleme an als die NHCs. In den Rangfolgen nennen die Männer am häufigsten finanzielle Konflikte, Frauen am häufigsten Konflikte über die Erziehung der Kinder. Sowohl bei den HCs als auch bei den NHCs liegt das Thema „Kind" insgesamt vorn, was in dem Arbeitsfeld der Beratungsstelle auch einleuchtet: Obwohl dort auch finanzielle Konflikte mit verhandelt werden können, sind Streitigkeiten über Umgang und Kontakt meist der Grund für das – freiwillige oder unfreiwillige – Aufsuchen der Beratungsstelle.

Psychosoziale Merkmale von Hochstrittigkeit

Um Unterschiede zwischen den Gruppen HC / NHC im Hinblick auf psychosoziale Merkmale festzustellen, wurden T-Tests, getrennt für Männer und Frauen, berechnet. Mittelwertsunterschiede zwischen Männern (N = 37-46) und Frauen (N = 39-48), unabhängig von dem Kriterium der Hochstrittigkeit, fanden sich, wie bereits in Abschnitt 2.3.2 beschrieben, nur im Hinblick auf Neurotizismus, den sich verstärkt die Frauen zuschreiben (Männer: M = 2.26, SD = 0.84 vs. Frauen: M = 3.22, SD = 0.82; T[df] = -5,60 [92]***), sowie tendenziell auf somatische Beschwerden des Kindes, die Frauen als höher einschätzen (Männer: M = 1.33, SD = 0.26 vs. Frauen: M = 1,46, SD = 0.35; T[df] = -1,78[74]+) und den finanziellen Druck, der von Frauen als höher beschrieben wird (Männer: M = 3.51, SD = 0.88 vs. Frauen: M = 3.17, SD = 0.78; T[df] = 1,95 [91]+). Im Folgenden werden nun HC-Männer mit NHC-Männern und HC-Frauen mit NHC-Frauen verglichen. Tabelle 14 zeigt die Ergebnisse im Überblick, in Tabelle 15 finden sich noch die Ergebnisse für T-Tests der Subskalen der Globalvariable „Eskalierter Konflikt".

Tabelle 14: Unterschiede zwischen Hochstrittigen und weniger Strittigen in psychosozialen Merkmalen[27]

Unterschiede HC / NHC in den verwendeten Variablen	Männer			Frauen		
	M (SD)		T(df)	M (SD)		T(df)
	HC (N = 14-19)	NHC (N = 23-27)		HC (N = 14-17)	NHC (N = 25-31)	
Elternpersönlichkeit						
Neurotizismus	2.13 (0.76)	2.35 (0.90)	n.s.	3.15 (0.96)	3.23 (0.74)	n.s.
Elternbeziehung						
Verbundenheit	1.43 (0.70)	1.98 (1.06)	2,11 (43,88)*	1.57 (0.73)	2.12 (1.02)	1,95 (46)+
Eskalierte Konflikte	2.64 (0.46)	2.31 (0.43)	-2,47 (44)*	2.87 (0.49)	2.53 (0.47)	-2,33 (45)*
Negative Attributionen	3.57 (0.65)	3.09 (0.50)	-2,83 (44)**	3.60 (0.56)	3.25 (0.59)	-1,99 (46)+
Soziale Netzwerke						
Soziale Unterstützung	4.15 (0.52)	3.81 (0.61)	-2.04 (42.25)*	4.20 (0.58)	4.00 (0.51)	n.s.
Arbeit						
Finanzielle Knappheit	2.94 (0.74)	2.20 (0.86)	-2,98 (43)**	2.70 (0.90)	2.90 (0.72)	n.s.
Erziehungsverhalten						
Elternallianz	2.84 (0.74)	3.68 (0.57)	4,35 (44)***	3.17 (0.85)	3.40 (0.50)	n.s.
Elterliche Zusammenarbeit	2.83 (0.74)	3.63 (0.55)	4,07 (44)***	3.06 (0.69)	3.36 (0.49)	1,69 (45)+
Koalitionsdruck	3.23 (0.93)	2.26 (0.80)	-3,61 (39)***	3.16 (1.11)	2.60 (0.75)	-1,94 (41)+
Erziehungsprobleme	1.67 (0.97)	1.85 (0.85)	n,s,	1.72 (0.91)	1.76 (0.91)	n.s.
Entwicklung des Kindes						
Kindliche Probleme	1.73 (0.35)	1.52 (0.25)	-2,17 (36)*	1.66 (0.48)	1.71 (0.50)	n.s.
Verhaltensprobleme	1.61 (0.35)	1.43 (0.25)	-2,18 (36)*	1.52 (0.42)	1.49 (0.27)	n.s.
Somatische Beschwerden	1.33 (0.30)	1.34 (0.24)	n,s,	1.37 (0.38)	1.51 (0.32)	n.s.
Probl. b. Trennungsbewältigung	2.19 (0.58)	1.79 (0.44)	-2,38 (35)*	2.09 (0.87)	2.11 (0.53)	n.s.

Ergebnisse:

Erwartungsgemäß lassen sich empirisch Unterschiede zwischen den beiden Gruppen feststellen. Im Vergleich mit den *NHC-Männern* zeichnen sich die *HC-Männer* durch eine geringere Verbundenheit sowie deutlich höhere Werte in den negativen Attributionen und der Konflikteskalation aus. Eine Unterteilung der letzteren Globalskala in ihre Subskalen (Tabelle 20) zeigt, dass diese Unterschiede vor allem für das Streitverhalten der ehemaligen Partnerin, nicht aber für das eigene Verhalten gelten, d.h. HC-Männer beschreiben ihre ehemalige Partnerin als verbal aggressiver und / oder sich stärker zurückziehend, weniger einlenkend und sehr viel weniger

27 Für Tabelle 14 und 15 gilt: Signifikanzniveaus: +<.1, *≤.05, **≤.01, ***≤.001; HC kodiert als 1 = NHC, 2 = HC; Freiheitsgrade mit Nachkommastellen weisen auf ungleiche Varianzen innerhalb der Gruppen hin

konstruktiv als NHC-Männer und schätzen das Streitverhalten beider Partner als destruktiver ein.[28] Interessanterweise ist das Vorkommen an Gewaltvorwürfen in den vorliegenden Daten sehr hoch – 52 Prozent der Männer werfen ihrer Partnerin körperliche Gewalt zu, während 15 Prozent eigene Gewalthandlungen angeben, 61 Prozent der Frauen werfen ihrem Partner körperliche Gewalt vor und 17 Prozent geben eigene Gewalthandlungen an – jedoch unterscheiden sich Hochstrittige und weniger Strittige nicht im Ausmaß der Gewaltvorwürfe an den ehemaligen Partner.

Hochstrittige Väter geben weiterhin eine signifikant schlechtere finanzielle Lage sowie – überraschenderweise – eine signifikant bessere soziale Unterstützung an und schätzen die elterliche Zusammenarbeit als deutlich schlechter und den Koalitionsdruck als deutlich größer ein (dementsprechend besteht auch ein hochsignifikanter Unterschied in der Globalvariable „Elternallianz"). Die Erziehungsprobleme von hochstrittigen und weniger strittigen Vätern unterscheiden sich dagegen nicht signifikant. Im Hinblick auf Probleme der Kinder berichten die Männer von signifikant mehr Verhaltensproblemen sowie signifikant mehr Problemen bei der Trennungsbewältigung, während sie sich in der Einschätzung des Ausmaßes somatischer Beschwerden des Kindes nicht signifikant unterscheiden. Somit unterscheiden sie sich auch signifikant in der Gesamteinschätzung kindlicher Probleme.

Es sollte allerdings erwähnt werden, dass weder die Einschätzungen hochstrittiger noch weniger strittiger Eltern im Hinblick auf kindliche Verhaltensprobleme stark von den Werten aus Normalpopulationen abweichen (z.B. Projekt „PAIRFAM", Carolin Thönnissen, Dez. 2007, persönl. Kommunikation), lediglich die Einschätzung im Hinblick auf emotionale Probleme ist etwas höher, vor allem bei den hochstrittigen Vätern (PAIRFAM: M = 1.4, vorliegende Daten: M = 1.7, HC-Väter: M= 1.8). Die getrennt lebenden HC-Väter unterscheiden sich darüber hinaus von den getrennt lebenden NHC-Vätern in der Kontakthäufigkeit zum Kind (HC-Väter haben im Schnitt alle zwei Wochen persönlichen oder telefonischen Kontakt, NHC-Väter im Schnitt einmal pro Woche oder öfter, T[df] = -1,29+),[29] und sind mit der Häufigkeit des Kontaktes deutlich unzufriedener als letztere (M HC = 3.0, M NHC = 4.2, T[df] = -2,78[23]*).

28 Die Werte sind meist negativer im Vergleich zur Normalpopulation (bis auf eigenes Einlenken und eigene konstruktive Problemlösung), z.B. wies eine Stichprobe junger Erwachsener (eigene Daten aus dem Projekt „Familien in Entwicklung", N = 130) folgende Werte auf: Streitverhalten M = 1,7, Selbst: verbale Aggression M = 2,1 / Rückzug M = 1,9 / Einlenken M = 2,7 / konstr. Problemlösung M = 3,6; Partner: verbale Aggression M = 2,0, Rückzug M = 2,1, Einlenken M = 2,7; konstr. Problemlösung M = 3,4 (körp. Aggression wurde nicht erfragt)

29 Es gab fast keine getrennt lebenden Mütter, so dass hier kein Vergleich im Kontakt gezogen werden kann. Die Mittelwerte der unterschiedlichen Kontakthäufigkeiten (persönlich versus telefonisch) unterscheiden sich kaum voneinander.

Tabelle 15: Unterschiede zwischen Hochstrittigen und weniger Strittigen in ihren Selbst- und Partnereinschätzung zum Konfliktverhalten

Unterschiede HC / NHC in den Subskalen der Skala „Eskalierte Konflikte"	Männer			Frauen		
	M (SD)		T(df)	M (SD)		T(df)
	HC (N = 14-19)	NHC (N = 23-27)		HC (N = 14-17)	NHC (N = 25-31)	
a) Streitverhalten	3.47 (1.08)	2.90 (0.96)	-1,90(44)+	3.68 (0.99)	3.25 (0.89)	n.s.
b) Eigen. Konfliktstil						
Verbale Aggression	1.86 (0.61)	2.04 (0.71)	n.s.	2.75 (0.77)	2.36 (0.90)	n.s.
Körperliche Aggression	1.07 (0.21)	1.12 (0.32)	n.s.	1.31 (0.56)	1.06 (0.20)	n.s.
Rückzug	2.67 (1.00)	2.42 (0.94)	n.s.	2.78 (0.71)	2.59 (0.83)	n.s.
Einlenken	3.12 (0.77)	3.10 (0.44)	n.s.	2.81 (0.48)	3.10 (0.63)	n.s.
Konstruktive Problemlösung	3.57 (0.67)	3.78 (0.63)	n.s.	3.39 (0.34)	3.52 (0.49)	n.s.
c) Konfliktstil des anderen Elternteils						
Verbale Aggression	3.24 (1.07)	2.71 (0.91)	-1,80(44)+	3.42 (0.97	3.08 (0.94)	n.s.
Körperliche Aggression	1.47 (0.50)	1.35 (0.80)	n,s,	1.82 (1.07)	1.57 (0.96	n.s.
Rückzug	3.22 (0.66)	2.68 (0.88)	-2,28(44)*	3.07 (1.09)	3.08 (1.05	n.s.
Einlenken	1.57 (0.61)	2.07 (0.71)	2,46(44)*	1.74 (0.69	2.12 (0.61)	1,94(45)+
Konstruktive Problemlösung	1.62 (0.47)	2.37 (0.84)	3,85(42,26)***	1.80 (0.73)	2.37 (0.78	2,45(45)*

Für die *HC-Frauen* zeigen sich im Vergleich zu den *NHC-Frauen* bei den Beziehungsvariablen ebenfalls statistisch signifikante Unterschiede in gleicher Richtung, allerdings sind die Effekte schwächer, was Verbundenheit und negative Attributionen angeht. Der Unterschied in der Einschätzung der eskalierten Konflikte ähnelt in seiner Stärke dem Unterschied bei den Männern und es zeigt sich wie bei diesen, dass dies ausschließlich die Einschätzung des Verhaltens des ehemaligen Partners, und zwar hier nur das Fehlen *positiver* Verhaltensweisen im Konflikt (Einlenken, konstruktive Problemlösung) nicht aber das eigene betrifft. Im Gegensatz zu den Männern zeigen sich keine signifikanten Unterschiede in der Einschätzung der sozialen Unterstützung und der finanziellen Knappheit, wobei deskriptiv interessanterweise der kontraintuitive Mittelwertsunterschied bei der sozialen Unterstützung bestehen bleibt, d.h. auch HC-Frauen berichten von einem stärkeren sozialen Netzwerk als NHC-Frauen. Im Bereich des finanziellen Drucks zeigt sich der Mittelwertsunterschied deskriptiv in gegenläufiger Richtung zu den Männern: HC-Frauen schätzen den finanziellen Druck geringer ein als NHC-Frauen.

Im Hinblick auf die Kinder zeigen sich zum Teil ähnliche, aber durchgehend schwächere Effekte bei den Männern: HC-Frauen schätzen die elterliche Zusammenarbeit als schlechter und den Koalitionsdruck als größer ein als NHC-Frauen. Im Hinblick auf das kindliche Wohlbefinden sind keine Mittelwertsunterschiede zu verzeichnen. Aufgrund der insgesamt schwächeren Effekte werden die auch Unterschiede in der Globalskala „Elternallianz“ im T-Test bei den Frauen nicht mehr signifikant.

Insgesamt unterscheidet das Kriterium „High Conflict“ nach Expertenurteil wesentlich schärfer zwischen den Männern der Stichprobe als zwischen den Frauen. Dies lässt sich bereits deskriptiv beim Blick auf die Mittelwerte erkennen: Die HC-Männer nehmen in der Reihenfolge der Beurteilung von allen vier Gruppen oft den kritischsten Rang ein (z.B. bei der Verbundenheit, der finanziellen Knappheit, der Elternallianz und den kindlichen Problemen), während die NHC-Männer bei diesen Variablen am positivsten beurteilen. Die Frauen liegen mit ihren Einschätzungen zwischen den beiden, wobei HC-Frauen kritischer urteilen als NHC-Frauen. Dies ist aber nicht überall der Fall, so liegen die HC-Frauen in der Einschätzung der eskalierten Konflikte und negativen Attributionen noch knapp über den HC-Männern. Umgekehrte Effekte zwischen HC- und NHC-Männern sind beim eigenen Umgang mit dem Kind, also bei den Erziehungsproblemen zu verzeichnen, hier geben HC-Männer die geringsten Probleme an, während NHC-Männer von allen vier Gruppen die meisten Probleme aufweisen. Bei den Frauen zeigen sich kaum Unterschiede in der Einschätzung des Ausmaßes an Erziehungsproblemen. Interessanterweise schätzen die HC-Männer ihren Neurotizismus von allen Gruppen am geringsten ein, wobei die Männer sich hier insgesamt geringere Werte bescheinigen als die Frauen.

Ein zusätzlicher T-Test zur Untersuchung der Mittelwertsunterschiede zwischen HC-Männern und HC-Frauen zeigt, dass diese sich nur im Hinblick auf eine einzige Variable, nämlich den Neurotizismus, signifikant voneinander unterscheiden (T[df] = -3,53 [34]***), d.h. die HC-Männer schreiben sich erheblich weniger Neurotizismus zu als die HC-Frauen. Die NHC-Männer und NHC-Frauen unterscheiden sich hingegen in einer ganzen Reihe von Variablen, nämlich im Hinblick auf die Elternallianz (T[df] = -1,97 [56]+) und hier insbesondere das Coparenting (T[df] = 1,99 [56]+), kindliche Probleme (T[df] = -2,35[46]*) und hier insbesondere somatische Beschwerden des Kindes (T[df] = -2,11 [46]*) sowie Probleme bei der Trennungsbewältigung (T[df] = -2,26 [45]*), ferner bezüglich Neurotizismus (T[df] = -4,22 [56]***), Eskalierte Konflikte (T[df] = -1,82 [56]+) und subjektiven finanziellen Drucks (T[df] = -3,40 [56]***).

Zusammenfassend lässt sich also festhalten, dass das Kriterium „Hochstrittigkeit“, das juristische Streitigkeiten reflektiert, empirisch stärker zwischen den Männern der Stichprobe als zwischen den Frauen der Stichprobe trennt. Dies wiederum liegt, wie ebenfalls gezeigt wurde, nicht primär an Unterschieden zwischen HC-Männern und Frauen, sondern vor allem an den Unterschieden zwischen den *weniger* strittigen Müttern und Vätern. So weist die Gruppe der Frauen bis auf die genannten Ausnahmen bezogen auf ihre Trennungssituation innerhalb der Gruppen „HC“ und „NHC“ eine jeweils höhere Varianz auf, während sich bei den Männern die besonders „kritischen“ in der Gruppe der HC-Männer zu finden sind, die besonders „wenig kritischen“ in der Gruppe der NHC-Männer. Besonders deutlich zeigt sich dieser Effekt bei den negativen Attributionen, der finanziellen Knappheit (wobei hier noch der eingangs erwähnte Geschlechtseffekt zu verzeichnen ist), der Elternallianz und den kindlichen Problemen. Weniger ausgeprägt ist er bei den eskalierten Konflikten und der Verbundenheit zu finden, d.h. für diese Merkmale trennt das HC-Kriterium etwa gleich gut zwischen Männern und Frauen.

Fragestellung 1 – Zusammenfassung:
Soziodemographische Unterschiede: HC-Eltern weisen eine kürzere Beziehungsdauer auf, waren seltener verheiratet und sind schon länger getrennt. Sie sind häufiger anwaltlich vertreten und haben erheblich weniger Kontakt zueinander als NHC-Eltern. Sie verfügen außerdem über weniger Einkommen, obwohl HC-Frauen häufiger berufstätig sind als NHC-Frauen. Obwohl schon viel länger getrennt, haben HC-Frauen nicht öfter einen neuen Partner als NHC-Frauen, bei den HC-Männern ist dies schon der Fall. Die Zeit vor der Trennung haben HC-Männer belastender erlebt als NHC-Männer, sie geben auch mehr Partnerschaftsprobleme vor der Trennung an. Dies ist bei den Frauen nicht der Fall. Die aktuellen Konfliktthemen (Finanzen, Kindererziehung) von HC- und NHC-Eltern unterscheiden sich kaum.

H1-1: Die Hypothese wird im Wesentlichen bestätigt: Bei HC-Eltern zeigen sich eskaliertere Konflikte, eine schlechtere elterliche Zusammenarbeit, starrere negative Attributionen bzw. ausgeprägte emotionale Ressentiments auf beiden Seiten. Die elterliche Zusammenarbeit ist schlechter, der Koalitionsdruck höher. Besonders deutlich unterscheiden sich HC-Männer von Nicht-HC-Männern, während bei den Frauen innerhalb der Subgruppen mehr Varianz besteht. Keine Unterschiede zeigen sich im Hinblick auf das selbst eingeschätzte Erziehungsverhalten.

H1-2: Die Hypothese wird nur im Hinblick auf den finanziellen Druck bestätigt, und hier statistisch signifikant nur bei den Männern: Hier erleben die Hochstrittigen den finanziellen Druck als deutlich höher. Nicht bestätigt wird die Hypothese im Hinblick auf die Persönlichkeit, hier zeigt sich zwar ein Geschlechtseffekt (Männer schätzen sich insgesamt als weniger neurotisch ein), aber kein statistisch signifikanter Unterschied zwischen HCs und NHCs. Was die soziale Unterstützung anbelangt zeigt sich sogar ein gegenteiliger zum erwarteten Effekt: HC-Eltern schreiben sich eine deutlich bessere soziale Unterstützung zu, wobei der Effekt wieder nur bei den Männern statistisch signifikant wird.

H1-3: Die Hypothese wird nur bei den Männern bestätigt, HC-Männer schätzen das Wohlbefinden der Kinder (mit Ausnahme der somatischen Beschwerden) als signifikant schlechter ein als NHC-Männer. Bei den Frauen zeigen sich keine statistisch signifikanten Unterschiede in der Einschätzung, wobei deskriptiv die NHC-Frauen den Kindern etwas mehr somatische Beschwerden zuschreiben als die HC-Frauen.

2.5.2 Empirische Prädiktoren für Elternallianz und Erziehungsverhalten

Fragestellung 2: Welche Prädiktoren wirken sich empirisch auf die Elternallianz und das Erziehungsverhalten aus?
Hypothesen:
H2-1: Negative Attributionen, eskalierten Konflikte und geringe Verbundenheit zwischen den Eltern führen zu einer schlechten Elternallianz und problematischerem Erziehungsverhalten.
H2-2: Eine problematische Persönlichkeit, starke finanzielle Knappheit und geringe soziale Unterstützung nehmen ebenfalls ungünstigen Einfluss auf die Elternallianz und das Erziehungsverhalten.
H2-3: In der Zusammenschau ist der Einfluss der Beziehungsvariablen auf die Elternallianz und das Erziehungsverhalten stärker als der von Persönlichkeit und Kontextfaktoren.
Die Effekte zeigen sich jeweils unabhängig von Alter oder Geschlecht des Kindes sowie vom Kriterium der Hochstrittigkeit.
Reihenfolge der Analysen:
a) Korrelative Analysen
b) Hierarchische Regressionsanalysen zu Einflüssen auf Erziehungsprobleme und Elternallianz: (1) Beziehungsvariablen, (2) Persönlichkeit und Kontextfaktoren, (3) Zusammenschau

Korrelative Analysen – abhängige Variablen
Mit Partialkorrelationen wird zunächst, getrennt für Männer und Frauen, der Zusammenhang der abhängigen Variablen „Elterliche Zusammenarbeit / Coparenting" und „Koalitionsdruck" beleuchtet. Gleichzeitig wird getestet, ob der dritte Faktor im Erziehungsverhalten, nämlich die Erziehungsprobleme der Elternteile, mit diesen Outcomes im Zusammenhang stehen (vgl. Tabelle 16).

Tabelle 16: Korrelation der Variablen zum Elternverhalten bei Männern und Frauen[30]

	Männer (N = 36-41)			*Frauen(N = 37-42)*		
	Erziehungsprobleme	Coparenting	Koalitionsdruck	Erziehungsprobleme	Coparenting	Koalitionsdruck
Erziehungsprobleme	1			1		
Coparenting	.00	1		-.03	1	
Koalitionsdruck	.16	-.62***	1	.12	-.73***	1

Ergebnisse: Es zeigen sich bei beiden Geschlechtern sehr ähnliche Zusammenhänge: Die Bestandteile der Elternallianz (Coparenting und Koalitionsdruck) korrelie-

30 Für die Tabellen 16 bis 19 gilt: Partialkorrelation, einseitige Testung, Signifikanzniveaus: +<.1, *≤.05, **≤.01, ***≤.001; Kontrolle für HC sowie für Kindmerkmale (Alter, Geschlecht)

ren hochsignifikant miteinander, während die Erziehungsprobleme offensichtlich andere Aspekte des Elternverhaltens abdecken und nicht mit der elterlichen Kooperation einhergehen. Somit erscheint es sinnvoll, Auswirkungen auf die beiden Aspekte elterlichen Verhaltens, Elternallianz und Erziehungsverhalten, differenziert zu betrachten.

Korrelative Analysen – Prädiktoren untereinander
Im nächsten Schritt werden mit Partialkorrelationen die Zusammenhänge der Einflussfaktoren untereinander geprüft. Tabelle 17 und 18 zeigen die Ergebnisse für Männer und Frauen im Überblick.

Tabelle 17: Korrelation der Prädiktoren untereinander bei den Männern

Männer (N = 40-41)	Eskalierte Konflikte	Verbundenheit	Neg. Attribution	Neurotizismus	Finanzielle Knappheit	Soziale Unterstützung
Eskalierte Konflikte	1					
Verbundenheit	-.14	1				
Neg. Attribution	.40**	-.33*	1			
Neurotizismus	-.12	.57***	-.27*	1		
Finanzielle Knappheit	-.14	-.05	.01	-.05	1	
Soziale Unterstützung	.12	-.30*	.17	-.39**	.01	1

Tabelle 18: Korrelation der Prädiktoren untereinander bei den Frauen

Frauen (N = 41-42)	Eskalierte Konflikte	Verbundenheit	Neg. Attribution	Neurotizismus	Finanzielle Knappheit	Soziale Unterstützung
Eskalierte Konflikte	1					
Verbundenheit	-.17	1				
Neg. Attribution	.38**	-.35*	1			
Neurotizismus	.07	.02	.04	1		
Finanzielle Knappheit	.12	.00	-.09	-.09	1	
Soziale Unterstützung	.03	-.24+	-.08	-.32*	-.16	1

Ergebnisse: Bei beiden Geschlechtern zeigt sich eine starke Abhängigkeit der Beziehungsvariablen untereinander, wobei die Verbundenheit nur mit den negativen Attributionen signifikant zusammenhängt ($r_{Männer}$ = -.33*, r_{Frauen} = -.35*), während die negativen Attributionen auch mit stark eskalierten Konflikten einhergehen ($r_{Männer}$ = .40**, r_{Frauen} = .38**). Weniger stark hängen die Persönlichkeits- und Kontextfaktoren miteinander zusammen, wobei ein niedriges Ausmaß an Neurotizismus mit einer höheren soziale Unterstützung korreliert, was bei den Männern stärker ausgeprägt ist als bei den Frauen ($r_{Männer}$ = -.39**, r_{Frauen} = -.32*). Zwischen den beiden Variablenblöcken zeigt sich nur bei den Männern ein Zusammenhang zwischen Neurotizismus und Verbundenheit (r = .57***) sowie zwischen Neurotizismus und negativen Attributionen in unerwarteter Richtung (r = -.27*). Bei beiden Geschlechtern geht eine gute soziale Unterstützung mit geringerer Verbundenheit gegenüber dem anderen Elternteil einher ($r_{Männer}$ = -.30*, r_{Frauen} = -

.24+). Im Test auf Unterschiedlichkeit der Korrelationen zwischen Männern und Frauen wird lediglich der Unterschied im Zusammenhang zwischen Neurotizismus und Verbundenheit signifikant (Z = 2.72***), der bei den Frauen gegen Null geht, bei den Männern stark korreliert.

Korrelative Analysen – Korrelation der Prädiktoren mit den abhängigen Variablen
Schließlich wird noch untersucht, inwieweit die Prädiktoren mit den abhängigen Variablen zusammenhängen und ob sich diese Zusammenhänge für Männer und für Frauen signifikant unterscheiden. Da aus erhebungstechnischen Gründen (zwei Fragebogenteile, der Kinderteil wurde öfter nicht ausgefüllt) das N beim Koalitionsdruck etwas kleiner ist (N = 36) als beim Coparenting (N = 41), wird die Interpretierbarkeit leicht unterschiedlicher Korrelationen schwierig – es ist dann nicht klar, ob sie aus methodischen oder inhaltlichen Gründen divergieren. Somit wird hier und in den Regressionsanalysen nur noch die Globalvariable „Elternallianz" verwendet. Tabelle 19 zeigt die Ergebnisse im Überblick.

Tabelle 19: Korrelation der Prädiktoren mit den abhängigen Variablen „Elternallianz" und „Erziehungsprobleme"

	Elternallianz			**Erziehungsprobleme**		
	Männer (N=36-41)	**Frauen (N=37-42)**	**Unt. Z.**	**Männer (N=32-41)**	**Frauen (N=34-42)**	**Unt. Z.**
Eskalierte Konflikte	-.43**	-.55***	n.s.	.20	.11	n.s.
Verbundenheit	.30*	.19	n.s.	.21+	.05	n.s.
Neg. Attribution	-.63***	-.50***	n.s.	-.33*	-.08	n.s.
Neurotizismus	.09	-.27*	n.s.	.30*	-.04	n.s.
Finanzielle Knappheit	-.15	-.27*	n.s.	.09	.03	n.s.
Soziale Unterstützung	-.14	.13	n.s.	-.07	.05	n.s.

Ergebnisse: Durchgehend hoch bei beiden Geschlechtern sind die Zusammenhänge zwischen den eskalierten Konflikten und der Elternallianz, wobei der Zusammenhang für die Frauen etwas stärker ausgeprägt ist als für die Männer ($r_{Männer}$ = -.43**, r_{Frauen} = -.55***). Bei beiden Geschlechtern sind auch die negativen Attributionen stark negativ mit der Elternallianz verbunden ($r_{Männer}$ = -.63***, r_{Frauen} = -.50***), wohingegen sich nur bei den Männern ein signifikanter Zusammenhang zwischen der Verbundenheit und der Elternallianz zeigt ($r_{Männer}$ = .30*, r_{Frauen} = .19), während nur bei den Frauen der Neurotizismus negativ mit der Elternallianz korreliert ($r_{Männer}$ = .09, r_{Frauen} = -.27*). Die finanzielle Knappheit hängt bei den Frauen signifikant mit negativ mit der Elternallianz zusammen (r = -.27*). Somit sind es erwartungsgemäß in der Korrelation besonders die Beziehungsvariablen, die mit der elterlichen Zusammenarbeit zusammenhängen, es zeigen sich jedoch auch Einflüsse von Persönlichkeit und Kontextfaktoren.

Nur geringe Zusammenhänge zeigen sich zwischen den Prädiktoren und den elterlichen Erziehungsproblemen, hier sind bei den Frauen keinerlei signifikante Korrelationen zu verzeichnen. Bei den Männern gehen Erziehungsprobleme mit einer anhaltenden Verbundenheit zur ehemaligen Partnerin (r = .22+) und erhöhtem Neurotizismus einher, während die negativen Attributionen am stärksten und in kontraintuitiver Richtung mit den Erziehungsproblemen korrelieren (r = -.33). Männer, die besonders starke Ressentiments gegenüber der ehemaligen Partnerin hegen, schreiben sich also gleichzeitig besonders gute Erziehungskompetenzen zu. Ein Blick auf die unterschiedlichen Altersgruppen bei den Kindern (< 9 Jahre bzw. 9 Jahre oder älter) zeigt, dass dies vor allem die jüngeren Kinder betrifft ($r_{Männer}$ = -.61**, r_{Frauen} = -.22), während sich bei den älteren Kindern kein Zusammenhang zwischen negativen Attributionen und Erziehungsproblemen findet ($r_{Männer}$ = 11, r_{Frauen} = -.09). Eine Testung ohne die Kontrolle von Hochstrittigkeit sowie Alter und Geschlecht des Kindes zeigt keine Unterschiede in der Richtung, sondern nur eine Verstärkung der hier jeweils berichteten Zusammenhänge.

Hierarchische Regressionsanalysen

Im Folgenden wird mit hierarchischen Regressionsanalysen geprüft, ob über den Einfluss von Hochstrittigkeit, Alter und Geschlecht des Kindes hinaus Effekte von Beziehungsvariablen, Persönlichkeit und Kontextfaktoren auf die Elternallianz und das Erziehungsverhalten zu verzeichnen sind und welche Prädiktoren sich hierbei als einflussreicher erweisen. Aufgrund der Abhängigkeit der Daten werden die Analysen wieder für Männer und Frauen getrennt vorgenommen. Die Tabellen zeigen jeweils in der linken Spalte die Prädiktoren, ansonsten die Varianzaufklärung (R^2) sowie ihre Veränderung durch die Hinzunahme weiterer Variablen (ΔR^2). So entsteht ein Überblick über die Aussagekraft des Modells mit der Stärke des Effekts für die jeweiligen Prädiktoren bei ihrem ersten Erscheinen (β Eingabe) und im Endmodell (β final). Das adjustierte R^2 für das Endmodell wird im Text angegeben. Tabelle 20 zeigt die Einflüsse der Beziehungsvariablen, Tabelle 21 die Einflüsse von Persönlichkeit und Kontextfaktoren und in Tabelle 22 ist die Zusammenschau der *relevanten* Variablen beider Variablenblöcke zu finden, es in die also nur diejenigen Variablen einfließen, die an irgendeiner Stelle signifikant zur Varianzaufklärung beitragen.[31]

31 Für die Tabellen 20 bis 22 gilt: Anmerkung: jeweils Signifikanzniveaus: +<.1, *≤.05, **≤.01, ***≤.001; Geschlecht des Kindes: 1 = männlich, 2 = weiblich; NHC=1, HC=2

Tabelle 20: Hierarchische Regressionsanalysen zu Einflüssen der Beziehungsvariablen auf die Elternallianz und Erziehungsprobleme

Beziehungsvariablen	AV: Elternallianz								AV: Erziehungsprobleme							
	Männer (N=46)				Frauen (N=42)				Männer (N=46)				Frauen (N=42)			
	Δ R^2	R^2 ges	β Eingabe	β final	Δ R^2	R^2 ges	β Eingabe	β final	Δ R^2	R^2 ges	β Eingabe	β final	Δ R^2	R^2 ges	β Eingabe	β final
Schritt 1	.32***	.32***			.24*	.24*			.09	.09			.21*	.21*		
HC / NHC			-.54***	-.28*			-.33*	-.13			-.09	-.02			.05	.24
Geschlecht Kind			-.04	-.09			.25	.24+			-.11	-.10			.00	.00
Alter Kind			.13	.09			.16	.05			.27+	.24			.46**	.38*
Schritt 2	.06*	.38***			.01	.25*			.04	.13			.00	.21+		
Verbundenheit			.28*	.10			.10	.00			.23	.13			.05	.02
Schritt 3	.10**	.48***			.20***	.45***			.05	.18			.05	.26*		
Eskalierter Konflikt			-.35**	-.18			-.48***	-.37**			.24	.40*			.24	.35*
Schritt 4	.14***	.62***			.08*	.53***			.14	.32*			.08*	.34*		
Neg. Attributionen			-.46***	-.46***			-.33*	-.33*			-.46**	-.46**			-.34*	-.34*

Tabelle 21: Hierarchische Regressionsanalysen zu Einflüssen v. Persönlichkeit und Kontextfaktoren auf die Elternallianz und Erziehungsprobleme

Persönlichkeit und Kontextfaktoren	AV: Elternallianz								AV: Erziehungsprobleme							
	Männer (N=45)				Frauen (N=43)				Männer (N=45)				Frauen (N=43)			
	Δ R^2	R^2 ges	β Eingabe	β final	Δ R^2	R^2 ges	β Eingabe	β final	Δ R^2	R^2 ges	β Eingabe	β final	Δ R^2	R^2 ges	β Eingabe	β final
Schritt 1	.34***	.34***			.20*	.20*			.11	.11			.20*	.20*		
HC / NHC			-.57***	-.50***			-.19	-.28+			-.14	-.18			.03	.04
Geschlecht Kind			-.07	-.14			.28*	.21			-.15	-.20			-.02	-.02
Alter Kind			.13	.08			.19	.24+			.28+	.27+			.45**	.46**
Schritt 2	.01	.35***			.01	.21+			.11*	.22*			.01	.21+		
Neurotizismus			.10	.05			-.12	-.18			.35*	.37*			-.09	-.09
Schritt 3	.01	.37**			.01	.22+			.00	.22+			.00	.21		
Soz. Unterstützung			-.13	-.13			.08	.05			.04	.04			-.03	-.03
Schritt 4	.01	.38**			.14**	.36**			.01	.24+			.01	.21		
Finanz. Knappheit			-.13	-.13			-.39**	-.39**			.14	.14			.07	.07

Tabelle 22: Hierarchische Regressionsanalysen zu Einflüssen aller relevanten Prädiktoren auf die Elternallianz und Erziehungsprobleme

Zusammenschau	AV : Elternallianz								AV: Erziehungsprobleme							
	Männer (N=45)				Frauen (N=42)				Männer (N=45)				Frauen (N=42)			
	Δ R^2	R^2 ges	β Eingabe	β final	Δ R^2	R^2 ges	β Eingabe	β final	Δ R^2	R^2 ges	β Eingabe	β final	Δ R^2	R^2 ges	β Eingabe	β final
Schritt 1	.34***	.34***			.24*	.24*			.11	.11			.21*	.21*		
HC / NHC			-.57***	-.24*			-.33*	-.16			-.14	-.16			.05	.04
Geschlecht Kind			-.07	-.10			.22	.22+			-.15	-.12			-.00	-.01
Alter Kind			.13	.05			.16	.08			.28+	.27+			.46**	.40**
Schritt 2	.02	.37**			.08	.32*			.12+	.24+			.01	.22+		
Neurotizismus			.10	-.08			-.07	-.10			.35*	.29*			-.10	-.15
Finanzielle Knappheit			-.13	-.18			-.29*	-.31**			.14	.19			.04	-.05
Schritt 3	.28***	.64***			.30***	.61***			.15*	.38**			.14*	.36*		
Eskalierter Konflikt			-.22+	-.22+			-.32*	-.32*			.42*	.42*			.37*	.37*
Neg. Attributionen			-.48***	-.48***			-.39**	-.39**			-.38*	-.38*			-.36*	-.36*

a) Ergebnisse - Beziehungsvariablen

Elternallianz: Bei den *Männern* klärt die Hinzunahme jeder der drei Beziehungsvariablen signifikant mehr Varianz auf, wobei der Einfluss der negativen Attributionen (Δ R^2 = .14***; β = -.46***) am stärksten ist, auch die eskalierten Konflikte sich noch hochsignifikant auswirken (Δ R^2 = .10**; β Eingabe = -.35**) und der Einfluss der Verbundenheit am schwächsten ausfällt (Δ R^2 = .06*; β Eingabe = .28*). Auch die Hochstrittigkeit (Δ R^2 = .32***; β Eingabe = -.54***) trägt unabhängig von den anderen Prädiktoren zur Varianzaufklärung bei (Δ R^2 = .32***; β Eingabe = -.54***), ein Einfluss, der auch im hochsignifikanten Endmodell (R^2 = .62*** / adj. R^2 = .56***) bestehen bleibt. Neben dem Einfluss der juristischen Strittigkeit haben im Endmodell nur noch die negativen Attributionen (β = -.46***) einen signifikanten Einfluss auf die Elternallianz. Mittels des Sobel-Tests (Preacher, 2006) lässt sich eine Mediation der Wirkung der eskalierten Konflikte durch die negativen Attributionen nachweisen (Z=1.84+), genau wie eine Mediation der Wirkung der Verbundenheit (Z = 2.54***).

Der wesentliche Unterschied zu den Männern liegt bei den *Frauen* darin, dass die Verbundenheit (Δ R^2 = .01; β Eingabe = .10) keinerlei Varianz aufklärt und der Einfluss der eskalierten Konflikte (Δ R^2 = .20***; β Eingabe = -.48***) stärker ist als der Einfluss der negativen Attributionen (Δ R^2 = .08*; β = -.33*). Weiterhin klären auch die Kovariaten, und hier vor allem die Hochstrittigkeit (Δ R^2 = .24*; β Eingabe = -.33*) Varianz auf. Im hochsignifikanten Endmodell (R^2 = .53*** / adj. R^2 = .45***) sind nur noch die eskalierten Konflikte (β final = -.37**), die negativen Attributionen (β final = -.33*) und tendenziell das kindliche Geschlecht (β Eingabe = .25; β final = .24+; die Elternallianz ist bei Jungen problematischer) signifikant, während dies bei der Hochstrittigkeit (β final = -.13) nicht mehr der Fall ist. Im Gegensatz zu den Männern liegt hier also keine signifikante Mediation der eskalierten Konflikte durch die negativen Attributionen vor, beide nehmen vielmehr einen unabhängigen Einfluss auf die Elternallianz.

Erziehungsprobleme: Die Wirkung der Beziehungsvariablen auf die Erziehungsprobleme fällt erwartungsgemäß bei beiden Geschlechtern wesentlich schwächer aus. Bei den *Männern* tragen lediglich die negativen Attributionen zur Varianzaufklärung bei (β = -.46**), dieser Anteil ist allerdings hochsignifikant, so dass auch das Endmodell (R^2 = .32* / adj. R^2 = .21*) signifikant wird. Bei Eingabe der negativen Attributionen wird auch die Wirkung der eskalierten Konflikte auf die Erziehungsprobleme signifikant (β Eingabe = .24, β final = .40*). Auffallend ist die unerwartete Wirkungsrichtung der negativen Attributionen, wie sie auch schon in den Korrelationen zu sehen war: Je mehr Ressentiments die Väter gegenüber der ehemaligen Partnerin hegen, desto geringer schätzen sie ihre eigenen Erziehungsprobleme ein. Die eskalierten Konflikte wirken hingegen in erwarteter Weise, je eskalierter der Konflikt zwischen den Eltern ist, desto größer sind auch die Erziehungsprobleme.

Bei den *Frauen* zeigt sich ein ähnlicher Effekt, neben dem Alter des Kindes (ΔR^2 = .21*, β Eingabe = .46**, β final = .38*) ist nur die Hinzunahme der negativen Attributionen (ΔR^2 = .08*, β= -.34*) signifikant, auch hier haben im signifikanten Endmodell (R^2 = .34, adj. R^2 = .23) neben den negativen Attributionen noch die eskalierten Konflikte (β Eingabe = .24, β final = .35*) einen eigenen Einfluss auf die Erziehungsprobleme. Wiederum zeigt sich auch der unerwartete Einfluss der negativen Attributionen – je stärker diese ausgeprägt sind, desto geringer schätzen die Frauen ihre Erziehungsprobleme ein, während sich auch hier der Einfluss der eskalierten Konflikte wieder erwartungsgemäß zeigt.

b) Ergebnisse – Persönlichkeit und Kontextfaktoren

Elternallianz: Im Hinblick auf die Elternallianz zeigt sich bei Männern und Frauen ein unterschiedliches Bild, was den Einfluss von Persönlichkeit und Kontextfaktoren angeht. Bei den *Männern* ist nur der bereits beschriebene hochsignifikante Einfluss der juristischen Strittigkeit (β final = -.50***) zu verzeichnen, weshalb das Endmodell auch signifikant ist (R^2 = .38**, adj. R^2 = .28**) darüber hinaus tragen weder Neurotizismus, noch die soziale Unterstützung oder die wahrgenommene finanzielle Knappheit zur Veränderung der Elternallianz bei. Anders ist es bei den *Frauen*, hier zeigt sich vor allem der Einfluss wahrgenommener finanzieller Knappheit auf die elterliche Zusammenarbeit (ΔR^2 = .14**; β = -.39**), während die Hochstrittigkeit im Endmodell (R^2 = .36** / adj. R^2 = .25**) nur noch tendenziell signifikant ist (β final = -.28+) und in dieser Konstellation zusätzlich noch das Alter des Kindes relevant ist (β final = .24+; je älter das Kind, desto besser die Elternallianz).

Erziehungsprobleme: Bei den *Männern* ist ein negativer Einfluss des Neurotizismus auf das Erziehungsverhalten erkennbar (ΔR^2 = .22*, β Eingabe = .35*), der auch im tendenziell signifikanten Endmodell bestehen bleibt (R^2 = .24+, adj. R^2 = .12+). Darüber hinaus beeinflusst auch das Alter des Kindes die Erziehungsprobleme mit (β final = .27+): je älter das Kind, desto problematischer die Erziehung. Auffallend ist, wie bereits bei den Beziehungsvariablen, das völlige Fehlen eines Einflusses der juristischen Strittigkeit. Bei den *Frauen* zeigt sich über den oben beschriebenen Einfluss der Kovariaten hinaus (Alter des Kindes) kein Einfluss der Persönlichkeits- und Kontextfaktoren.

c) Ergebnisse - Zusammenschau

Elternallianz: In der Zusammenschau von Beziehungsvariablen, Persönlichkeit und Kontextfaktoren zeigen sich bezüglich der Elternallianz die bisher berichteten Befunde im Überblick. Bei den *Männern* zeigen im Endmodell (R^2 = .64*** / adj. R^2 = .57) die negativen Attributionen den stärksten Einfluss (β = -.46***), die eskalierten Konflikte weisen nur tendenzielle Signifikanz auf (β = -.22+), während die finanzielle Knappheit (β final = -.18) ebenso wie der Neurotizismus (β final = -.08) keine Bedeutung für die Elternallianz hat. Darüber hinaus ist nur das Kriterium der Hochstrittigkeit relevant, dessen Bedeutung bei Eingabe der Prädiktoren abnimmt (β Eingabe = -.57***; β final = -.24*). Bei den *Frauen* hingegen ist der Einfluss beider Beziehungsvariablen im Endmodell (R^2 = .61*** / adj. R^2 = .53***) in etwa gleich stark (eskalierte Konflikte: β final = -.32*, negative Attributionen: β final = -.39**), zusätzlich ist auch noch die finanzielle Knappheit relevant (β final = -.31*). Der Einfluss des kindlichen Geschlechts (β final = .22+) ist im Endmodell noch tendenziell signifikant, während die Hochstrittigkeit nicht mehr bedeutsam ist (β Eingabe = -.33*; β final = -.16).

Erziehungsprobleme: Bei den Erziehungsproblemen zeigt sich bei beiden Geschlechtern wiederum der etwa gleich starke Einfluss der Beziehungsvariablen ($\Delta R^2_{\text{Männer}} = .15^*$, $\Delta R^2_{\text{Frauen}} = .14^*$), genauer also der Einfluss der eskalierten Konflikte (β final $_{\text{Männer}}$ = .42*, β final $_{\text{Frauen}}$ = .37*) und der unerwartete Einfluss der negativen Attributionen (β final $_{\text{Männer}}$ = -.38*, β final $_{\text{Frauen}}$ = -.36*). Bei den Männern bleibt darüber hinaus der negative Einfluss des Neurotizismus auf das Erziehungsverhalten bestehen ($\Delta R^2 = .12+$; β final = .29*), der bei den Frauen keinen Einfluss nimmt ($\Delta R^2 = .01$; β final = -.15). Die juristische Hochstrittigkeit und das Geschlecht des Kindes nehmen keinen Einfluss, allerdings trägt wieder bei beiden Geschlechtern, vor allem aber bei den Frauen, ein höheres Alter des Kindes zu mehr Schwierigkeiten in der Erziehung bei (β final $_{\text{Männer}}$ = .27+, β final $_{\text{Frauen}}$ = .40**).

Fragestellung 2 – Zusammenfassung:

H2-1: Die Hypothese wird im Wesentlichen bestätigt, die Beziehungsvariablen nehmen in erwarteter Richtung Einfluss auf Elternallianz und Erziehungsverhalten, wobei der Einfluss auf die Elternallianz im Vergleich stärker ist. Im Endmodell sind bei den *Männern* nur noch die negativen Attributionen bedeutsam, sie mediieren den Einfluss der eskalierten Konflikte und der Verbundenheit auf die Elternallianz. Bei den *Frauen* beeinflusst beides – eskalierter Konflikt und negative Attributionen – die Elternallianz etwa gleich stark, die Verbundenheit ist bei den Frauen nicht relevant. Im Hinblick auf Erziehungsprobleme zeigt sich bei beiden Geschlechtern ein unerwarteter Effekt: Während die eskalierten Konflikte sich ungünstig auf das Erziehungsverhalten auswirken, schreiben sich Eltern mit besonders negativen Attributionen besonders geringe Erziehungsprobleme zu.

H2-2: Die Hypothese wird nur teilweise bestätigt, weder Neurotizismus noch soziale Unterstützung nehmen Einfluss auf die elterliche Zusammenarbeit. Dagegen ist die finanzielle Knappheit, allerdings nur bei den Frauen, für die Elternallianz von Bedeutung. Was das Erziehungsverhalten anbelangt, zeigt sich nur bei den Männern ein Einfluss von Persönlichkeit und Kontextfaktoren, hier trägt ein höheres Maß an Neurotizismus zu stärkeren Erziehungsproblemen bei.

H2-3: Die Hypothese wird im Wesentlichen bestätigt: In der Zusammenschau ist der Einfluss der Beziehungsvariablen auf die Elternallianz vor allem bei den Männern der einzig ausschlaggebende Faktor, bei den Frauen trägt auch die finanzielle Knappheit zu schwieriger elterlicher Zusammenarbeit bei. Auch beim Erziehungsverhalten zeigt sich bei beiden Geschlechtern ein starker Einfluss von eskaliertem Konflikt und negativen Attributionen (bei letzteren wieder in unerwarteter Richtung), zusätzlich wirkt sich bei den Männern auch in der Zusammenschau der Neurotizismus negativ auf das Erziehungsverhalten aus.

2.5.3 Empirische Prädiktoren für kindliche Entwicklungsprobleme

Fragestellung 3: Welche Prädiktoren wirken sich empirisch auf die Indikatoren für kindliche Entwicklungsprobleme (Verhaltensprobleme, somatische Beschwerden, Probleme bei der Trennungsbewältigung) aus?
Hypothesen:
H3-1: Die Wirkung der Elternallianz auf kindliche Entwicklungsprobleme ist mindestens so stark wie die Erziehungsprobleme der einzelnen Elternteile.
H3-2: Die Wirkung von Beziehungsvariablen auf das kindliche Wohlbefinden ist stärker als die von Persönlichkeit und Kontextfaktoren.
H3-3: Die Wirkung sowohl von Beziehungsvariablen als auch von Persönlichkeit und Kontextfaktoren auf das kindliche Wohlbefinden wird über die Elternallianz mediiert (Mediatorhypothese).
Die Effekte zeigen sich jeweils unabhängig von Alter oder Geschlecht des Kindes sowie vom Kriterium der Hochstrittigkeit.
Reihenfolge der Analysen:
a) Korrelative Analysen
b) Hierarchische Regressionsanalysen zu Einflüssen auf kindliche Entwicklungsprobleme: (1) Elternallianz und Erziehungsverhalten, (2) Beziehungsvariablen, (3) Persönlichkeit und Kontextfaktoren, (4) Zusammenschau

Korrelative Analysen – abhängige Variablen
Mit Partialkorrelationen wird zunächst, getrennt für Männer und Frauen, der Zusammenhang der abhängigen Variablen „kindliche Verhaltensprobleme“, „somatische Beschwerden des Kindes“ und „Probleme bei der Trennungsbewältigung“ getestet (vgl. Tabelle 23).

Tabelle 23: Korrelation der Variablen zum Elternverhalten bei Männern und Frauen[32]

	Männer (N = 31-33)			***Frauen (N = 34)***		
	Verhaltens-probleme	Somat. Be-schwerden	Probleme Trennungs-bew.	Verhaltens-probleme	Somat. Be-schwerden	Probleme Trennungs-bew.
Verhaltens-probleme	1			1		
Somatische Beschwerden	.49**	1		.42**	1	
Prob. Trenn.-bewältigung	.69***	.48**	1	.73***	.32*	1

32 Für Tabelle 23 und 24 gilt: Partialkorrelation, einseitige Testung, Signifikanzniveaus: +<.1, *≤.05, **≤.01, ***≤.001; Kontrolle für HC sowie für Kindmerkmale (Alter, Geschlecht)

Ergebnisse: Bei beiden Geschlechtern zeigen sich starke Zusammenhänge zwischen den Indikatoren für kindliche Entwicklungsprobleme, wobei erwartungsgemäß die Verhaltensprobleme und die Probleme bei der Trennungsbewältigung stärker interkorreliert sind, weil beide verhaltensnahe Merkmale abbilden. Dagegen ist der Zusammenhang dieser Indikatoren zu den somatischen Beschwerden etwas schwächer, insbesondere bei den Frauen. Die Unterschiede zwischen den Geschlechtern sind jedoch statistisch nicht signifikant. Die Indikatoren werden zu einer Globalvariablen „kindliche Probleme“ zusammengefasst, in den folgenden korrelativen Analysen aber auch einzeln betrachtet, um mögliche unterschiedliche Aspekte bei den Einflüssen auf das kindliche Wohlbefinden zu erforschen.

Korrelative Analysen – Prädiktoren untereinander
Die Korrelation der Prädiktoren untereinander findet sich in Tabelle 17 und Tabelle 18 (Abschnitt 2.5.2).

Korrelative Analysen – Korrelation der Prädiktoren mit den abhängigen Variablen
Schließlich wird wieder untersucht, inwieweit die Prädiktoren mit der abhängigen Variablen zusammenhängen und ob sich diese Zusammenhänge für Männer und für Frauen signifikant unterscheiden. Wiederum werden nur die Zusammenhänge zur Globalvariablen „kindliche Probleme“ berichtet, da die meisten Zusammenhänge für alle drei Indikatoren für kindliches Wohlbefinden (Verhaltensprobleme, somatische Beschwerden, Probleme bei der Trennungsbewältigung) gelten. Tabelle 24 zeigt die Ergebnisse im Überblick.

Tabelle 24: Korrelationen der Prädiktoren mit der abhängigen Variable „kindliche Entwicklungsprobleme“

	Kindl. Probleme		Unt. Z.
	Männer (N=32-41)	**Frauen (N=33-42)**	
Elternallianz	-.32*	-.41**	n.s.
Erziehungsprobleme	.54***	.40**	n.s.
Eskalierte Konflikte	-.02	.23+	n.s.
Verbundenheit	.08	.10	n.s.
Neg. Attribution	.22	.02	n.s.
Neurotizismus	.25+	-.02	n.s.
Finanzielle Knappheit	.30*	.54***	n.s.
Soziale Unterstützung	-.17	-.26+	n.s.

Ergebnisse: Sowohl die Elternallianz als auch die Erziehungsprobleme hängen erwartungsgemäß mit den Indikatoren für kindliche Entwicklungsprobleme zusammen, wobei der Zusammenhang mit der Elternallianz bei den Männern etwas schwächer ausfällt als bei den Frauen ($r_{\text{Männer}}$ = -.32*, r_{Frauen} = -.41**), während umgekehrt die Erziehungsprobleme bei den Männern stärker mit den kindlichen Problemen zusammenhängen als bei den Frauen ($r_{\text{Männer}}$ = .54***, r_{Frauen} = .40**). Der Zusammenhang zwischen Beziehungsvariablen und kindlichen Problemen ist schwach, lediglich die eskalierten Konflikte werden bei den Frauen signifikant (r = .23+).

Tendenziell signifikant ist ein Zusammenhang zwischen Neurotizismus und kindlichen Probleme in erwarteter Richtung bei den Männern (kindl. Probleme: r = .25+), während bei den Frauen hier kein Zusammenhang erkennbar ist. Anders ist dies bei der finanziellen Knappheit, die bei beiden Geschlechtern, wesentlich stärker aber bei den Frauen, mit den kindlichen Problemen korreliert ($r_{Männer}$ = .30*, r_{Frauen} = .54***). Die soziale Unterstützung ist bei beiden Geschlechtern in erwarteter Richtung mit den kindlichen Problemen korreliert, verfehlt aber bei den Männern knapp die Signifikanzgrenze ($r_{Männer}$ = -.17*, r_{Frauen} = -.26+).

Hierarchische Regressionsanalysen
Auf der Basis der Informationen aus dem vorangegangenen Abschnitt wird im Folgenden nach dem selben Muster wie bei der vorangegangenen Fragestellung mit hierarchischen Regressionsanalysen geprüft, ob über den Effekt von Hochstrittigkeit, Alter und Geschlecht des Kindes hinaus Effekte von Elternallianz und Erziehungsverhalten (Tabelle 25), Beziehungsvariablen (Tabelle 26), Persönlichkeit und Kontextfaktoren (Tabelle 27) auf die kindlichen Entwicklungsprobleme zu verzeichnen sind und welche Prädiktoren sich hierbei als einflussreicher erweisen. Aufgrund der Abhängigkeit der Daten werden die Analysen wieder für Männer und Frauen getrennt vorgenommen. Aus Gründen der Übersichtlichkeit werden im Folgenden nur die Ergebnisse für die Globalvariable „kindliche Probleme berichtet". Der Aufbau der Tabellen entspricht der von Fragestellung 2, das adjustierte R^2 für das Endmodell wird wieder im Text angegeben. In der Zusammenschau (Tabelle 28) fließen wieder nur die Prädiktoren ein, die sich in den vorhergehenden Analysen als signifikant herausgestellt haben.[33]

a) Ergebnisse – Elternallianz und Erziehungsverhalten
Es zeigen sich unterschiedliche Effekte für Männer und Frauen. Während bei den Männern nur die Erziehungsprobleme (ΔR^2 = .12*), nicht aber die Elternallianz (ΔR^2 = .05) zusätzlich zu den Kovariaten Varianz im Hinblick auf die kindlichen Probleme aufklären, ist es bei den Frauen genau umgekehrt (Erziehungsprobleme: ΔR^2 = .06; Elternallianz ΔR^2 = .11*). Im Endmodell sind bei den Männern (R^2 = .37** / adj. R^2 = .27) nur noch die Erziehungsprobleme signifikant (β final = .34*), während das Kriterium der Hochstrittigkeit an Einfluss verliert (β Eingabe = .38*; β final = .24). Bei den Frauen nimmt im Endmodell (R^2 = .29* / adj. R^2 = .18) die Elternallianz signifikant Einfluss auf die kindlichen Probleme (β = -.37*), daneben bleibt auch das Alter des Kindes tendenziell signifikant (β final = -.27+), d.h. je jünger das Kind, als desto größer schätzen die Frauen die Probleme in der Trennungsbewältigung ein. Insgesamt sind die Effekte hier und im Folgenden wesentlich schwächer als bei den Variablen zur elterlichen Zusammenarbeit.

33 Für die Tabellen 25 bis 28 gilt: Anmerkung: jeweils Signifikanzniveaus: +<.1, *≤.05, **≤.01, ***≤.001; Geschlecht des Kindes: 1 = männlich, 2 = weiblich; NHC=1, HC=2

Tabelle 25: Hierarchische Regressionsanalysen zu Einflüssen des Elternverhaltens auf kindliche Entwicklungsprobleme

Elternallianz und Erziehungs-verhalten	AV: kindliche Entwicklungsprobleme							
	Männer (N = 38)				Frauen (N = 39)			
	Δ R^2	R^2 ges	β Eingabe	β final	Δ R^2	R^2 ges	β Eingabe	β final
Schritt 1	.20*	.20*			.11	.11		
HC / NHC			.38*	.24			-.10	-.12
Geschlecht Kind			.30+	.15			-.08	.03
Alter Kind			-.07	-.07			-.31+	-.27+
Schritt 2	.12*	.32*			.06	.18		
Erziehungsprobl.			.38*	.34*			.25	.22
Schritt 3	.05	.37**			.11*	.29*		
Elternallianz			-.27	-.27			-.37*	-.37*

Tabelle 26: Hierarchische Regressionsanalysen zu Einflüssen der Elternbeziehung auf kindliche Entwicklungsprobleme

Beziehungs-variablen	AV: kindliche Entwicklungsprobleme							
	Männer (N = 38)				Frauen (N = 38)			
	Δ R^2	R^2 ges	β Eingabe	β final	Δ R^2	R^2 ges	β Eingabe	β final
Schritt 1	.20*	.20*			.10	.10		
HC / NHC			.38*	.32+			-.07	-.07
Geschlecht Kind			.30+	.30+			-.06	-.08
Alter Kind			-.07	-.07			-.30+	-.28
Schritt 2	.01	.21+			.01	.11		
Verbundenheit			.09	.13			.09	.11
Schritt 3	.00	.21			.03	.13		
Eskal. Konflikt			-.05	-.25			.13	.19
Schritt 4	.09+	.30+			.00	.13		
Neg. Attributionen			.41+	.41+			-.05	-.05

Tabelle 27: Hierarchische Regressionsanalysen zu Einflüssen der elterlichen Persönlichkeit und von Kontextfaktoren auf kindliche Entwicklungsprobleme

Persönlichkeit und Kontextfaktoren	AV: kindliche Entwicklungsprobleme							
	Männer (N = 37)				Frauen (N = 39)			
	Δ R^2	R^2 ges	β Eingabe	β final	Δ R^2	R^2 ges	β Eingabe	β final
Schritt 1	.21*	.21*			.11	.11		
HC / NHC			.40*	.38*			-.10	.03
Geschlecht Kind			.32+	.19			-.08	.02
Alter Kind			-.07	-.04			-.31+	-.34*
Schritt 2	.04	.25+			.00	.11		
Neurotizismus			.21	.19			-.03	-.02
Schritt 3	.02	.26+			.06	.18		
Soz. Unterstützung			-.16	-.24			-.27	-.21
Schritt 4	.10*	.36*			.22**	.40**		
Finanzielle Knappheit			.35*	.35*			.50**	.50**

Tabelle 28: Hierarchische Regressionsanalysen zu Einflüssen der elterlichen Persönlichkeit und von Kontextfaktoren auf kindliche Entwicklungsprobleme

Zusammenschau	AV: kindliche Entwicklungsprobleme							
	Männer (N = 37)				Frauen (N = 39)			
	Δ R^2	R^2 ges	β Eingabe	β final	Δ R^2	R^2 ges	β Eingabe	β final
Schritt 1	.21*	.21*			.11	.11		
HC / NHC			.40*	.23			-.10	-.01
Geschlecht Kind			.20	.20			-.08	.03
Alter Kind			-.10	-.10			-.31+	-.32+
Schritt 2	.07+	.28*			.25***	.36**		
Finanzielle Knappheit			.28+	.21			.51***	.43*
Schritt 3	.03	.31*			.01	.37**		
Neg. Attributionen			.20	.29			.10	.02
Schritt 4	.14*	.44**			.06	.43**		
Erziehungsprob.			.43*	.43*			.19	.19
Elternallianz			.03	.03			-.20	-.20

b) Ergebnisse – Beziehungsvariablen

Die Beziehungsvariablen tragen bei den Frauen nicht zur Signifikanzaufklärung im Hinblick auf die Entwicklung des Kindes bei (Endmodell: R^2 = .13 / adj. R^2 = -.04), während bei den Männern die negativen Attributionen im Endmodell (R^2 = .30+ / adj. R^2 = .16) tendenziell signfikant sind (β = .41+). Auch das Kriterium der Hochstrittigkeit bleibt tendenziell signifikant (β Eingabe = .38*, β final = .32+) ebenso wie das Geschlecht des Kindes (β Eingabe / final = .30+). Beim eskalierten Konflikt zeigt sich ein kontraintuitiver Effekt, der jedoch nicht signifikant wird (β Eingabe = -.05, β final = -.25).

c) Ergebnisse – Persönlichkeit und Kontextfaktoren

Im Hinblick auf Persönlichkeit und Kontextfaktoren zeigt sich bei beiden Geschlechtern der Einfluss finanzieller Knappheit ($β_{\text{Männer}}$ = .35*, $β_{\text{Frauen}}$ = .50**), dieser fällt für die Frauen stärker aus. Neurotizismus und soziale Unterstützung werden nicht signifikant, wobei die Varianzaufklärung der Regression im Endmodell nicht sehr unterschiedlich ist, da bei den Männern die Hochstrittigkeit wie oben berichtet zusätzlich Varianz aufklärt (Endmodell Männer: R^2 = .36* / adj. R^2 = .23; Endmodell Frauen: R^2 = .40 / adj. R^2 = .29).

d) Ergebnisse – Zusammenschau

In der Zusammenschau bleiben bei den *Männern* im Endmodell (R^2 = .44** / adj. R^2 = .31) nur die Erziehungsprobleme als Wirkfaktor übrig (Δ R^2 = .14*, β = .43*), während das Kriterium der Hochstrittigkeit an Einfluss verliert (β Eingabe = .40*, β final = .23) genau wie auch die finanzielle Knappheit (β Eingabe = .28+, β final = .21). Der Einfluss der negativen Attributionen nimmt bei Eingabe der Variablen zum Elternverhalten zwar zu (β Eingabe = .20, β final = .29), verfehlt aber die Signifikanzgrenze. Bei den *Frauen* erweist sich im Endmodell (R^2 = .43** / adj. R^2 =

.30) nur noch die finanzielle Knappheit als bedeutsam ($\Delta R^2 = .25^{***}$, β Eingabe = .51***, β final = .43*) sowie das Alter des Kindes (β final = -.32+), während weder Elternallianz (β = .19) noch Erziehungsprobleme (β = -.20) Varianz aufklären.

Da die Elternallianz in der Regression unter a) bei den Frauen einen stärkeren Einfluss hatte als die Erziehungsprobleme, wird vermutet, dass ihre Varianzaufklärung in der der finanziellen Knappheit aufgeht. Diese Annahme wird mittels des Sobel-Tests geprüft, sie erweist sich als richtig und auch als statistisch signifikant (Z = 2.17*) – bei den Frauen wird der Einfluss der Elternallianz auf das kindliche Wohlbefinden also durch den wahrgenommenen finanziellen Druck mediiert.

Fragestellung 3 – Zusammenfassung:
H3-1: Die Hypothese konnte für die Frauen bestätigt werden: Bei ihnen zeigt sich in der Regression ein stärkerer Einfluss der Elternallianz auf die kindlichen Entwicklungsprobleme als der ihres Erziehungsverhaltens. Bei den Männern hängt die Einschätzung des kindlichen Wohlbefindens nicht signifikant mit der Elternallianz, sondern eher mit den Erziehungsproblemen zusammen.

H3-2: Die Hypothese bestätigt sich für die Frauen nicht – der Einfluss des finanziellen Drucks ist sehr hoch, dagegen wirken sich die Beziehungsvariablen nicht auf die Einschätzung zum kindlichen Wohlbefinden aus. Bei den Männern ist der Einfluss der negativen Attributionen auf kindliche Entwicklungsprobleme etwas stärker als der Einfluss finanzieller Knappheit.

H3-3: Die Hypothese wird nicht bestätigt, vielmehr mediiert umgekehrt bei den Frauen die finanzielle Knappheit die Einschätzung der Wirkung der Elternallianz auf das Wohlbefinden des Kindes.

2.5.4 Post-Hoc-Analysen: Alters- und Geschlechtseffekte des Kindes

Drei überraschende Befunde lassen die Untersuchung von Alters- und Geschlechtseffekten bei den Kindern sinnvoll erscheinen. Zum einen zeigen sich für die unterschiedlichen Altersgruppen der Kinder unterschiedliche Zusammenhänge zwischen den verwendeten Variablen und den Erziehungsproblemen, was aus Platzgründen nicht genauer dargestellt werden kann. Weiterhin ist es unerwartet, dass die eskalierten Konflikte weder bei den Männern noch bei den Frauen Einfluss auf das kindliche Wohlbefinden zeigen, obwohl sie Elternallianz und Erziehungsverhalten beeinflussen und diese wiederum mit dem kindlichen Wohlbefinden korreliert sind. Bei den Männern ist ihre Wirkungsrichtung sogar kontraintutiv, auch wenn dieser Wert in der Regression die Signifikanzgrenze verfehlt. Und schließlich verwundert es, dass die negativen Attributionen vor allem bei den Männern, aber auch bei den Frauen, einen umgekehrten Effekt auf das Erziehungsverhalten im Gegensatz zur Elternallianz zeigen, obwohl dies bei den eskalierten Konflikten nicht der Fall ist und die beiden Beziehungsvariablen miteinander positiv korrelieren.

Eine mögliche Erklärung hierfür könnte das Vorliegen von unterschiedlichen Zusammenhängen je nach Alter oder Geschlecht des Kindes sein, die die Gesamtschau beeinflussen oder verzerren, z.B. indem sich Effekte gegenseitig aufheben.

Wie in Abschnitt 1.2.3 deutlich wurde, reagieren Kinder je nach Alter und Geschlecht unterschiedlich auf elterliche Konflikte. Für die beiden zentralen Beziehungsvariablen „eskalierte Konflikte“ und „negative Attributionen“ sowie die abhängigen Variablen von Fragestellung 2 und 3 (Elternallianz, Erziehungsprobleme, kindliche Entwicklungsprobleme) werden daher Mittelwertsunterschiede und Korrelationen nach Geschlecht (Tabelle 29) und Alter des Kindes (Tabelle 30) aufgeteilt ermittelt.

Mittelwertsunterschiede nach Alter und Geschlecht des Kindes
Eine Berechnung von *Mittelwertsunterschieden* nach einer Aufteilung von Alter und Geschlecht zeigt bei den Frauen einen signifikanten Geschlechtseffekt: Sie schätzen die Elternallianz bei den Jungen als signifikant schlechter ein als bei den Mädchen ($M_{Mädchen} = 3.5$, $M_{Jungen} = 3.1$; T[df] = -2,52[46]*). Beide Geschlechter geben bei älteren Kindern mehr Erziehungsprobleme an (Männer: $M_{Ältere} = 2.0$, $M_{Jüngere} = 1.6$; T[df] = -1,89[44]+; Frauen: $M_{Ältere} = 2.1$, $M_{Jüngere} = 1.6$; T[df] = -2,04[40,95]*), die Frauen schätzen auch die Entwicklungsprobleme der älteren Kinder als gravierender ein ($M_{Ältere} = 1.8$, $M_{Jüngere} = 1.6$; T[df] = 1,71[37]+).

Korrelationen nach Alter und Geschlecht des Kindes: Im Folgenden werden Produkt-Moment-Korrelationen dargestellt. Da die HCs bei den Jungen prozentual überrepräsentiert sind (48 Prozent der Jungen haben HC-Eltern, nur 29 Prozent der Mädchen haben HC-Eltern), wurden auch Partialkorrelationen unter Kontrolle der Hochstrittigkeit berechnet. Diese sind jedoch sehr ähnlich, was Richtung und Stärke der Korrelationen betrifft und werden somit nicht weiter berücksichtigt.

Ergebnisse – Geschlecht des Kindes
In der Tat zeigen sich, vor allem bei den *Männern*, unterschiedliche Effekte je nach Geschlecht des Kindes: Handelt es sich bei dem Kind um einen Jungen, hängen die eskalierten Konflikte wie erwartet stark mit Entwicklungsproblemen zusammen (r = .52**), bei den Mädchen lässt sich der umgekehrte, aber ebenso starke Effekt beobachten: Die eskalierten Konflikte hängen stark negativ mit den Entwicklungsproblemen zusammen, d.h. je eskalierter die Konflikte, desto *besser* geht es den Mädchen. Die eskalierten Konflikte wirken sich auch auf die Elternallianz bei den Mädchen nicht negativ aus (r = -.08), während sie bei den Jungen wieder stark mit der Elternallianz korrelieren (r = -.79**). Auch die negativen Attributionen wirken sich bei den Männern nur negativ auf das Wohlbefinden der Jungen (r = .52**), nicht aber der Mädchen (r = .07) aus. Und schließlich ist auch der unerwartete Effekt der negativen Attributionen aus Fragestellung 2 bei den Männern ebenfalls vor allem bei den Mädchen zu finden – je stärker die Ressentiments gegenüber der Mutter ausfallen, desto weniger Erziehungsprobleme werden bei den Mädchen berichtet.

Tabelle 29: Korrelationen der Variablen „eskalierter Konflikt" und „negative Attributionen" mit dem elterlichen Verhalten und kindlichen Entwicklungsproblemen (aufgeteilt nach Geschlecht des Kindes)[34]

	Unterteilt nach *Geschlecht* des Kindes					
	Eskalierte Konflikte			**Negative Attributionen**		
	Männer *N*	*Frauen* *N*	*Unt. Z.*	*Männer* *N*	*Frauen* *N*	*Unt. Z.*
Probleme Jungen	.52** 22	.27 18	n.s.	.52** 22	-.02 18	-1.72+
Probleme Mädchen	-.53* 16	.03 20	-1.68+	.07 16	.16 21	n.s.
Probleme Gesamt	.08 38	.19 38	n.s.	.31* 38	.07 39	n.s.
Elternallianz Jungen	-.79*** 24	-.69*** 20	n.s.	-.75*** 24	-.55** 20	n.s.
Elternallianz Mädchen	-.08 22	-.36* 27	n.s.	-.59** 22	-.49** 28	n.s.
Elternallianz Gesamt	-.52*** 46	-.53*** 47	n.s.	-.70*** 46	-.51*** 48	n.s.
Erziehungsprobleme Jungen	.03 24	.15 20	n.s.	-.17 24	-.17 20	n.s.
Erziehungsprobleme Mädchen	.22 22	.00 27	n.s.	-.54** 22	-.17 28	n.s.
Erziehungsprobleme Gesamt	.15 46	.07 47	n.s.	-.34* 46	-.15 48	n.s.

Diese Unterschiede sind bei den Frauen entweder gar nicht vorhanden oder stark abgeschwächt: Bei den Jungen hängen die eskalierten Konflikte leicht in erwarteter Richtung mit den Problemen zusammen (r = .27), bei den Mädchen ist kein Zusammenhang feststellbar (r = .03) und hier wird der Unterschied zwischen Männern und Frauen statistisch signifikant (Z = 1.68+). Zwischen negativen Attributionen und kindlichen Problemen zeigen sich bei den Frauen keine Zusammenhänge und dieser Unterschied wird im Hinblick auf die Jungen statistisch signifikant (Z = 1.72+). Im Hinblick auf die Elternallianz sind die negativen Effekte der eskalierten Konflikte für die Jungen (r = -.69***) deutlich stärker als für die Mädchen (r = -.36*), während negative Attributionen sich bei beiden Geschlechtern des Kindes ungünstig auf die Elternallianz auswirken. Weder negative Attributionen noch eskalierte Konflikte wirken sich auf die Einschätzungen der Frauen bezüglich ihres Erziehungsverhaltens aus.

Insgesamt differenzieren die Männer also bei der Wirkung der Beziehungsvariablen stärker zwischen Söhnen und Töchtern, als dies die Frauen tun, so dass sich z.B. der Effekt der eskalierten Konflikte auf kindliche Probleme in Tabelle 29 bei

34 Für die Tabellen 29 und 30 gilt: Produkt-Moment-Korrelation, einseitige Testung, Signifikanzniveaus: +<.1, *≤.05, **≤.01, ***≤.001, Geschlecht des Kindes: 1 = männlich, 2 = weiblich

den Männern nicht zeigte, weil sich die starke Wirkung für Jungen (r = .52***) und Mädchen (r = -.53*) in der Summe aufhebt (r = .08).

Ergebnisse – Alter des Kindes

Auch das Alter des Kindes spielt bei der Trennungsbewältigung eine Rolle, und hier differenzieren die Frauen stärker als die Männer, indem sie vor allem bei den älteren Kindern eine Wirkung der eskalierten Konflikte (kindl. Probleme: $r_{Jüngere}$ = -.17, $r_{Ältere}$ = .54**; Elternallianz: $r_{Jüngere}$ = -.35*, $r_{Ältere}$ = -.79**) und, etwas weniger ausgeprägt, auch der negativen Attributionen (kindl. Probleme: $r_{Jüngere}$ = -.19, $r_{Ältere}$ = .25, Elternallianz: $r_{Jüngere}$ = -.49**, $r_{Ältere}$ = -.62***) feststellen.

Bei den Männern hingegen zeigen sich beim Zusammenhang zwischen eskalierten Konflikten und kindlichen Problemen schwächere Effekte ($r_{Jüngere}$ = -.06, $r_{Ältere}$ = .24), beim Zusammenhang auf die Elternallianz sind keine nennenswerten Unterschiede zwischen den Altersgruppen zu verzeichnen ($r_{Jüngere}$ = -.51**, $r_{Ältere}$ = -.55**), ebenso wenig wie bei der Auswirkung negativer Attributionen auf kindliche Probleme ($r_{Jüngere}$ = .31+, $r_{Ältere}$ = .34+). Im Hinblick auf die Elternallianz zeigt sich bei den Männern bei den jüngeren Kindern ein stärkerer Zusammenhang zu den negativen Attributionen als bei den älteren Kindern ($r_{Jüngere}$ = -.78***, $r_{Ältere}$ = -.57**), während es bei den Frauen genau umgekehrt ist (s.o.), ein Unterschied der auch statistisch signifikant wird (Z = 1.76+). Bis auf den letzten Befund sind es insgesamt vor allem die Frauen, die nach Alter des Kindes differenzieren und bei den älteren Kindern mehr negative Entwicklungen vermuten als bei den jüngeren.

Tabelle 30: Korrelationen der Variablen „eskalierter Konflikt“ und „negative Attributionen“ mit dem elterlichen Verhalten und kindlichen Entwicklungsproblemen (aufgeteilt nach Alter des Kindes)

	Unterteilt nach *Alter* des Kindes					
	Eskalierte Konflikte			**Negative Attributionen**		
	Männer *N*	*Frauen* *N*	*Unt. Z.*	*Männer* *N*	*Frauen* *N*	*Unt. Z.*
Probleme jüngere Kinder (3-9)	-.06 21	-.17 19	n.s.	.31+ 21	-.19 19	n.s.
Probleme ältere Kinder (>9)	.24 17	.54** 19	n.s.	.34+ 17	.25 20	n.s.
Elternallianz jüngere Kinder (3-9)	-.51** 28	-.35* 26	n.s.	-.78*** 28	-.49** 26	1.76+
Elternallianz ältere Kinder (>9)	-.55** 18	-.79*** 20	n.s.	-.57** 18	-.62*** 21	n.s.
Erziehungsprobleme jüngere Kinder (3-9)	.11 28	.06 26	n.s.	-.39* 28	-.02 26	1.36+
Erziehungsprobleme ältere Kinder (>9)	.26 18	-.11 20	n.s.	-.25 18	-.21 21	n.s.

Zusammenfassung zu Alters- und Geschlechtseffekten des Kindes:

Die Einschätzungen der Eltern zu Auswirkungen der Beziehungsvariablen auf das Wohlbefinden des Kindes unterscheiden sich teilweise nach Alter und Geschlecht des Kindes. *Männer differenzieren häufiger nach Geschlecht des Kindes* und schätzen die Wirkung eskalierter Konflikte und negativer Attributionen besonders auf Jungen als problematisch ein, den Mädchen schreiben sie bei steigender Konflikteskalation ein besseres Wohlbefinden zu und berichten weniger Erziehungsprobleme bei ihnen, wenn die negativen Attributionen hoch sind.

Frauen differenzieren häufiger nach Alter des Kindes: Sie sehen die Wirkung eskalierter Konflikte und negativer Attributionen auf das kindliche Wohlbefinden und die Elternallianz besonders bei älteren Kindern als kritisch an, während die Männer bei negativen Attributionen eher bei jüngeren Kindern eine problematische Entwicklung berichten.

2.6 Diskussion

Die vorliegende Arbeit untersucht die Genese und Auswirkung (hoch-)strittiger Elternkonflikte nach der Trennung auf zweierlei Weise: Zum einen wurden anhand eines Modells zu Einflüssen auf elterliches Verhalten und ihre Folgen für die Kinder (Belsky, 1984) empirische Prädiktoren für problematisches Elternverhalten und kindliche Entwicklungsprobleme identifiziert. Zum anderen wurde eine Gruppe von Klienten, die aufgrund von Sorge- oder Umgangsrechtsstreitigkeiten gezwungenermaßen an einer Beratung teilnehmen musste und somit von Experten als „hochstrittig" klassifiziert wurde (Klienten im Zwangskontext) mit einer Gruppe von Klienten, die freiwillig nach Hilfe in ihren Trennungsproblemen suchten,[35] im Hinblick auf empirische Unterschiede verglichen.

Die Ergebnisse beider Vorgehensweisen tragen *inhaltlich* zu einem tieferen Verständnis von Mechanismen der Konflikteskalation bei und zeigen *methodisch* gut einsetzbare, weil ökonomische Erfassungsmöglichkeiten von Hochstrittigkeit auf, die z.B. im Bereich der Früherkennung von Chronifizierungsmechanismen und der damit verbundenen differenzierten Zuweisung zu unterschiedlichen Interventionsformen (vgl. Abschnitt 3.4.2) hilfreich sein können.

Im Folgenden werden diese Befunde mit Blick auf bereits bestehende Forschungsergebnisse diskutiert. Daraufhin erfolgt ein Resümee der Vorzüge und Schwierigkeiten des methodischen Vorgehens, den Abschluss bildet ein Zwischenfazit des ersten Teils dieser Arbeit. Die Diskussion der Ergebnisse erfolgt im Wesentlichen entlang des Modells von Belsky, der Reihenfolge im Ergebnisteil und folgender zentraler Befunde, die jeweils am Anfang des betreffenden Abschnitts noch einmal näher beschrieben werden:

a) Klienten im Zwangskontext (HC)

Klienten im Zwangskontext unterscheiden sich empirisch *in soziodemographischen, noch mehr aber in psychosozialen Merkmalen,* von Klienten im freiwilligen Bereich. Männer und Frauen im Zwangskontext weisen ein *ähnliches Konfliktni-*

35 Diese Klienten nahmen unterschiedliche Hilfsangebote in Anspruch: Mediation, Scheidungsberatung oder den Elternkurs Kinder im Blick. Aufgrund zu geringer Fallzahlen wurden jedoch keine weiteren Subgruppen gebildet.

veau auf, während Männer und Frauen im freiwilligen Bereich sich stärker von einander unterscheiden.

b) Einflüsse auf die Elternallianz
Die wichtigsten Einflussfaktoren auf die Elternallianz sind *negative Attributionen* gegenüber dem anderen Elternteil und die *Art der Konfliktaustragung* zwischen den Eltern, der Einfluss der *Verbundenheit* ist schwächer und weniger eindeutig. Bei den Männern ist darüber hinaus die *juristische Strittigkeit* bedeutsam, während bei den Frauen vor allem der *ökonomische Druck* ein starker zusätzlicher Einflussfaktor ist. *Alters- und Geschlechtseffekte des Kindes*: Frauen erleben die Elternallianz bei Jungen als problematischer.

c) Einflüsse auf das Erziehungsverhalten
Nicht die juristische Strittigkeit, sondern eine *dysfunktionale Art der Konfliktaustragung* zwischen den Eltern sowie das Persönlichkeitsmerkmal *Neurotizismus* (bei den Männern) geht mit problematischem Erziehungsverhalten einher, während die Eltern sich selbst bei *negativeren Attributionen* gegen den anderen Elternteil eher ein *positiveres Erziehungsverhalten* zuschreiben. *Alters- und Geschlechtseffekte des Kindes*: Beide Geschlechter berichten mehr Erziehungsprobleme bei älteren Kindern; der unerwartete Einfluss der negativen Attributionen findet sich bei den Männern vor allem bei den Mädchen.

d) Einflüsse auf kindliche Entwicklungsprobleme
Bei Frauen sind kindliche Entwicklungsprobleme vor allem ein *Versorgungsthema* – sie gehen mit finanziellem Druck einher, während sie bei den Männern vor allem ein *Erziehungsthema* darstellen, indem sie mit problematischem Erziehungsverhalten einhergehen. *Alters- und Geschlechtseffekte des Kindes*: Die Mütter schreiben älteren Kindern mehr Entwicklungsprobleme zu und sehen bei ihnen einen stärkeren Zusammenhang zwischen dysfunktionaler Elternbeziehung und problematischer Entwicklung. Die Väter sehen diesen Zusammenhang nur bei den Jungen.

2.6.1 Diskussion der Ergebnisse zu Hochstrittigkeit

1. Klienten im Zwangskontext unterscheiden sich empirisch in einigen soziodemographischen, noch mehr aber in psychosozialen Merkmalen, von Klienten im freiwilligen Bereich.
Befunde zu soziodemographischen Unterschieden: Die Gruppen ähneln sich in Alter und Bildungsstand, im Alter des ältesten Kindes, in der Altersverteilung dieser Kinder, in der Anzahl der Kinder und im Wohnort der Kinder (jeweils überwiegend bei der Mutter). Einige Unterschiede lassen sich aber auch feststellen: Beide Geschlechter geben ein geringeres Haushaltsnettoeinkommen an, wenn sie als „hochstrittig" klassifiziert wurden. Hochstrittige weisen eine signifikant kürzere Beziehungsdauer vor der Trennung auf, waren seltener verheiratet und sind schon erheblich länger getrennt (im Schnitt über drei Jahre, weniger strittige im Schnitt

neun Monate). Sie haben weniger Kontakt zueinander und sind häufiger anwaltlich vertreten. Die Frauen der hochstrittigen Gruppe sind etwas häufiger berufstätig als die der weniger strittigen Frauen, obwohl ihre Kinder im Schnitt nicht erheblich älter sind (da die hochstrittigen Eltern allerdings meist schon länger getrennt sind, waren die Kinder bei der Trennung etwa drei Jahre jünger). Obwohl die Trennung deutlich länger zurückliegt, haben die Mütter aus hochstrittigen Familien nicht öfter einen neuen Lebenspartner als die Mütter der weniger strittigen Gruppe, während die Männer doppelt so oft von einer neuen Partnerin berichten.

Befunde zu psychosozialen Unterschieden: Vor allem in den zentralen Variablen dieser Arbeit, die die elterliche Beziehung beschreiben, zeigen sich erhebliche Unterschiede. Bei beiden Geschlechtern finden sich eine signifikant geringere Verbundenheit gegenüber dem anderen Elternteil, dysfunktionalere Konfliktstile und stärker ausgeprägte negative Attributionen. Die elterliche Zusammenarbeit ist schlechter, der Koalitionsdruck deutlich höher, die hochstrittigen Eltern haben erheblich weniger Kontakt zueinander und auch der Kontakt der getrennt lebenden Elternteile zum Kind ist geringer.

Die Männer der Gruppen unterscheiden sich in den genannten Merkmalen deutlicher voneinander als die Frauen und weisen noch weitere Unterschiede auf: Nur hochstrittige Väter schreiben sich eine bessere soziale Unterstützung, dafür aber erheblich größeren finanziellen Druck zu als weniger strittige Väter, ihre Kinder weisen nach ihrer Einschätzung größere Verhaltensprobleme und Probleme bei der Trennungsbewältigung auf und auch sie selbst haben die Zeit vor der Trennung als belastender erlebt als die weniger strittigen Männer. Zwischen den Frauen findet sich nur noch ein weiterer Unterschied: Hochstrittige Mütter zeigen ein deutlich besseres Wohlbefinden als die Mütter der anderen Familien. Da die Männer sich so deutlich unterscheiden, ist es weiterhin interessant zu benennen, an welchen Stellen sie dies nicht tun: Hochstrittige Väter und weniger strittige Väter unterscheiden sich *nicht* im Hinblick auf ihren selbst eingeschätzten Neurotizismus und die selbst eingeschätzten Erziehungsprobleme sowie die Einschätzung der somatischen Beschwerden des Kindes.

Diskussion und Einordnung

Persönlichkeit: Belsky (1984) geht davon aus, dass eine problematische Persönlichkeit sowohl den sozialen und ökonomischen Kontext als auch die Elternbeziehung ungünstig beeinflusst und alle drei Domänen sich negativ auf das Elternverhalten auswirken. In dieser Untersuchung konnte das nicht bestätigt werden, die Frauen weisen zwar höhere Neurotizismuswerte auf als die Männer, die Hochkonflikt-Eltern schätzen sich jedoch nicht als neurotischer ein als die weniger strittigen Eltern. Deskriptiv weisen Männer mit juristischen Streitigkeiten sogar die niedrigsten Neurotizismus-Werte auf. Auch Winkelmann (2005) konnte keine Unterschiede zwischen hochstrittigen und weniger strittigen Probanden im Hinblick auf Neurotizismus feststellen.

Ob in dieser Stichprobe nur ein Geschlechtseffekt vorliegt, d.h. es für Frauen sozialisationsbedingt leichter ist, sich als emotional wenig stabil zu beschreiben, oder ob Frauen in Trennungskonflikten tatsächlich emotional vulnerabler sind, kann hier nicht geklärt werden, da hierzu ein Vergleich mit einer „nicht strittigen" Gruppe erforderlich wäre. Dass die Hochkonflikt-Eltern sich jedenfalls nicht als neurotischer beschreiben, obwohl sie von den helfenden Professionen als durchaus problematisch beschrieben werden, könnte an einem verzerrten Selbstbild liegen, wie es z.B. Kelly (2003) beschreibt: „they vigorously and persuasively present [...] their [...] superiority as a parent" (S. 74). Für diese Erklärung spricht auch, dass sich weder im Wohlbefinden noch im eigenen Erziehungsverhalten Unterschiede zu den weniger strittigen Eltern finden, obwohl die Vermutung nahe liegt, dass auch das persönliche Wohlergehen und die Eltern-Kind-Beziehung von den juristischen Konflikten betroffen sein müssten. Wieder könnte argumentiert werden, dass dies eher an der Gruppe der weniger Strittigen liegt, die durch die akute Trennung gleichermaßen beeinträchtigt ist. Eine Alternativerklärung bleibt aber diejenige, dass es eher die Konfliktdynamik zwischen den Eltern ist, die zur Hochstrittigkeit führt, und dass bestimmte akzentuierte oder sogar pathologische Persönlichkeitseigenschaften weniger Einfluss haben als bislang angenommen.

Kontextfaktoren: Zu sozioökomonomischen Besonderheiten von hochstrittigen Familien ist nur wenig bekannt bzw. sie werden selten berichtet, was vermuten lässt, dass es sich entweder nicht um große Auffälligkeiten gehandelt hat oder kein Augenmerk darauf gerichtet wurde. So fanden z.B. Maccoby & Mnookin (1992) in einer der größten amerikanischen Untersuchungen zur Hochstrittigkeit (N = 1.124 Familien) keine Unterschiede zwischen Familien mit oder ohne juristische Trennungskonflikte. In dieser Untersuchung weisen sowohl geringere ökonomische Ressourcen, als auch die kürzere Beziehungsdauer der Eltern und die Tatsache, dass diese seltener verheiratet waren, auf instabilere Kontextfaktoren bei den hochstrittigen Eltern hin, was doch eher für eine problematische Charakterzüge sprechen würde. Die Frauen arbeiten häufiger als die weniger strittigen Mütter und geben trotzdem geringere Einkünfte als diese an, so dass vermutet werden kann, dass ihre Berufstätigkeit eher als zusätzlicher Stressor denn als Quelle der Selbstverwirklichung zu sehen ist.

Einschränkend muss jedoch auch erwähnt werden, dass die Trennung schon wesentlich länger zurückliegt – der Grund hierfür liegt, wie bereits dargelegt, in der Tatsache, dass Überweisungen im Zwangskontext durch Gericht oder Jugendamt meist erst nach einer längeren „Streithistorie" der Eltern erfolgen – so dass es schon wesentlich mehr Zeit für die Auflösung traditioneller Rollenmuster (Mann arbeitet – Frau betreut die Kinder) gab. Möglicherweise waren diese auch nicht so stark ausgeprägt wie bei den weniger strittigen Eltern, da sich durch die kürzere Beziehungsdauer eine derartige Aufgabenteilung nicht so sehr verfestigen konnte. Beide Erklärungen erscheinen plausibel, lassen sich jedoch aufgrund des querschnittlichen Designs in dieser Arbeit nicht klären. Festgehalten werden kann jedoch, dass die Kinder in diesen Familien mit geringeren finanziellen Mitteln aufwachsen und die Mutter als Betreuungsperson durch die verstärkte Berufstätigkeit seltener zur Verfügung steht. Zudem hat der Vater weniger Kontakt zu seinen Kindern, so dass er auch nicht zur Entlastung der Mütter durch Betreuungsleistungen beiträgt.

Die Tatsache, dass die Mütter trotz längerer Zeit seit der Trennung nicht öfter einen neuen Partner haben als frisch getrennte Mütter, könnte sich aus dem daraus resultierenden persönlichen Stressniveau der Mutter ergeben. Grundsätzlich scheint es zwar ohnehin so zu sein, dass Männer sich schneller wieder in neue Beziehungen hinein begeben als Frauen, obwohl diese meist die Initiatorinnen der Trennung sind. Trotzdem ist auffallend, dass so wenige hochstrittige Frauen auch nach längerer Zeit eine neue Bindung eingegangen sind. Das Überwiegen von Vorzügen oder Nachteilen neuer Partner für die Kinder wird in der Trennungsforschung nach wie vor debattiert (vgl. Abschnitt 1.2.3), für Kinder dieser Klientel könnte ein neuer Partner der Mutter allerdings eine Entlastung bedeuten, da diese ihre Kinder häufig als „Partnerersatz" missbrauchen (Graf & Frank, 2001), was eine weitere mögliche Erklärung für den Mangel an neuen Partnern darstellen könnte. Auch Beckh und Walper (2002) zeigen, dass Stiefväter in der Beziehung zum Kind einen erheblichen Beitrag zur Förderung der kindlichen Entwicklung leisten können. Zwar schüren neue Partner häufig auch das Konfliktniveau zwischen den leiblichen Eltern, jedoch scheint bei Eltern, die bereits hochstrittig sind, ein weiterer Konfliktfaktor in seiner Auswirkung auf das Kind wenig bedeutsam. Für getrennte Frauen stellt ein neuer Partner im Allgemeinen eine wichtige Determinante der Lebenszufriedenheit und auch eine finanzielle Ressource dar (Andreß & Güllner, 2002). Ob das Fehlen neuer Partner bei den Müttern möglicherweise nur eine Momentaufnahme ist, und diese aufgrund ihrer schwierigen Erfahrungen oder ungünstiger Persönlichkeitseigenschaften eher zu wechselnden Partnerschaften neigen, bleibt unklar. Sollte dies so sein, eröffnen sich für die Kinder ebenfalls negative Perspektiven, so zeigt die Untersuchung „Familien in Entwicklung" eindrucksvoll, dass häufigere Transitionen in der Familie, auch die Auflösung einer Stieffamilie, bei Kindern und Jugendliche mit besonders schwierigen Entwicklungsverläufen einhergeht (Walper & Beckh, 2006).

Einen zusätzlichen Risikofaktor für die kindliche Entwicklung stellt finanzielle Knappheit dar. Vor allem hochstrittige Väter erleben den finanziellen Druck als besonders hoch, geben ein geringeres Monatsnettoeinkommen an als weniger strittige Väter und reichen bezüglich ihrer wahrgenommenen Finanzlage deskriptiv an das Niveau frisch getrennter Frauen heran, die, wie viele Untersuchungen zeigen, im Rahmen der Trennung häufig massive Einkommenseinbußen hinnehmen müssen. Ein Grund hierfür könnten andauernde finanzielle Streitigkeiten der Eltern sein, bei denen die Finanzen gegen die Kindkontakte ausgespielt werden. Ein weiterer möglicher Grund ist darin zu sehen, dass nach bisherigem Unterhaltsrecht neue Partnerinnen und neue Kinder aus dieser Beziehung gegenüber den „älteren Rechten" der alten Partnerinnen und ihrer Kinder zurückblieben, so dass neue Familiengründungen für diese Männer schwierig waren (während die Frauen häufig neue Lebenspartner haben und trotzdem weiterhin Ehegattenunterhalt vom ehemaligen Partner empfangen). Diese Situation hat sich zwar mit der Reform vom Anfang des Jahres 2008 verändert, die Daten stammen jedoch aus der Zeit vor dieser Veränderung.

Was den sozialen Kontext angeht, schreiben sich hochstrittige Väter eine bessere soziale Unterstützung zu (deskriptiv ist dieser Effekt auch bei den Frauen zu finden) – wie ist dieser Befund zu erklären, wenn doch eher angenommen werden könnte, dass derart polarisierende Konflikte eher in die soziale Isolation führen? Ein soziales Netz wurde in der bisherigen Trennungsforschung vor allem als Ressource für Eltern und Kinder betrachtet (Hetherington & Kelly, 2003), die dadurch z.B. auf Unterstützung von Großeltern und Freunden zurückgreifen konnten. Was Hochstrittigkeit anbelangt, sollte jedoch auch ein Augenmerk auf problematische Aspekte sozialer Unterstützung gerichtet werden, so stellt z.B. Alberstötter (2007) fest, dass Hochstrittige sich häufig Verbündete suchen und der Konflikt sich somit auf ganze Familien ausweiten kann.[36] Eine alternative Erklärung ist allerdings darin zu sehen, dass sich auch das soziale Netzwerk nach der Trennung der Eltern umorganisieren muss und häufig gerade Männer zunächst unter Isolation leiden (Schmidt-Denter, Beelmann & Trappen, 1991), wenn die Kinder bei der Mutter wohnen und die Mutter durch ihre soziale Rolle als „Beziehungspflegerin" eher den Kontakt zum Freundeskreis hält. Da die Trennung bei den Hochstrittigen länger zurückliegt, konnten diese sich in der Zeit möglicherweise wiederum ein neues Netzwerk aufbauen. Überdies haben hochstrittige Männer häufiger neue Partnerinnen als weniger strittige Männer – eine wichtige Quelle sozialer Unterstützung. Ob diese sozialen Netze auch den Kindern zugute kommen, ist fraglich, wenn sie gleichzeitig von hohem Koalitionsdruck geprägt sind.

Elternbeziehung und elterliche Kooperation: Die eindeutigsten Unterschiede zwischen den Gruppen zeigen sich erwartungsgemäß auf der Beziehungsebene: Hochstrittige Eltern weisen in der vorliegenden Studie, im Vergleich zu den weniger strittigen Eltern, eine schlechtere Beziehung und eine problematischere elterliche Zusammenarbeit auf. Somit deutet das Kriterium der juristischen Strittigkeit, nach dem die Gruppen in dieser Untersuchung unterschieden wurden, tatsächlich auch empirisch auf eine größere Beziehungsbelastung hin als sie sich in der Vergleichsgruppe findet. Gerade angesichts der Tatsache, dass letztere durch die akute Trennungskrise ebenfalls stark konfliktbehaftet erscheint, ist es umso bezeichnender, dass sich dennoch so deutliche Unterschiede zwischen den Gruppen zeigen. Dabei spricht sowohl die kürzere Beziehungsdauer der Hochstrittigen als auch die Tatsache, dass zumindest die männlichen Klienten im Zwangskontext im Vergleich zu freiwilligen Beratungsteilnehmern eine größere Belastung vor der Trennung angeben, für die Vermutung, dass dysfunktionale Konfliktbewältigungsmechanismen schon vor der Trennung zu Konflikten führten, die zur schnelleren Auflösung der Beziehung beitrugen.

Auffallend ist, dass sich bei den Eltern dieser Studie keine Unterschiede im Inhalt vergangener oder aktueller Konfliktthemen zeigen. Die Hauptkonfliktthemen

36 Man denke z.B. an Organisationen wie die „Väterpartei", die im Internet Tipps für den Rosenkrieg bereitstellen.

der Hochstrittigen sind, ebenso wie bei den weniger Strittigen, die signifikant problematischere elterliche Zusammenarbeit, sowie finanzielle Konflikte. Sollten also auch ungelöste Paarstreitigkeiten und vergangene Kränkungen die Konflikte steigern, wie oft berichtet wird (Johnston, 1994), so zeigt sich dies nur in der der *Art der Austragung* des Konflikts. Hier unterscheiden sich die hochstrittigen Eltern deutlich von den weniger strittigen Eltern, indem sie eskaliertere Konflikte, negativere Attributionen im Hinblick auf den anderen Elternteil und eine geringere Verbundenheit angeben. Auch frühere Untersuchungen fanden ein größeres Maß an Aggression und einen gestörten Kommunikationsstil bei hochstrittigen Eltern in Trennung (Kunkel, 1997; Mathis, 1998).

Ein besonders charakteristisches Merkmal der Konfliktaustragung ist dabei der *Mangel an Selbstkritik, gepaart mit Vorwürfen*. So schreiben die Hochstrittigen dem anderen Elternteil jeweils einen signifikant destruktiveren Konfliktstil zu als die weniger Strittigen, schätzen ihren eigenen Konfliktstil aber nicht als problematischer ein. Es kann vermutet werden, dass diese Haltung auch in der Kommunikation zum Ausdruck kommt. Auch Depner und Mitautoren (1992) nennen als Merkmal von Hochstrittigkeit heftige gegenseitige Vorwürfe, die teils berechtigt, teils aber auch übertrieben erscheinen. Vor allem Gewaltvorwürfe scheinen an der Tagesordnung zu sein, so warfen sich 65 Prozent der Probanden in der o.g. Stichprobe gegenseitig Gewalt vor (ebenda) und auch Johnston und Campbell (1988) stellten in ihrer Stichprobe hochstrittiger Eltern bei 70 bis 75 Prozent Gewaltvorkommen fest. In der vorliegenden Studie werfen ebenfalls viele Teilnehmer (50-60 Prozent) dem anderen Elternteil Gewalt vor (nur 15 Prozent gaben eigene Gewalthandlungen an), allerdings gilt dies für beide Gruppen gleichermaßen. Letztere Tatsache sollte aber nicht dahingehend interpretiert werden, dass die weniger strittige Gruppe vielleicht gar nicht „weniger strittig“ ist. Da nach der *aktuellen* Art der Konfliktaustragung gefragt wurde, ist vielmehr anzunehmen, dass das aktuelle Maß an Gewalttätigkeit bei den Hochstrittigen, die sich wesentlich seltener sehen als die weniger Strittigen, nicht das frühere – vermutlich höhere – Gewaltniveau in der Beziehung widerspiegelt. Am deutlichsten zeigt sich die vorwurfsvolle Grundhaltung der Hochstrittigen gegenüber dem jeweils anderen in den wesentlich stärker ausgeprägten negativen Attributionen. Die Wechselwirkungen zwischen ihnen und einem dysfunktionalen Konfliktverhalten werden im folgenden Abschnitt diskutiert.

Kein Beleg fand sich in den Daten für die vielfach geäußerte „Verstrickungshypothese“ (Emery, 1994): Hochstrittige weisen eine erheblich niedrigere emotionale Verbundenheit auf als weniger Strittige. Dies deutet eher auf einen „kalten“ als einen „heißen“ Konflikt hin, der vor allem von einem hohen Grad an Feindseligkeit, geringer Empathie und – zumindest nach außen hin – eher von einem stabilen „Feindbild“ als emotionaler Ambivalenz gekennzeichnet ist. Dass es eine Phase der Verstrickung gegeben haben mag, lässt sich ebenso wenig ausschließen wie die verborgene, unbewusste Existenz andauernder emotionaler Bindung (Emery, 1994). Hier bedürfte es allerdings anderer Erhebungsmethoden, um diese Anteile aufzudecken (vgl. Abschnitt 2.6.5), da vermutlich starke Abwehrprozesse am Wirken sind.

Kindliche Probleme: Der Umstand, dass bei Hochstrittigen die elterliche Zusammenarbeit signifikant schlechter ist als bei den weniger Strittigen, sollte sich nach dem theoretischen Modell auf das Wohlbefinden der Kinder auswirken, was sich in den Daten aber nur bei den Männern zeigt. Allerdings muss wieder berücksichtigt werden, dass auch hier der Vergleich mit „niedrig strittigen Trennungsfamilien" – von Kindern aus konfliktarmen Kernfamilien ganz zu schweigen – fehlt. Die Kinder der weniger strittigen Gruppe befinden sich am Anfang der Trennungsverarbeitung, die, wie aus etlichen Untersuchungen bekannt ist, mit vielerlei Symptomatik und Problemen bei den Kindern einhergeht, die nach 1-2 Jahren im Normalfall wieder abgeklungen sind (z. B. Hetherington & Kelly, 2003; vgl. Abschnitt 1.2.3).

Die Tatsache, dass die Kinder beider Gruppen trotz unterschiedlicher Trennungsdauer sich auf mindestens dem gleichen Niveau befinden, was ihr Wohlbefinden anbelangt (bei den Frauen) bzw. von den Hochstrittigen als noch problembehafteter beschrieben werden (bei den Männern), weist darauf hin, dass sich der beruhigende Effekt der Zeit auf das kindliche Wohlbefinden nach der Trennung nicht eingestellt hat. Dass die hochstrittigen Männer ihren Kindern mehr emotionale Probleme insgesamt das niedrigste Wohlbefinden zuschreiben, kann damit zusammenhängen, dass die Kinder überwiegend nicht bei ihnen wohnen und sie um Zugang zu diesen Kindern kämpfen – somit ist es nachvollziehbar, dass sie den derzeitigen Zustand für problematischer halten als die Mütter.

Aus den Daten geht allerdings ein erhöhtes Niveau an kindlichen Problemen kaum hervor, beide Gruppen schätzen das Wohlbefinden der Kinder als nicht viel schlechter ein als in anderen Untersuchungen (außer dass hochstrittige Männer ihren Kindern mehr emotionale Probleme zuschreiben). Dieser Umstand weist jedoch angesichts der stabilen Befundlage zu negativen Auswirkungen intensiver Konflikte auf die Kinder kaum auf ein wirkliches „Wohlbefinden" der Kinder trotz der Trennungsstreitigkeiten hin, zumal nicht nur die elterliche Zusammenarbeit, vor der die Kinder noch eher abgeschirmt werden könnten, sondern auch der Koalitionsdruck gegenüber den Kindern bei den Hochstrittigen stark erhöht ist. Es ist also nach alternativen Erklärungen für die eher geringe Erkennbarkeit kindlicher Probleme aus den Berichten der Eltern zu suchen und hier sind mehrere Erklärungen möglich:

Ein zu positives Bild des Kindes könnte sich zum einen durch eine verzerrte Wahrnehmung durch die Eltern z.B. durch Abwehrprozesse aufgrund von Schuldgefühlen (Figdor, 2004), einem Gefangen-Sein in eigenen Problemen oder eine Idealisierung der Kinder ergeben, wie sie sich vor allem bei sehr zerstrittenen Eltern findet. Weiterhin wäre es möglich, dass das Wohlbefinden als gegenwärtiger Zustand, verglichen mit der Befindlichkeit des Kindes *im Vorfeld der Trennung* durchaus besser ist, so dass es insgesamt als positiver eingeschätzt wird. Darüber hinaus zeigt sich vor allem bei Mädchen im Rahmen einer Trennung häufig überangepasstes Verhalten (Hetherington & Kelly, 2003), das durch das Fehlen von problematischen Handlungen leicht als Wohlbefinden interpretiert werden kann. Weiterhin kann es in gerichtlichen Prozessen um Umgangs- oder Sorgerecht vor allem für die Mütter wichtig sein zu betonen, dass es den Kindern an ihrem Wohnort gut geht.[37] Und schließlich ist es möglich, dass in chronifizierten Konflikten viele negative Effekte auf die Kinder erst im Jugend- oder Erwachsenenalter sichtbar werden. So zeigte sich auch bei Chase-Landsdale und Mitautoren (Chase-Lansdale, Cherlin & Kiernan, 1995) ein negativer Effekt der Scheidung auf das Wohlbefinden im Erwachsenenalter, der zu früheren Erhebungszeitpunkten nicht absehbar war, und auch in der Längsschnittstudie „Familien in Entwicklung" zeigten sich erst über die Zeit negative Auswirkungen der innerfamiliären Konflikte auf die betroffenen Minderjährigen (Walper, 2006b).

2. Männer und Frauen im Zwangskontext weisen ein ähnliches Konfliktniveau auf, während Männer und Frauen im freiwilligen Bereich sich stärker von einander unterscheiden.

Hochkonflikt-Eltern unterscheiden sich nur in der Einschätzung des Neurotizismus signifikant voneinander (hochstrittige Mütter schätzen sich als wesentlich neurotischer ein als hochstrittige Väter) und befinden sich ansonsten auf einem ähnlichen Konfliktniveau (wobei die hochstrittigen Väter deskriptiv tendenziell häufig noch etwas höhere Werte aufweisen). Die Tatsache, dass sich beim Vergleich der Männer beider Gruppen also mehr Unterschiede zeigen, ist darauf zurückzuführen, dass das Kriterium der juristischen Strittigkeit schärfer zwischen den Männern trennt, so finden sich die „sehr kritischen Männer" meist in der hochstrittigen Gruppe, während die weniger strittige Gruppe der Männer besonders „wenig kritisch" ist. Die „kritischen" Frauen sind stärker über beide Gruppen verteilt (wobei auch bei den Frauen mehr „kritische" Personen der hochstrittigen Gruppe zugeordnet werden, wie die auch hier vorhandenen Unterschiede zeigen).

Diskussion und Einordnung

Grundsätzlich ist davon auszugehen, dass Frauen in ihrer sozialisationsbedingten Rolle als „Beziehungspflegerinnen" eher die Initiative ergreifen, zu freiwilliger Beratung zu kommen, wenn es Konflikte nach der Trennung gibt, während die Männer dann eher „mitgehen".[38] Dies zeigt sich auch in den vorliegenden Daten, in denen wesentlich mehr Frauen angaben, die Beratung intiiert zu haben, als Männer. Als Trennungsintiatorinnen stellen sie vermutlich ohnehin den „progressiveren

37 Auch der zugesicherte Datenschutz bei der Erhebung konnte das Misstrauen gegenüber einem im Zwangskontext ausgefüllten Fragebogen womöglich nicht ganz ausschalten.

38 Nicht zuletzt, weil Berater meist BeraterInnen sind, ist die Hemmschwelle, Beratung aufzusuchen, bei Männern wesentlich höher, da eine Koalitionsbildung zwischen Beraterin und der ehemaligen Partnerin zu befürchten ist – wobei sich im Hinblick auf die Nutzung von Beratung auch durch die Männer seit einigen Jahren ein positiver Trend abzeichnet (mündliche Mitteilung Katrin Normann [Familien-Notruf München, 2008], Max Gnugesser-Mair [Institut für Familiendynamik und Familientherapie, Fürth, 2008]).

Teil" der Elterndyade dar, der auf Klärung drängt. Weiterhin geben sie ein schlechteres Wohlbefinden an als die Männer, was möglicherweise durch Schuldgefühle verursacht wird – durch das Zusammenwohnen mit den Kindern können sie deren Trennungsverarbeitung intensiver erleben als die Männer. Schließlich geben sie großen finanziellen Druck an, der auch mit Finanzkonflikten einhergeht und erleben daher im Gegensatz zu den Männern die Notwendigkeit als höher, das Thema der Zahlungen sowie die Themen rund um den Kontakt zu den Kindern bzw. die Kindererziehung[39] zu klären.

Bei den Männern dagegen, die häufiger die „Verlassenen" darstellen, ist davon auszugehen, dass eher die „friedlich gestimmten" freiwillig in die Beratung kommen, nicht diejenigen, die auf „Rache" und eine „strittige Scheidung" aus sind. Als der häufiger „regressive Part" einer Trennung neigen betroffene Männer dazu, eine Klärung der Nachscheidungsthemen bei erst kürzlich erfolgter Trennung eher noch zu vermeiden, da sie Hoffnungen auf Wiederversöhnung hegen oder emotional zu solchen Gesprächen noch nicht in der Lage sind, während die Frauen als Initiatorinnen sich häufig im Vorfeld der Trennung mit ihren schwierigen Emotionen auseinandersetzen konnten (Hopper, 2001). Somit dürften der Kontakt zum Kind und die Bedürfnisse des Kindes für die Männer der freiwilligen Gruppe die entscheidende Motivation darstellen, eine derartige Beratung aufzusuchen, so dass wohl von einer grundsätzlich nicht unerheblichen sozialen Kompetenz ausgegangen werden kann. Dagegen erscheint es plausibel, dass die Frauen der weniger strittigen Gruppe stärker durchmischt" sind, es finden sich sowohl Frauen mit großer Kompetenz, die sich psychologische Unterstützung dort holen, wo sie sie benötigen, als auch Frauen mit eher dysfunktionaler Konfliktkompetenz, die alle möglichen Kanäle nutzen, um die Themen „Finanzen" und „Kindererziehung" zu klären.

Bei der strittigen Gruppe kann vermutet werden, dass die juristischen Streitigkeiten von den Vätern mehr Energien erfordern als von den Müttern, da sie sich sowohl vor Gericht als auch durch die Wohnsituation häufig in der schlechteren Ausgangsposition befinden. Eine solche Auseinandersetzung über Jahre zu führen, erfordert ohne Zweifel gewisse Charakteristika bei beiden Elternteilen, und zu diesen zählen wahrscheinlich nicht nur Durchhaltevermögen, sondern auch ein Maß an Selbstüberschätzung und Beharrlichkeit im Konflikt, zusammen mit der schon beschriebenen einseitigen Sichtweise des anderen als „bösen Elternteil", vor dem das Kind geschützt werden muss.[40] Häufig zeigt sich, dass weniger „streitbare" Väter sich nach einiger Zeit zurückziehen (Baum, 2004), zumal Männer nach einer Trennung auch schneller neue Familien gründen, die ebenfalls Einsatz erfordern. Somit scheint ein Kontrasteffekt zwischen den Männern plausibel, bei dem die weniger strittigen Männer ein vergleichsweise hohes Maß an konstruktivem Engagement

39 Im Gegensatz zu vielen anderen Beratungsstellen bietet der Familien-Notruf umfassende Mediationen unter Einbeziehung der finanziellen Themen an, und beschäftigt zu diesem Zweck sogar Juristen auf Honorarbasis.

40 Dass es auch Fälle geben kann, in denen diese Sorge berechtigt sein kann, soll damit nicht in Abrede gestellt werden.

zeigen, während die hochstrittigen Männer die oben genannten „schwierigen" Charakteristika in besonderem Maße aufweisen.

Auch für die Mütter sind die Streitigkeiten nervenaufreibend und bedeutsam, da die Kinder jedoch meist bei ihr leben, geht es aber häufig nicht in gleichem Maße um den Zugang zum Kind, sondern „nur" darum, ob, wie oft und in welcher Form der Vater Kontakt zum Kind hat. So ist davon auszugehen, dass die Hochstrittigkeit nicht in demselben Maße ihr Leben bestimmt wie es bei den Vätern der Fall ist – sie hat die Kinder ja im Regelfall bereits bei sich. Hieraus lässt sich eventuell eine etwas entspanntere Haltung einiger hochstrittiger Mütter erklären. Dass trotzdem viele Frauen noch sehr „kritisch" sind, liegt neben bereits erwähnter problematischer Charaktereigenschaften sicher auch an den finanziellen Konflikten. Diese sind kurz nach der Trennung, aber auch Jahre später noch Thema und somit auch in der weniger strittigen Gruppe gegeben.

Ob diese Vermutungen im Hinblick auf die Unterschiede zwischen den beiden Gruppen zutreffen, kann an dieser Stelle nicht geklärt werden, denn dazu wäre es z.B. notwendig, dyadische Analysen durchzuführen, um auch Partnereffekte identifizieren zu können. Dies wird im vorliegenden Forschungsprojekt aufgrund der fortschreitenden Datenerhebung in nächster Zeit möglich sein, so dass diesen Fragen an anderer Stelle intensiver nachgegangen werden kann. Was die Genese von Hochstrittigkeit und besonders ungünstige Prädiktoren für die elterliche Kooperation anbelangt, kann die vorliegende Untersuchung jedoch noch weiteren Aufschluss bieten, wie im Folgenden dargelegt wird. Dabei wird die juristische Strittigkeit als eine von mehreren möglichen Einflussfaktoren weiter im Blick behalten.

2.6.2 Diskussion der Ergebnisse zu Prädiktoren für die Elternallianz

Die wichtigsten Einflussfaktoren auf die Elternallianz sind negative Attributionen gegenüber dem anderen Elternteil und die Art der Konfliktaustragung zwischen den Eltern, der Einfluss der Verbundenheit ist schwächer und weniger eindeutig. Bei den Männern ist die juristische Strittigkeit bedeutsam, während bei den Frauen vor allem der ökonomische Druck ein starker zusätzlicher Einflussfaktor ist.

Beide, ein eskalierter Konfliktstil sowie negative Einstellungen und Kognitionen, haben einen eigenen Einfluss auf die elterliche Zusammenarbeit und den Koalitionsdruck. Bei den Männern ist es jedoch so, dass ein größerer Teil des Zusammenhangs zwischen eskalierten Konflikten und problematischer Elternallianz über die negativen Attributionen vermittelt werden, während bei Frauen die Einflüsse eher unabhängig voneinander zu sehen sind. Der Einfluss der Verbundenheit stellt sich schwächer und weniger eindeutig dar, sie hat nur bei den Männern einen Einfluss auf die Elternallianz, der jedoch durch die negativen Attributionen vermittelt wird, während bei den Frauen kein Einfluss erkennbar ist. Korrelativ zeigt sich bei beiden Eltern, dass eine niedrige Verbundenheit mit einem erhöhten „Feindbild" des anderen Elternteils einhergeht, während die eskalierten Konflikte unabhängig von der Verbundenheit bestehen, so dass ein hohes Eskalationsniveau der Konflikte mit hoher Verbundenheit genauso wie mit niedriger Verbundenheit einhergehen kann. Bei den Männern zeigt sich überdies ein starker positiver Zusammenhang zwischen Verbundenheit und Neurotizismus, beide Geschlechter schreiben sich bei hoher Verbundenheit eine schlechtere soziale Unterstützung zu.

In allen Analysen zur Elternallianz bleibt die juristische Strittigkeit bei den Männern als Einfluss bestehen, während ihre Bedeutung bei den Frauen weniger groß ist. Dafür hat nur bei den Frauen die finanzielle Knappheit einen bedeutsamen Einfluss auf die Elternallianz und nur bei ihnen hängt diese, wie in Abschnitt 2.3.2 gezeigt wurde, auch mit finanziellen Konflikten zusammen.

Diskussion und Einordnung

Beziehungsvariablen: Elterliche Kooperation und Koalitionsdruck werden durch einen dysfunktionalen Konfliktstil der Eltern ungünstig beeinflusst – dieses Ergebnis korrespondiert mit bisherigen Forschungsbefunden zur elterlichen Beziehung nach der Trennung. Dabei ist keine einseitige kausale Wirkungsrichtung anzunehmen – die aufgrund des Querschnittsdesigns der vorliegenden Daten ohnehin nicht verifiziert werden kann – sondern vielmehr ein zirkulärer Kreislauf von schwieriger Konfliktaustragung und Problemen in der gemeinsamen Elternschaft, die die Konflikteskalation ihrerseits wiederum steigern. Es liegt nahe, dass sowohl die Konflikte vor der Trennung, die zur Auflösung der Beziehung führten, als auch die Erziehungskonflikte nach der Trennung aus gemeinsamen Faktoren resultieren.

Als möglicher gemeinsamer Faktor sind zunächst die im vorigen Abschnitt bereits erwähnten *kommunikativen Fertigkeiten* der Eltern zu nennen, die zu eskalierten Konflikten führen und auf die Elternallianz einwirken, vor allem mit Blick auf Ergebnisse der Metaanalyse von Karney und Bradbury (1995), die in der Kommunikationsqualität den relevantesten Prädiktor für die Vorhersage von Partnerschaftsstabilität fanden. Aber auch *unzureichende Stressbewältigungs- („Coping"-) Strategien* können die Konflikte schüren. Bodenmann und Cina (1999) wiesen in einem experimentellen Design nach, dass sich die Kommunikationsqualität unter Stress signifikant verschlechterte, und zeigten anhand einer prospektiven Längsschnittstudie, dass dysfunktionale Copingstrategien eine Trennung der Partner zu 73 Prozent vorhersagten (Bodenmann & Cina, 2000). Charakteristisch für die Trennungssituation selbst ist es, dass hier persönlicher Stress (z.B. durch finanziellen Druck, gravierende Änderung der Lebensumstände) und eine Tendenz zu geringeren Konfliktlösungskompetenzen zusammenkommen, um die elterlichen Konflikte zu steigern. Gleichzeitig fällt durch die Trennung eine wichtige Ressource weg, nämlich das „dyadische Coping" (Bradbury, Rogge & Lawrence, 2000; Gabriel & Bodenmann, 2006), zu dem auch das Einbringen positiver Verhaltensweisen im Konflikt (Umdeuten, Unterstützung) zählen, die Gottman (1994) in seiner Forschung als wichtige Deeskalationsstrategien herausstellt.

Weniger betont als die bislang beschriebenen Wirkungsfaktoren in eskalierten Konflikten wurde in der bisherigen Trennungsforschung die Rolle *negativer Attributionen* gegenüber dem anderen Elternteil. Nicht nur hat diese in der vorliegenden

Untersuchung einen eigenen Einfluss, sie mediiert bei den Männern auch den Einfluss der eskalierten Konflikte (teilweise) und der Verbundenheit (vollständig) auf die Elternallianz. Somit wirkt das gedankliche Bild des anderen Elternteils, seiner Motive und Einstellungen und seiner „Schuld" an dem Konflikt an dieser Stelle als eine Art „Filter", der das Ausmaß bestimmt, inwieweit partnerschaftliche Probleme auch die Zusammenarbeit als Eltern ungünstig beeinflussen.

In der Paarstichprobe sind die negativen Attributionen, ebenso wie die eskalierten Konflikte, jeweils *miteinander und untereinander* interkorreliert, was auf eine starke *intraindividuelle und interindividuelle Wechselwirkung von Konfliktstil und ungünstigen Kognitionen* hindeutet: *Intra*individuell weisen die negativen Kognitionen auf problematische, beziehungsunabhängige Persönlichkeitsmerkmale hin, zumindest was die affektive und kognitive Bewertung von Interaktionen in engen Bindungen angeht. So zeigt eine aktuelle Untersuchung, dass lebensgeschichtlich erworbene Beziehungsschemata einen bedeutsamen Einfluss auf Muster der Bedeutungszuschreibungen in Beziehungen (denen auch negative Attributionen angehören) nehmen (Beckh, submitted). Diese wiederum wirken sich auf das Verhalten aus.

*Inter*individuell zeigt Beckh (submitted), dass auch die Beziehungsdynamik und die Konstellation der Partner einen Einfluss auf die Kognitionen hat, was die starken Zusammenhänge zwischen den negativen Attributionen beider Elternteile in der Paarstichprobe erklärt. Rubin, Pruitt und Kim (1994) beschreiben die Mechanismen, durch die negative Attributionen gegenüber dem anderen Elternteil die Eskalation des Konflikts beschleunigen können: (1) Sie vergrößern die Wahrscheinlichkeit, dass uneindeutige Handlungen als Feindseligkeit interpretiert werden, (2) sie verringern die Fähigkeit zur Empathie, (3) sie reduzieren Hemmschwellen gegenüber „Gegenangriffen" und stören die Kommunikation und schließlich begünstigen sie (4) „zero sum thinking", d.h. den gedanklichen Ausschluss einer Situation, in der beide gewinnen könnten („win-win"), zugunsten einer Vorstellung, in der einer nur gewinnen kann, wenn der andere verliert („win-lose"). Empirische Belege für die interaktionale Qualität von Attributionen fanden auch Karney und Bradbury (2000): Sie untersuchten an einer Paarstichprobe, ob Attributionen möglicherweise persönlichkeitsbedingt sind und sich Persönlichkeit über diesen Weg auf die Partnerschaft auswirkt, fanden jedoch, dass diese in der Regel nicht stabilen Persönlichkeitseigenschaften gleichen, sondern sich mit der Paarzufriedenheit wandeln.

Bedenkenswert ist noch, warum der Einfluss der negativen Attributionen vor allem bei den Männern so stark ausgeprägt ist, während bei den Frauen die eskalierten Konflikte einen gleich starken Einfluss haben. Neben den bereits im vorangegangenen Abschnitt vermuteten verdeckten persönlichen Charakteristika, wie z.B. ein stark ausgeprägtes Schwarz-Weiß-Denken oder die oben erwähnten Beziehungsschemata, erleben Männer die Trennungssituation häufiger als unkontrollierbar, weil sie sich zum einen oft unfreiwillig in dieser Situation befinden (da die Frauen die Trennung eher intiieren), zum anderen durch den Wohnort der Kinder auch weniger Einfluss auf deren Leben ausüben können. Verstärkend könnte hinzukommen, dass der Einfluss der negativen Kognitionen bei den Frauen hinter dem der „daily hassles“, also der täglichen Herausforderungen bei der Erziehung und den ökonomischen Probleme im Haushalt zurückbleiben. Etwas vereinfacht ausgedrückt: Die Männer sind eher abgeschnitten von Informationen und können weniger Einfluss nehmen – dementsprechend könnte die Bedeutsamkeit der Gedanken und Phantasien, was mit den Kinder passiert, wie die Mutter handelt und aus welcher Motivation heraus sie dies tut, größer sein, zumal durch den geringeren Kontakt zu den Kindern auch weniger Korrektur verzerrter Wahrnehmung durch die Realität möglich ist.

Verbundenheit: Wie aber ist die ambivalente Rolle von Verbundenheit in den Daten zu erklären, die einerseits mit erhöhtem Neurotizismus (bei den Männern) und geringerer sozialer Unterstützung einhergeht, sich andererseits positiv auf die elterliche Zusammenarbeit auswirkt? In der Literatur werden vor allem negative Effekte einer andauernden Bindung aufgezeigt. Kitson (1982) untersuchte eine amerikanische Stichprobe von 117 getrennten Personen, die entweder bereits geschieden oder im Scheidungsprozess weit vorangeschritten waren. Von ihnen schrieben sich noch ca. 25 Prozent eine hohe Verbundenheit zu. Über 50 Prozent gaben hingegen an, sich dem ehemaligen Partner gar nicht oder in nur geringem Ausmaß verbunden zu fühlen. Die Forscherin stellte fest, dass eine fortgesetzte emotionale Verbundenheit mit dem ehemaligen Partner und damit zusammenhängende Verlustgefühle nach der Trennung zu einem erhöhten Maß an persönlichem inneren Stress und geringerem Wohlbefinden führten.

Masheter (1997) untersuchte an Personen in Trennung das Maß an Feindseligkeit, das Maß an Verbundenheit und den Grad an persönlichem Wohlbefinden und stellte fest, dass Personen mit geringer Feindseligkeit und geringer Verbundenheit sowie Personen mit hoher Feindseligkeit und geringer Verbundenheit ein wesentlich größeres Wohlbefinden berichteten als Personen, bei denen beides bzw. nur die Verbundenheit hoch war. Sie schlussfolgerte daraus, dass negative Attributionen und ein gewisser Grad an „Feindseligkeit“ sowie geringe Verbundenheit eine funktionale Reaktion auf die Trennung sein können, die zu einer besseren emotionalen Bewältigung führen.

Auch die Daten dieser Arbeit zeigen, dass eine andauernde Verbundenheit für das persönliche Wohlbefinden (das wiederum positiv mit sozialer Unterstützung und negativ mit Neurotizismus einhergeht), eher ungünstig ist. Für die elterliche Kooperation gilt dies aber nicht – hier gilt eher, dass das, was für den getrennten Elternteil persönlich gut sein mag (nämlich die Beendigung der Bindungsbeziehung zum ehemaligen Partner und damit ein Abschied von der Vergangenheit), nicht unbedingt dem Kind bzw. den Kindern zugute kommt. Auch Berman (1988) vermutet, dass ein gewisses Maß an Verbundenheit die Bildung eines starren Feindbildes eher erschwert, und somit für die elterliche Zusammenarbeit eher konstruktiv ist. Die Tatsache, dass Verbundenheit in dieser Richtung zwar negativ mit den negativen Attributionen korreliert, vom Konfliktstil eher unabhängig ist, spricht ebenfalls dafür, dass die Verbundenheit zwar nicht besänftigend auf die Paarkonflikte wirkt –

besonders dann nicht, wenn das Ausmaß an Verbundenheit sehr unterschiedlich ist (Bickerdike & Littlefield, 2000) – der Entstehung starrer negativer Zuschreibungen aber entgegen wirkt.

Kontextfaktoren: Wie im vorangegangenen Abschnitt zeigt sich auch in den Analysen zur Elternallianz keine Bedeutung der Persönlichkeit im Sinne des Merkmals Neurotizismus. Dass das Kriterium der juristischen Strittigkeit bei den Männern einen stärkeren Einfluss hat und auch unabhängig von den empirischen Prädiktoren bestehen bleibt, könnte aber, wie bereits angesprochen, mit der oben beschriebenen Tatsache zusammen, dass dieses Kriterium die Männer in ihrer Strittigkeit stärker trennt und dass sich die Gruppe der Männer in chronischen Elternkonflikten auch im Hinblick auf Persönlichkeitsmerkmale deutlicher von den weniger strittigen Männern unterscheidet, während die Frauen in den beiden Gruppen hier stärker „gemischt" sind (zu Erklärungsansätzen hierfür s.o.). Eine Alternativerklärung wäre, dass der juristische Konflikt an sich die Elternallianz negativ beeinflusst, dann wäre es aber schwerer nachvollziehbar, warum dies dann nicht bei den Frauen der Fall ist.

Auch Erklärungen für die Tatsache, dass der ökonomische Druck sich bei den Frauen stärker auswirkt als bei den Männern, wurden schon angesprochen: Das Machtgefälle zwischen Männern und Frauen im Hinblick auf die Finanzen führt bei ihnen zu einer Konfundierung des finanziellen Drucks mit der elterlichen Kooperation (Friedman, 2004). Häufig wird die finanzielle Versorgung seitens des Vaters als ungenügend erlebt (Hetherington & Stanley-Hagan, 1999), was sowohl die elterlichen Erziehungskonflikte, noch mehr aber den Koalitionsdruck auf das Kind schürt. So zeigt sich auch in den vorliegenden Daten, dass der von den Frauen eingeschätzte Koalitionsdruck wesentlich stärker mit dem von ihnen erlebten Finanzdruck einherging als die elterliche Zusammenarbeit. So entfalten die finanziellen Antagonismen der Eltern, vor allem der Mütter, vermutlich eher auf verdeckte Weise ihre negative Wirkung auf die Elternallianz, indem sie z.B. durch negative Bemerkungen bezüglich der väterlichen Zahlungsmoral in dessen Abwesenheit das Kind beeinflussen. Dabei können die finanziellen Konflikte entweder durch die Trennung und die Finanzierung zweier Haushalte entstanden sein oder auch schon vor der Trennung bestanden und diese bereits mit begünstigt haben (Conger, Rueter & Elder, 1999).

Alters- und Geschlechtseffekte des Kindes: Frauen erleben die Elternallianz bei Jungen als problematischer.

Während die Elternallianz bei den Männern unabhängig vom Geschlecht des Kindes beeinflusst wird, schätzen Frauen die Elternallianz als besonders schwierig ein, wenn das Kind ein Junge ist. Auch der Zusammenhang zwischen eskalierten Konflikten und der Elternallianz ist bei den Müttern von Söhnen stärker ausgeprägt. Bei den Männern zeigt sich zwar kein direkter Einfluss des Geschlechts auf die Elternallianz, auch Väter von Söhnen schätzen jedoch den Zusammenhang zwischen eskalierten Konflikten und der Elternallianz als hoch ein, während sich bei den Vätern von Töchtern an dieser Stelle kein Zusammenhang zeigt.

Diskussion und Einordnung

Ein Teil dieses Befundes ist mit einem Selektionseffekt zu erklären: Die Jungen dieser Stichprobe haben doppelt so häufig hochstrittige Väter als die Töchter. Allerdings ist diese Tatsache an sich schon bemerkenswert und der Effekt bleibt auch – abgeschwächt – nach Kontrolle der juristischen Strittigkeit bestehen. Eine weitere Überlegung wäre die, dass sich getrennte Frauen in der Erziehung von Söhnen häufiger überfordert fühlen, was zu mehr Konflikten führen könnte, auch weil Söhne allgemein in der Trennungsphase häufiger zu externalisierendem Problemverhalten neigen (vgl. Abschnitt 1.2.3). Dem widersprechen jedoch die vorliegenden Daten, die keinen Geschlechtseffekt in der Einschätzung der Frauen auf Erziehungsprobleme und nur einen tendenziellen Geschlechtseffekt im Hinblick auf das Wohlbefinden zeigen (Mütter schreiben Söhnen tendenziell mehr somatische Beschwerden zu).

So zeigt sich hier möglicherweise ein Tatbestand, der die Ergebnisse einiger US-amerikanischer Untersuchungen repliziert, in Deutschland jedoch bislang nicht in diesem Maße festgestellt wurde, nämlich der, dass Männer im Kontakt zu bzw. in der Erziehung von Söhnen ein größeres Engagement zeigen und es dementsprechend auch zu mehr Konflikten in der Erziehung kommt. Dahl und Moretti (2004) zeigten an amerikanischen Mikrozensusdaten aus dem Jahr 2000, dass Väter von Söhnen nach einer Scheidung öfter das Sorgerecht hatten und dass Eltern mit Töchtern sich signifikant häufiger scheiden ließen als Eltern von Söhnen. Eine mögliche Erklärung wäre die, dass das gleichgeschlechtliche Kind beiderseitig bevorzugt wird, da dieses stärkere Identifikation bietet und das gegengeschlechtliche Kind nach der Trennung als „kollusives Partnersubstitut“ (Schleiffer, 1988) gilt, d.h. die negativen Eigenschaften des ehemaligen Partners repräsentiert. Auch Hetherington fand, dass der Kontakt zwischen Vätern und Söhnen häufiger bestehen bleibt (Hetherington, 2006), und Walper (2006b) stellte fest, dass sich die Vater-Sohn-Beziehung gegenüber einer verminderten Kontakthäufigkeit als robuster erwies, wobei sie als zusätzliche Erklärung auch die Möglichkeit anführt, dass Mädchen sich bei vermindertem Kontakt und größerer Distanz der Väter emotional stärker zurückziehen, was wiederum den Vater zu weiterem Rückzug bewegt, während dies bei Jungen weniger deutlich erkannt oder gewertet wird.

Insgesamt weisen Männer und Frauen mehr Gemeinsamkeiten als Unterschiede in den Einflüssen auf die Elternallianz auf, vor allem was die Beziehungsvariablen angeht, die nach dem Modell von Belsky (1984) den direktesten Einfluss auf das Elternverhalten haben. Unterschiede in den Einflüssen resultieren aus den beschriebenen Besonderheiten der Lebenslagen von Männern und Frauen nach der Trennung. Diese Kontextfaktoren tragen zu divergierenden Einschätzungen der Elternallianz zwischen Vätern und Müttern bei, wie sie bereits Ahrons (1981) fand (in der hier zugrunde liegenden Paarstichprobe weist die Elternallianz ebenfalls nur eine mittlere Korrelation auf), ein Umstand, der die Konflikte negativ beeinflusst.

2.6.3 Diskussion der Ergebnisse zu Prädiktoren für das Erziehungsverhalten

Nicht die juristische Strittigkeit, sondern eine dysfunktionale Art der Konfliktaustragung zwischen den Eltern sowie das Persönlichkeitsmerkmal Neurotizismus (bei den Männern) geht mit problematischem Erziehungsverhalten einher, während die Eltern sich selbst bei negativeren Attributionen gegen den anderen Elternteil eher ein positiveres Erziehungsverhalten zuschreiben.

Im zugrunde liegenden Modell ist nicht nur die elterliche Kooperation, sondern auch das Erziehungsverhalten bzw. die Eltern-Kind-Beziehung von problematischen Einflussfaktoren aus der elterlichen Beziehung, der Persönlichkeit und den Kontextfaktoren betroffen. In der vorliegenden Untersuchung nehmen vor allem die Beziehungsvariablen Einfluss auf das Erziehungsverhalten: Bei beiden Eltern gehen eskalierte Konflikte mit problematischem Erziehungsverhalten einher, während negative Attributionen unerwartet zu einer positiven Einschätzung des eigenen Erziehungsverhaltens führen. Außerdem erleben beide Geschlechter, stärker aber die Frauen, die Erziehung älterer Kinder als problematischer. Weder bei Männern noch bei Frauen zeigt sich ein Zusammenhang zur elterlichen Kooperation, auch ein Zusammenhang zu den Kontextfaktoren (soziale Unterstützung und finanzielle Knappheit) lässt sich nicht feststellen. Bei den Männern hängt neben den Beziehungsvariablen lediglich noch der selbst eingeschätzte Neurotizismus mit Problemen in der Erziehung zusammen, während sich bei den Frauen keine weiteren Einflussfaktoren erkennen lassen. In der Paarstichprobe sind die elterlichen Einschätzungen ihres jeweiligen Erziehungsverhaltens hochsignifikant interkorreliert.

Diskussion und Einordnung

Wie erwartet, beeinflussen die eskalierten Konflikte der Eltern auch das Erziehungsverhalten in unguter Weise, was die „spillover-Hypothese" elterlicher Beziehungsprobleme in die Eltern-Kind-Beziehung (vgl. Abschnitt 1.3.2) und die Befunde anderer Untersuchungen bestätigt (Katz & Gottman, 1996; Krishnakumar & Buehler, 2000). Walper und Mitautoren (2004b) fanden, genau wie die vorliegende Untersuchung, keine direkten Effekte ökonomischer Deprivation auf das Erziehungsverhalten nach der Trennung und schlussfolgern, dass diese Effekte „operate largely indirectly through their negative effects on the parental relationship and childrearing practices" (S. 119). Auch sie konstatieren einen Einfluss elterlicher Konflikte auf das Erziehungsverhalten der Mütter. Hilton und Kopera-Frye (2004) stellen ebenfalls einen Einfluss des finanziellen Drucks auf die Konfliktbelastung und somit indirekt auf das Erziehungsverhalten fest.

Allerdings gibt es auch gegenteilige Befunde, so fanden Abidin und Brunner (1995) bei nicht getrennten Eltern keinen Einfluss der elterlichen Beziehungsqualität, sondern nur einen Einfluss der Elternallianz auf das Erziehungsverhalten fest. In diesem Zusammenhang ist ein überraschender Befund der vorliegenden Studie, dass die Beziehung der Eltern zwar Einfluss auf die Elternallianz und das Erziehungsverhalten nimmt, sich jedoch keine Zusammenhänge zwischen Elternallianz und Erziehungsverhalten zeigen, zumal die Annahme, dass die Kommunikations- und Stressbewältigungskompetenzen der Eltern sich sowohl auf deren Beziehung als auch auf die elterliche Kooperation auswirken, eigentlich nahelegt, dass auch die Eltern-Kind-Beziehung von diesen Merkmalen betroffen sein sollte. Andere Untersuchungen, z.B. eine Studie von van Egeren und Hawkins (2004), haben in der Vergangenheit durchaus einen eigenständigen Einfluss der elterlichen Kooperation und der Eltern-Kind-Beziehung festgestellt. Im Gegensatz zu den eskalierten Konflikten gehen überdies die negativen Attributionen, anders als erwartet, mit einer positiven Einschätzung des eigenen Erziehungsverhaltens einher. Und als dritter überraschender Befund zeigt sich in der Paarstichprobe eine starke Interkorrelation der elterlichen Einschätzungen ihres Erziehungsverhaltens, die deshalb unerwartet ist, weil es sich im Gegensatz zur Elternallianz nicht um zwei Einschätzungen eines Phänomens handelt, sondern um zwei Einschätzungen zweier getrennter Phänomene. Selbst wenn sich im Laufe der Partnerschaft ähnliche Einstellungen und Beurteilungen zur Erziehung gebildet haben sollten, ist es dadurch immer noch nicht zu erklären, dass beide Eltern ihre Kompetenzen als derart ähnlich einschätzen.

Eine mögliche Erklärung für diesen Effekt wäre, dass vor allem verletzte Eltern, die deshalb viele Ressentiments gegenüber dem ehemaligen Partner hegen, versuchen, den Verlust der Paarbeziehung durch eine besonders intensive und gute Beziehung zum Kind auszugleichen. Gegen diese Erklärung spricht allerdings die Tatsache, dass sich in den korrelativen Analysen eher eine negative Auswirkung anhaltender Verbundenheit zum anderen Elternteil auf das Erziehungsverhalten zeigt. Eine andere Interpretationsmöglichkeit wäre, dass die Eltern, die den anderen Elternteil als besonders inkompetent in der Erziehung einschätzen, versuchen, in der Zeit mit dem Kind möglichst viel der unterstellten negativen Wirkung dieser Inkompetenz zu entkräften. Dann läge ein Kompensationseffekt vor. Weiterhin wäre es denkbar, dass die Eltern ihre Erziehungskompetenz *relativ zum anderen Elternteil* einschätzen, d.h. je mehr sie diesen kritisieren, für desto besser in der Erziehung halten sie sich selbst.

Schließlich gibt es eine weitere Möglichkeit: Bei einem hohen Grad an gegenseitiger Abwertung und Verachtung, wie sie aus den bisher beschriebenen Konfliktmustern zu schließen ist, und dem thematischen Fokus auf kindbezogene Themen, den die Probanden beschreiben, gerät sicherlich die elterliche Kompetenz des jeweils anderen Elternteils unter Beschuss. Wird eine ungenügende Erziehungskompetenz im Konflikt als Argument herangezogen, mag es für den Selbstwert des Elternteils notwendig sein, sich selbst als *Reaktion auf die Vorwürfe des anderen* zu erhöhen, um dem entgegenzuwirken. Dazu könnte die bereits angesprochene Idealisierung der Kinder und der Beziehung zum Kind kommen, was dann zu einer besonders positiven Darstellung des eigenen Erziehungsverhaltens und der Beziehung zum Kind führt.

Für die These „negative Attributionen führen zu starker Selbst- und Kind-Idealisierung“ spricht auch eine Untersuchung von Siegel und Mitautoren (Siegel, 1996; Siegel & Langford, 1998) die bei einer Stichprobe von Müttern in juristischen Umgangsstreitigkeiten stark erhöhte Werte auf der Validitätsskala des MMPI[41] feststellten, wie sie sonst nur bei Personen mit Persönlichkeitsstörungen zu finden sind und die auf starke Projektions- und Abwehrmechanismen hindeuten.[42] Auch der Einfluss des Neurotizismus bei den Männern könnte darauf hinweisen, denn es ist wahrscheinlich, dass eine Tendenz zur Selbsterhöhung beides, Neurotizismus und Erziehungsverhalten, beeinflusst (deskriptiv schreiben sich hochstrittige Väter in unsere Daten besonders wenig Neurotizismus und besonders gutes Erziehungsverhalten zu, was diese These stützt). Schließlich kann der stärkere Effekt der negativen Attributionen bei den Männern wieder mit ihrer Lebenssituation zusammenhängen: Sie sehen ihre Kinder seltener, so dass ihre Sicht auf Beziehung zu ihrem Kind nicht durch die realen alltäglichen Erziehungsprobleme beeinträchtigt werden kann, mit denen häufig eher die Mutter zu kämpfen hat. Zusätzlich haben sie vermutlich mit ihrer unklaren Rolle als „getrennt lebendem Erziehungsberechtigtem“ zu kämpfen (Braver, Griffin & Cookston, 2005; Umberson & Williams, 1993) und geraten daher eher in „Beweisnot“, was ihre Erziehungskompetenz anbelangt.

Wenngleich die bisherigen Argumente in sich schlüssig sind, soll noch erwähnt werden, dass manche Forscher das Erziehungsverhalten nach der Trennung für weniger beeinträchtigt halten, als hier angenommen wird. So fand Strohschein (2007) in einer aktuellen Längsschnittuntersuchung an einer kanadischen Stichprobe (N = 5004 Kinder, davon hatten 208 Kinder im Untersuchungszeitraum von zwei Jahren eine elterliche Trennung erlebt) weder ein geringeres Maß an positivem Elternverhalten vor der Trennung, wie es z.B. Block und Mitautoren berichten (1988), noch eine Veränderung im Erziehungsverhalten nach der Trennung. Auch andere Studien stellten keine Unterschiede in elterlichen Erziehungspraktiken nach der Trennung (Hanson, McLanahan & Thomson, 1998) bzw. im Vorfeld und nach der Trennung (Freeman & Newland, 2002) fest. Somit wären dann die Befunde zur Verschlechterung des kindlichen Wohlbefindens nach der Trennung anderen Faktoren geschuldet als dem Erziehungsverhalten, z.B. den elterlichen Konflikten oder anderen Kontextfaktoren. Nach dieser Auffassung könnten trennungsunabhängige individuelle Faktoren wie Neurotizismus tatsächlich ausschlaggender für die Eltern-Kind-Beziehung sein.

Hier ist noch weitere Forschung notwendig, die nicht nur auf Selbsteinschätzungen oder Einschätzungen durch den anderen Elternteil beruht, die beide durch

41 Ein weithin anerkanntes Instrument zur Erfassung pathologischer Störungen bei Erwachsenen.

42 Die Polarisierung zwischen Selbst- und Fremdbild wird auch in den Fragebögen deutlich, wo der andere Elternteil häufig durch Randbemerkungen diffamiert wird. Ein hochstrittiger Vater schrieb uns im Hinblick auf die 10-Item-Persönlichkeitsskala des Fragebogens, er sei „nicht bereit, eine kindische Persönlichkeitsinventarisierung auszufüllen. Wenn ein Partner Borderliner ist, können Sie sich die ganze Fragerei sparen, das ist dann nur heiße Luft.“

die persönlichen Antagonismen verzerrt sein können, sondern auch auf Beobachtungen oder Dritturteile sowie Berichte durch die Kinder selbst zurückgreift.

Alters- und Geschlechtseffekte des Kindes: Beide Geschlechter berichten mehr Erziehungsprobleme bei älteren Kindern; der unerwartete Einfluss der negativen Attributionen findet sich bei den Männern vor allem bei den Mädchen.
Differenziert man die Aussagen der Männer nach Söhnen und Töchtern, findet sich nur bei den Mädchen ein Zusammenhang zwischen negativen Attributionen gegenüber der Mutter und selbst eingeschätztem positiven Erziehungsverhalten. Bei den Frauen zeigen sich keine Unterschiede nach Geschlecht. Außerdem sehen die Männer auch ihr Erziehungsverhalten bei den Mädchen stärker von eskalierten Konflikten zwischen den Eltern betroffen als bei den Jungen. Mütter und Väter schreiben sich bei älteren Kindern mehr Erziehungsprobleme zu, wobei dieser Effekt bei den Müttern stärker ist.

Diskussion und Einordnung
Ein großer Teil der Literatur zu elterlichen Erziehungskonflikten und Auswirkungen der Trennung hat ihren Fokus auf jüngere Kinder gerichtet. Es wird häufig davon ausgegangen, dass diese mehr unter einer Trennung und elterlichen Konflikten leiden, da sie noch in stärkerem Maße auf die Eltern angewiesen sind, während sich ältere Kinder und Jugendliche bereits mehr nach außen orientieren und sich somit noch andere Quellen sozialer Unterstützung eröffnen (Feinberg et al., 2007; Hetherington & Stanley-Hagan, 1999). Die oben beschriebenen Befunde weisen im Gegensatz dazu darauf hin, dass Jugendliche von einer elterlichen Trennung möglicherweise stärker indirekt, nämlich über Erziehungsprobleme der Eltern und eine schwierigere Eltern-Kind-Beziehung betroffen sind. So zeigen sich bei ihnen in der vorliegenden Untersuchung nicht nur deshalb Schwierigkeiten, weil die Adoleszenz aufgrund der zunehmenden Autonomie der Kinder ohnehin von Erziehungsschwierigkeiten geprägt ist, sondern auch aufgrund der trennungsbedingt geschwächten oder sogar konfliktbehafteten Elternallianz. Auch Walper und Beckh (2006) berichten, dass die Beziehung von Jugendlichen zu beiden Eltern unter elterlichen Konflikten litt. Bei der Beziehung zum – meist getrennt lebenden – Vater hatte darüber hinaus auch die Trennung einen eigenständigen Effekt.

Die stärkeren Zusammenhänge bei den Vätern im Hinblick auf die Mädchen könnten zum einen in der oben bereits erwähnten Tatsache liegen, dass diese möglicherweise sensiblere oder heftigere Reaktionen auf elterliche Trennungskonflikte zeigen (Feinberg et al., 2007). Es wäre auch möglich, dass die Väter ihre Rolle als Bezugsperson und Erziehungsberechtigtem bei den Mädchen stärker gefährdet sehen, da diese gerade in der Adoleszenz eher eine enge Beziehung zur Mutter haben, während sich der Umgang mit jugendlichen Söhnen für allein erziehende Mütter als eher problematisch gezeigt hat (Hetherington & Kelly, 2003), auch wenn sich dieser Umstand in den Selbstberichten der Mütter der vorliegenden Untersuchung nicht widerspiegelt. So könnte der oben berichtete stärkere kontraintuitive Zusammenhang zwischen den negativen Attributionen und einem besonders guten Erziehungsverhalten gerade bei Mädchen auch bereits auf eine stärkere Distanzierung zwischen Vater und Tochter in der Realität hindeuten – bei weniger Kontakt wären dann auch weniger Erziehungsprobleme zu erwarten. Der folgende Abschnitt, in dem Befunde zum kindlichen Wohlbefinden diskutiert werden, knüpft an diese Überlegungen an.

2.6.4 Diskussion der Ergebnisse zu Prädiktoren kindlicher Entwicklungsprobleme

Bei Frauen sind kindliche Entwicklungsprobleme vor allem ein Versorgungsthema – sie gehen mit finanziellem Druck einher, während sie bei den Männern vor allem ein Erziehungsthema darstellen, indem sie mit problematischem Erziehungsverhalten einhergehen.

Schließlich wurde noch untersucht, ob die im Modell beschriebenen Prädiktoren sich auf das kindliche Wohlbefinden auswirken. Dabei wurde ursprünglich angenommen, dass diese Wirkung hauptsächlich durch die Elternallianz und das Erziehungsverhalten mediiert werden. In den Analysen zeigen sich unterschiedliche Einflüsse je nach Geschlecht der Eltern. Bei den Müttern stellt eher die Elternallianz einen Einflussfaktor dar, bei den Vätern prädizieren vor allem die eigenen Erziehungsprobleme kindliche Probleme. Daneben gab es aber auch direkte Einflüsse der Beziehungsvariablen und Kontextfaktoren: Die negativen Attributionen – diesmal in erwarteter Richtung – und die juristischen Streitigkeiten gehen bei den Männern stark mit kindlichen Problemen einher, während sich bei den Frauen vor allem der negative Einfluss finanzieller Knappheit zeigt, der wiederum bei den Männern wesentlich schwächer ausgeprägt ist. Somit greift die Mediatorhypothese zu kurz. In der Paarstichprobe sind die Aussagen zum kindlichen Wohlbefinden zwischen Vätern und Müttern interkorreliert, eine Ausnahme stellen die Probleme bei der Trennungsbewältigung dar.

Diskussion und Einordnung

Die grundlegende Annahme dieser Untersuchung, nämlich dass die elterlichen Konflikte einen starken negativen Einfluss auf das kindliche Wohlbefinden ausüben müssten, und dass dieser Einfluss durch die Elternallianz und die Eltern-Kind-Beziehung vermittelt wird, konnte in den vorliegenden Daten nicht bestätigt werden. Vielmehr zeigt sich in den Daten der Effekt, den auch Berater, Richter und Mediatoren in der Arbeit mit strittigen Eltern in Trennung erleben – die Eltern nehmen den Zustand des Kindes unterschiedlich wahr, da sie ihn, wie die Analysen dieser Arbeit zeigen, auf unterschiedliche Weise bewerten. Zwar zeigt sich im Hinblick auf Verhaltensprobleme und somatische Beschwerden noch eine gewisse Übereinstimung, aber schon bei der Überlegung, welche Symptome der Trennung zuzuschreiben sind, besteht keine Einigkeit mehr. Es ist an dieser Stelle nicht möglich zu beurteilen, wer „recht hat“, vielmehr wird versucht, das Zustandekommen der jeweiligen Beurteilungen nachzuvollziehen.

Zunächst die Einschätzung der Mütter: Sie wohnen in der Regel mit den Kindern zusammen und leisten, wie anhand ihrer geringen Berufstätigkeit abzulesen ist, den Großteil der Betreuung. Dabei sind sie auf finanzielle Unterstützung durch die Väter angewiesen und ihre Einkommenssituation bleibt häufig noch lange nach der Trennung prekär (Andreß & Güllner, 2002). So ist es nicht verwunderlich, dass ihre Beurteilung des kindlichen Wohlbefindens in einem starken Zusammenhang zu den finanziellen Ressourcen steht. In der Meta-Analyse von Amato und Gilbreth (1999), die 63 Studien zur Vater-Kind-Beziehung nach der Trennung untersuchten, war die Bereitstellung finanzieller Ressourcen in Form von Unterhalt der zweitstärkste Prädiktor kindlichen Wohlbefindens nach der autoritativen Erziehung durch den Vater. Prekäre Einkommenslagen schränken in der Tat kindliche Entwicklungsmöglichkeiten ein (Walper, 1999). Die elterliche Zusammenarbeit und der Koalitionsdruck zeigen bei den Müttern ebenfalls Einfluss auf das kindliche Wohlbefinden, was die Befunde vieler Untersuchungen repliziert (vgl. Abschnitt 1.3; eine aktuelle Zusammenfassung liefern Sarrazin & Cyr, 2007). Eine neuere Untersuchung fand Zusammenhänge sowohl zu externalisierendem als auch internalisierendem Problemverhalten der Kinder (Feinberg et al., 2007).

Zwar geht der Einfluss der Elternallianz auf die kindlichen Probleme in den Analysen bei Hinzunahme der subjektiven Finanzlage zurück, dies liegt aber an der oben bereits erwähnten Konfundierung der elterlichen Zusammenarbeit und vor allem des Koalitionsdrucks mit den elterlichen Konflikten um finanzielle Mittel. Ökonomische Konflikte haben sich in mehrfacher Weise als ungünstig für das Kind erwiesen, indem sie zum einen geringere Ressourcen bieten, zum zweiten durch den daraus resultierenden Koalitionsdruck bewirken, dass das Kind sich zwischen den Eltern gefangen fühlt, wie Kinder aus Trennungsfamilien auch rückwirkend berichten (Amato & Afifi, 2006), und drittens indem sie als Stressfaktor für die Mutter auch zu einer Beeinträchtigung ihrer Beziehung zum Kind führen können (Hilton & Kopera-Frye, 2004). Auch bei den Männern zeigt sich ein Einfluss finanzieller Knappheit, dieser ist jedoch schwächer und bei Hinzunahme der Beziehungsvariablen nicht mehr bedeutsam.

Das Ausmaß der Konfliktbelastung in der elterlichen Beziehung hat bei den Frauen keinen eigenen Einfluss auf das kindliche Wohlbefinden. Somit ist für die Mütter vor allem ausschlaggebend, wie dieses sich in der elterlichen Kooperation niederschlägt und nicht so sehr die Existenz von Beziehungsschwierigkeiten an sich. Anders ist dies bei den Vätern – bei ihnen hängt ein negatives Bild ihrer ehemaligen Partnerin signifikant mit kindlichen Problemen zusammen. Dies ist zum einen dadurch verständlich, dass die Kinder in der Regel bei der Mutter wohnen. Wenn die Väter die Mütter negativ beurteilen, zum Beispiel weil sie von ihnen Zurückweisung erfahren oder der Kontakt zum Kind nicht gefördert wird, beurteilen sie auch ihren Einfluss auf das Kind in negativer Weise. Umgekehrt sind die Frauen, wenn sie den Vater negativ sehen, in wesentlich besserer Position, das Kind vor ihm zu „schützen“ und aus ihrer Sicht so negative Einflüsse zu verhindern. So ist auch verständlich, warum die juristische Strittigkeit – verbunden mit Kontaktproblemen des Vaters zu seinem Kind – nur bei den Vätern Einfluss auf die Einschätzung des kindlichen Wohlbefindens nimmt. Zwar fanden einige Studien keine Zusammenhänge zwischen elterlichen Einstellungen zueinander, juristischen Streitigkeiten und dem kindlichen Wohlbefinden (Goodman, Bonds, Sandler & Braver, 2004; Pruett, Williams, Insabella & Little, 2003), andere stellten durchaus einen Einfluss beider Faktoren fest (Johnston et al., 1989) bzw. zeigen wie die vorliegenden Daten, dass negative Einstellungen gegenüber dem anderen Elternteil und juristische Streitigkeiten Hand in Hand gehen (Maccoby & Mnookin, 1992).

Schließlich gehen kindliche Probleme bei den Vätern und in schwächerer Form auch bei den Müttern mit Erziehungsproblemen einher. Dies leuchtet ein, wenn man davon ausgeht, dass das Erziehungsverhalten von den Eltern richtig eingeschätzt wird – dann wäre das so zu interpretieren, dass eine autoritative Erziehung für die Kinder förderlich ist (1988; vgl. Abschnitt 4.2.2) und andersherum ein schwieriges kindliches Verhalten den Eltern auch die Erziehung erschwert. Es ist aber auch dann nachvollziehbar, wenn man davon ausgeht, dass hier eher Idealisierungs- und Abwehrprozesse am Wirken sind (s.o.) – dann wäre zu vermuten, dass diese auch im Hinblick auf das kindliche Wohlbefinden Einfluss haben. Andererseits greift diese Perspektive möglicherweise etwas zu kurz, so könnte ein hochstrittiges Elternteil sich selbst als in Erziehungsfragen sehr kompetent beschreiben, dem Kind aber aus anderen Gründen (ökonomischer Druck, negatives Bild des anderen) große Probleme zuschreiben.

Insgesamt ist erstens anzunehmen, dass beide Elternteile einen „Teil der Wahrheit" über Probleme des Kindes richtig beschreiben, was sich in der Korrelation der Einschätzungen, aber auch anhand von sinnvollen Zusammenhängen zu relevanten Einflussfaktoren (Elternallianz, ökonomischer Druck, als schwierig eingeschätzte Persönlichkeit der Haupterziehungsperson, Erziehungsprobleme) zeigt. Zweitens ist die Einschätzung beider Eltern durch ihre unbewusste Schwerpunktsetzung auf die Aspekte, von denen sie auch selbst stärker betroffen sind, verzerrt und es ist davon auszugehen, dass sie nicht immer zwischen ihren eigenen Bedürfnissen und denen ihres Kindes unterscheiden können (Doolittle & Deutsch, 1999). Dies ist nicht unbedingt trennungsspezifisch, auch Eltern in Kernfamilien setzen unterschiedliche Schwerpunkte in dem, was sie für die Kinder als wichtig erachten. Aber in der Trennungssituation wird die Verzerrung vermutlich durch die elterlichen Konflikte und den Streit über das Kind sowie – bei den Männern – durch den geringeren Kontakt zum Kind zusätzlich verstärkt. Problematisch ist dabei, dass gerade die Einschätzungen zum kindlichen Wohlbefinden in juristischen Konflikten das Hauptargument für oder gegen die jeweilige Position darstellen und somit davon auszugehen ist, dass eine extremere Sichtweise vertreten wird, als dies sonst der Fall wäre.

Alters- und Geschlechtseffekte des Kindes: Die Mütter schreiben älteren Kindern mehr Entwicklungsprobleme zu und sehen bei ihnen einen stärkeren Zusammen-

hang zwischen dysfunktionaler Elternbeziehung und problematischer Entwicklung. Die Väter sehen diesen Zusammenhang nur bei den Jungen.
Während das Geschlecht bei den Müttern nicht ausschlaggebend ist, beeinflusst das Alter des Kindes ihre Einschätzungen zum kindlichen Wohlbefinden: Älteren Kindern werden im Schnitt mehr Belastungen zugeschrieben als jüngeren Kindern. In der Einschätzung der Väter ist das Alter nicht relevant, bei ihnen lässt sich jedoch ein starker Geschlechtseffekt konstatieren: Während sich bei den Jungen ein starker Zusammenhang zwischen eskalierten Konflikten zwischen den Eltern und Entwicklungsproblemen zeigt, ergibt sich bei den Mädchen der genau umgekehrte, unerwartete Effekt: Je eskalierter die Konflikte, desto besser geht es nach Angaben der Väter den Mädchen.

Diskussion und Einordnung

Auch hier wird deutlich, dass die Urteile der Frauen eher nach Alter des Kindes, bei den Männern eher nach Geschlecht auseinander gehen. Wie in Abschnitt 1.3.2 dargestellt, zeigt die bisherige Forschung für beide Geschlechter und alle Altersstufen negative Folgen elterlicher Konflikte. Es wird allerdings häufig berichtet, dass Mädchen in ihrer Reaktion eher zu internalisierendem Verhalten neigen, und nach einer Trennung häufig überangepasst sind (Hetherington & Stanley-Hagan, 1999), so dass die Einschätzung der Männer, dass es ihnen bei besonders konfliktträchtiger Elternbeziehung in der Trennungssituation besonders gut geht, eventuell auch daher rührt, dass Jungen ihre Probleme stärker nach außen tragen. Auch Malone und Mitautoren (2004) berichten, dass sich Mädchen nach externen Einschätzungen durch Lehrer von elterlicher Trennung nicht betroffen zeigten, Jungen hingegen schon. Gerade bei Einbeziehung der oben beschriebenen Möglichkeit, dass der väterliche Kontakt zu den Töchtern eher leidet als der Kontakt zu Söhnen, könnte dieses Verhalten von diesen leicht als Wohlbefinden interpretiert werden. Eine Alternativerklärung wäre die ebenfalls bereits dargelegte, dass Mädchen in Konflikten stärker die Vermittlerrolle einnehmen und somit durch die Trennung insofern entlastet werden, als sie dies durch den reduzierten Kontakt der Eltern weniger tun können. Eine dritte Erklärung stellt die ebenfalls bereits angesprochene Identifizierung mit dem gleichgeschlechtlichen Kind dar – der möglicherweise gegenseitig ist, d.h. vielleicht identifizieren sich die Kinder auch jeweils stärker mit dem gleichgeschlechtlichen Elternteil.

Ein Geschlechtseffekt ist bei den Müttern allerdings nicht zu finden, sie schätzen vor allem die älteren Kinder als belasteter ein, vielleicht weil sie, wie bereits beschrieben, auch die Erziehung in der Adoleszenz als problematischer erleben (eine umgekehrte Wirkungsrichtung wäre allerdings genauso möglich), vielleicht, weil diese stärker von möglichem Koalitionsdruck betroffen sind, wie er in hochstrittigen Kontexten vorkommt Auch Walper und Mitautoren (2004b) berichten, dass der Koalitionsdruck vor allem bei älteren Kindern nach Berichten der Mütter besonders hoch war. Dagegen stellten Lansford und Mitautoren (Lansford et al., 2006) in einer neueren Längsschnittuntersuchung fest, dass eine Trennung sich im

Grundschulalter vor allem auf das Verhalten der Kinder niederschlug, während die älteren Kinder nach der Trennung eher im schulischen Bereich Schwierigkeiten zeigten. Möglicherweise führt dieser Umstand, zusammen mit einer kritischeren Distanz zu älteren Kindern, in die aufgrund ihres zunehmenden Autonomiebestrebens eine einseitige Idealisierung schwerer „hineinzuinterpretieren" ist, zu dieser Bewertung.

2.6.5 Diskussion des methodischen Vorgehens

Bevor im nächsten Abschnitt eine abschließende Beurteilung erfolgt, werden an dieser Stelle kurz methodische Überlegungen zur vorliegenden Untersuchung dargelegt.

Stichprobe

Die Rekrutierung der Teilnehmer erfolgte bewusst in einer Beratungsstelle, um auch „echte" hochstrittige Eltern befragen zu können, zu denen der Zugang ansonsten ausgesprochen schwierig ist. So gewann Winkelmann bei einer Stichprobengröße von 137 Personen nur von drei (!) Personen Daten, die juristische Konflikte angaben und somit als hochstrittig bezeichnet werden konnten.[43] Dagegen gelang es in der vorliegenden Untersuchung, einen erheblichen Anteil Hochstrittiger (36 von N=94, d.h. 38 Prozent der Stichprobe) zu inkludieren. Auch die mangelnde empirische Forschung zur Hochstrittigkeit in Deutschland hängt sicher mit dem schwierigen Feldzugang zusammen. Der Nachteil eines solchen Zugangs liegt in der mangelnden Generalisierbarkeit der Daten aufgrund einer für reine Fragebogenstudien eher kleinen Stichprobe, einer recht hohen Selektion (es fehlt die Gruppe nicht-getrennter Familien bzw. sich trennender Personen ohne Beratungszugang, allerdings zeigen sich vor diesem Hintergrund umso deutlicher die Besonderheiten von Hochstrittigkeit, die trotz der ebenfalls recht hohen „Strittigkeit" der anderen Teilnehmer noch erkennbar sind) und einem vergleichsweise langen Erhebungszeitraum. Ein weiteres Problem stellen die häufig erkennbaren unterschiedlichen Varianzen zwischen den Gruppen bzw. bestimmte strukturelle Konfundierungen dar (z.B. sind die Hochstrittigen gleichzeitig auch wesentlich länger getrennt). Das übliche Problem der „Mittelschichtsstichprobe" ist hier durch die Lage der Beratungsstelle (in der reichen Stadt München, und dort in gutsituierter Gegend) in besonderem Maße gegeben, so dass die bereits in dieser Arbeit bedeutsamen ökonomischen Schwierigkeiten sich in anderen Einkommensstrukturen noch erheblich größer gestalten könnten.

Dadurch, dass die Hochstrittigen im Vergleich zu den anderen Teilnehmern unterrepräsentiert waren, konnten gewisse Gruppenvergleiche (z.B. nach Geschlecht nur bei hochstrittigen Vätern) aufgrund kleiner Gruppengrößen nicht durchgeführt werden. Auf dyadische Analysen musste zugunsten der Klarheit aus Gründen des hohen Anteils an Einzelpersonen verzichtet werden.

---

43 Und dies, obwohl die Fragebögen auch an Orten verteilt wurden, wo solche Personengruppen sich aufhielten, z.B. am gerichtspsychologischen Institut.

Theoretischer Ansatz und Methode

Es wurde versucht, den multidimensionalen Einflüssen in der Trennungssituation Rechnung zu tragen, da vergangene Untersuchungen zeigen, dass hier viele individuelle, dyadische und kontextuelle Wirkfaktoren das Geschehen prägen. So gibt es auch nur wenige Untersuchungen, die alle Faktoren berücksichtigen, was zu vielen Einzelbefunden mit problematischer Interpretierbarkeit führt, zumal davon auszugehen ist, dass nicht alle Effekte (z.B. Alters-/Geschlechtseffekte) berichtet werden. Außerdem ist aufgrund von kulturellen Unterschieden, z.B. in der Streitkultur vor Gericht (kein Anwaltszwang in den USA) oder der Einstellung gegenüber unverheiratetem Zusammenleben nicht immer von einer Vergleichbarkeit der Ergebnisse auszugehen, auch wenn es sich um westliche Kulturkreise handelt. So ist es trotz aller Forschung immer noch schwer, einen Überblick über alle möglichen Einflüsse und ihre Wechselwirkung bei der Trennung zu erhalten.

Die vorliegende Studie war in Bezug auf diese Einflüsse auch eher explorativ und breit angelegt, schon allein weil empirische Charakteristika hochstrittiger Eltern in Deutschland bislang kaum vorliegen und somit wenig vorausgesetzt werden konnte. Es wurden aus erhebungspraktischen Gründen zum Teil eher kürzere Erhebungsinstrumente gewählt, um die Probanden nicht zu überfordern (das Ausfüllen des Fragebogens dauerte im Schnitt bereits ca. eine Stunde). Besonders im Bereich der Persönlichkeit hat sich dies bemerkbar gemacht, so konnte die Frage nach möglichen pathologischen Charakterzügen von Hochstrittigen, wie sie häufig postuliert wird, nur ungenügend behandelt werden. Hier sind Intensivstudien mit klinischer Diagnostik notwendig. Einige Instrumente mussten für die Zwecke der Untersuchung neu entwickelt werden und konnten nur kurz (Coparenting-Skala) oder gar nicht (negative Attributionen) vorgetestet werden. Ein weiteres Problem ist die „Monokultur" der Fragebögen, die in dieser Untersuchung nicht von weiteren Instrumenten (Beobachtung, externe Ratings) ergänzt wurden, zumal auch die Validität der vorliegenden Fremdeinschätzungen durch die ehemaligen Partner aufgrund der Konflikte stark anzuzweifeln ist. So ist auch die durchaus zufrieden stellende Varianzaufklärung der Regressionen mit Einschränkung zu betrachten, und es bleiben die Ergebnisse der Kinderinterviews, die sich in der Datenerhebungsphase befinden als wesentliche ergänzende Information zu den Aussagen der Eltern abzuwarten.

Die Methode und Darstellungsweise der hierarchischen Regressionen bietet eine hohe Transparenz und die Möglichkeit, die Wirkungsstärke der einzelnen Einflüsse nicht nur zu testen, sondern auch zu vergleichen. Dabei orientierte sich die Reihenfolge der Eingabe von Variablen am verwendeten Modell und den dort getroffenen Annahmen über Kausalität. Diese müssen nicht zwingend die Realität abbilden und sind daher bis zu einem gewissen Grad willkürlich. Da aus Übersichtlichkeitsgründen nicht alle Zwischenschritte berichtet werden, wurde auch nicht jeder Mediationseffekt vollständig berichtet bzw. es bleibt an manchen Stellen uneindeutig, welche Variable für die Mediation verantwortlich ist. Schließlich testen Regressionen Einflüsse verschiedener Prädiktoren auf Outcomes, wobei aufgrund der Querschnittlichkeit des Designs keine kausalen Wirkungsrichtungen gesichert werden können. So können alle in der Arbeit dargestellten Einflüsse auch in umgekehrter Richtung oder durch eine Drittvariable verursacht sein, wie bereits in der Diskussion mehrfach angemerkt wurde. Die vorliegende Untersuchung versteht sich daher als explorative Studie, die Hinweis darauf geben kann, was multimethodale Längsschnittuntersuchungen mit Kontrollgruppendesign zukünftig genauer erforschen müssen.

2.7 Zwischenfazit

Trotz der genannten Einschränkungen bietet die vorliegende Arbeit einige Erkenntnisse, die für Interventionen im Trennungsbereich und im Umgang mit strittigen Trennungskonflikten nützlich sein können. Diese können auch zur Beurteilung des im nun folgenden Teil B dargestellten Konzeptes eines Gruppenprogramms für diese Klientel berücksichtigt werden und werden deshalb bereits geordnet nach den drei wesentlichen Bereichen des Programms (WIR – KIND – ICH), die in Abschnitt 4.3.5 genauer erläutert werden, präsentiert:

WIR – die Ebene der Elternbeziehung

Das Feindbild schürt den Konflikt. Die vorliegenden Daten bestätigen es – je starrer das negative Bild des anderen ist, desto ausgeprägter sind die elterlichen Konflikte und desto deutlicher wirken sie sich auch auf die elterliche Zusammenarbeit aus. Interventionen sollten daher nicht nur auf bessere Konfliktlösungskompetenzen und Regelungen des Umgangs und der Sorge abstellen, sondern „im Kopf ansetzen“ und daran arbeiten, das Feindbild aufzuweichen, indem durch z.B. systemische Fragen und mediative Arbeit an den Bedürfnissen hinter den Positionen ein Perspektivenwechsel gefördert wird und damit auch eigene Anteile im Konflikt zugelassen werden können.

Hochstrittige sind nicht prinzipiell anders, sondern festgefahren. Hochstrittige zeichnen sich in dieser Untersuchung nicht durch andere Zusammenhänge oder Einflüsse, sondern durch ein „Mehr“ an vielen Faktoren aus, die bei anderen Familien zwar ebenfalls in der akuten Trennungssituation auftreten, dann aber wieder abklingen. So fand sich auch in der weniger strittigen Gruppe ein hohes Maß an Gewaltvorwürfen, die sonst typischerweise nur Hochstrittigen zugeschrieben werden. Besonders auffallend an den Hochstrittigen ist aber, dass der – reziproke – Prozess der gegenseitigen „Verfeindbildung“ bei ihnen stark vorangeschritten ist. Sie weisen mehr negative Attributionen gegenüber dem jeweils anderen Elternteil auf als eine frisch getrennte konfliktbelastete Vergleichsgruppe. Diese verfestigten Kognitionen tragen, so lässt sich der starke Zusammenhang zu den eskalierten Konflikten interpretieren, wesentlich zur destruktiven Konfliktdynamik der Eltern bei. Da sich die Arbeit an starren und chronifizierten „Feindbildern“, die sich gegenseitig bedingen, in der Paarsituation offensichtlich schwierig gestaltet (Bickerdike & Littlefield, 2000), zumal sich hochstrittige Männer und Frauen im

Konfliktniveau zumindest in dieser Untersuchung ebenbürtig sind, sollte verstärkt auf alternative Interventionen wie Einzel- oder Gruppensettings zurückgegriffen werden.

Der Streit ist umfassend, die Lösung muss es auch sein. Gerade bei den Frauen sind finanzielle Konflikte stark mit der Einschätzung der elterlichen Kooperation vermischt, wie die vorliegenden Daten zeigen. Somit greifen Beratungsansätze, die eine Konfliktlösung bezüglich des Streits um die Kinder suchen, ohne die damit zusammenhängenden ökonomischen Streitigkeiten mit einzubeziehen, zu kurz und die Machtmittel „Geld" und „Kind" bleiben weiter virulent. Eher sind umfassende Beratungen zu empfehlen, auch wenn diese länger andauern und mit höheren Kosten für die öffentliche Hand verbunden sind.

KIND – Erziehung und Beziehung zum Kind

Einschätzungen sind standortabhängig. Auch wenn die Eltern teilweise in den Einschätzungen der Kinder übereinstimmen, ist ihre Beurteilung des Kindes und ihrer Beziehung zu ihm doch stark geprägt von der eigenen Lebenslage, so dass bei den Frauen stärker ökonomische Aspekte Einfluss auf die Beurteilung nehmen, bei den Vätern deren Einstellung zur ehemaligen Partnerin. Im Streit werden diese Sichtweisen vermutlich gegeneinander ausgespielt, sie könnten aber auch, sofern sie nicht nur als Instrumentalisierung des Kindes zu verstehen sind, als wertvolle Informationen gewürdigt werden – dadurch, dass das Kind fast nie mit beiden Eltern gleichzeitig Zeit verbringt, hat auch jeder andere Erfahrungen. Gleichermaßen wichtig sollte es aber sein, auch die Kinder selbst in die Beratung einzubeziehen und zu ihrem Wohlbefinden zu befragen, um die jeweilige Verzerrung der Elternperspektive korrigieren zu können. Im Hinblick auf unterschiedliche Alters- und Geschlechtseffekte bei der elterlichen Einschätzung sollten Mütter und Väter dafür sensibilisiert werden, dass eine fehlende Symptomatik (wie sie z.B. Mädchen häufig aufweisen) nicht gleichbedeutend mit dem Fehlen von Entwicklungsbelastungen ist.

Erziehung und Elternstreit sind „zwei Paar Schuhe", jedenfalls nach der Einschätzung der Eltern, die ihr Erziehungsverhalten als eher unabhängig von der elterlichen Zusammenarbeit beurteilen. Intervenierende sollten hier auf zwei Ebenen ansetzen: Zum einen sollten sie die Eltern darüber aufklären, dass die elterlichen Konflikte über subtile und vielleicht unbemerkte Mechanismen in der Eltern-Kind-Beziehung durchaus einen Einfluss auf die Kinder haben (z.B. indem durch abwertende Kommentare in Abwesenheit des anderen Loyalitätskonflikte geschürt werden) und dass dieser Einfluss auch die Einstellung der Kinder ihnen selbst gegenüber langfristig negativ beeinflussen könnte, auch wenn dies jetzt noch nicht erkennbar ist. Zum anderen sollten sie diesen Umstand als Ressource nutzen – es kann leichter sein, an einer positiveren Eltern-Kind-Beziehung zu arbeiten als an einer positiveren elterlichen Zusammenarbeit. Gerade Väter sollten darin bestärkt werden, dass eine gute Vater-Kind-Beziehung einen besonders positiven Einfluss auf das Kind haben kann – aber nur dann, wenn der Kontakt zum Vater nicht von starken elterlichen Konflikten begleitet ist.

Selbsteinschätzungen brauchen Realitätskorrektur. Bei beiden Geschlechtern zeigt sich die Tendenz, ihre eigenen Erziehungskompetenzen vor allem bei starken Ressentiments gegenüber dem anderen Elternteil besonders positiv darzustellen. Einiges weist darauf hin, dass starre gegenseitige Feindbilder das Bedürfnis zur Selbsterhöhung steigern, möglicherweise als Defensivreaktion auf die Abwertungen des anderen Elternteils. Bei den Männern wird überdies vermutet, dass der in chronischen Konflikten oft deutlich geringere Kontakt dazu führen kann, dass das Kind und die Beziehung zum Kind idealisiert werden und sich Phantasien über die „Bösartigkeit" der Mutter leichter festsetzen können. So verhindern Mütter, die den Kontakt der Väter zu den Kindern stark einschränken, dass die Väter die Auswirkung finanzieller Schwierigkeiten auf die Kinder, die Auswirkung der mütterlichen positiven Erziehungsbemühungen für die Kinder bzw. mögliche Erziehungsprobleme wahrnehmen. Damit tragen sie unter Umständen selbst zur Entstehung unrealistischer Vorstellungen der Väter im Hinblick auf die väterliche Erziehungskompetenz und das kindliche Wohlbefinden bei.

ICH – Das Individuum in der Trennungssituation

Verbundenheit als Ressource. Im therapeutischen Kontext mit Einzelpersonen in Trennung wird häufig daran gearbeitet, Gefühle der Trauer, Sehnsucht und fortdauernden Bindung gegenüber dem anderen Elternteil möglichst schnell zu bearbeiten und beizulegen, um das Wohlbefinden der Klienten zu steigern. Es zeigt sich jedoch in den vorliegenden Daten, dass ein gewisses Maß an Verbundenheit (allerdings kein *Über*maß, da hier die Gefahr der Verstrickung gegeben ist) funktional für die elterliche Kooperation erscheint, da sie einer zu großen Kälte und Feindseligkeit gegenüber dem anderen Elternteil entgegenwirkt. Somit sollten im Interesse der Kinder in Beratungen auch das Zulassen dieser Gefühle und die Erinnerung an gute Seiten des anderen und gute gemeinsame Zeiten ermöglicht werden.

Selbstfürsorge ist die Basis. Bei den Frauen liegen die Stressoren schneller auf der Hand – die Erziehungsbelastung, die finanziellen Schwierigkeiten und das Auffangen der Auswirkungen der Trennung auf die Kinder im Alltag zeigen sich in dieser Untersuchung an einem deutlich geringeren Wohlbefinden bei den Müttern. Oft schneiden sich die Frauen durch die Elternkonflikte nicht nur den Zugang zur Entlastung durch den Vater, sondern auch durch seine Herkunftsfamilie ab und nehmen sich selbst damit wichtige Ressourcen. Eine Intervention könnte den Müttern vermitteln, dass ihr eigenes Wohl die Basis für das Wohlergehen des Kindes darstellt und dass ein gesunder „Egoismus" im Sinne von Selbstfürsorge auch in der Trennung legitim ist, ohne dass die Bedürfnisse der Kinder aus dem Blick geraten sollten. Auch die Betreuung der Kinder durch den Vater (selbst wenn sie sich nicht so gestaltet, wie es sich die Mutter vorstellt) kann trotzdem indirekt einen positiven Effekt auf die Kinder haben, indem die Mutter entlastet wird.

Obwohl die Männer kein eingeschränktes Wohlbefinden berichten, so zeigen doch ihre Aussagen zum hohen Eskalationsniveaus und den vorhandenen Ressentiments gegenüber der ehemaligen Partnerin, dass auch sie durch die Konflikte und verhärteten Fronten in ihrer Entfaltungsmöglichkeit eingeschränkt sind. Hier wäre zum einen wichtig, diese Wirkungen durch stärkere Reflexion zu entdecken (eine zu starke Konzentration auf den Konflikt kann dazu führen, dass eigene Bedürfnisse nicht mehr gut wahrgenommen werden können), um die Motivation zu wecken, nach ungenutzten persönlichen Kraftquellen zu suchen. Sicher sollte ein Berater hier keine „Wunder" erwarten – aber schon eine kleine Verbesserung in der Fähigkeit, wenn schon nicht für den anderen, dann doch *sich selbst zuliebe* einmal vom Streit „abzulassen", könnte helfen, den vergangenheits- und schuldorientierten Fokus in Richtung der persönlichen Zukunft zu verändern und somit überhaupt die Möglichkeit einer Konfliktbefriedung zugunsten aller Beteiligten, nicht zuletzt aber auch der eigenen Person, ins Gespräch zu bringen.

Teil B: Kinder im Blick – Ein Gruppenangebot für konfliktbelastete Familien in Trennung

3. Bewältigungshilfen für konfliktbelastete Familien in Trennung

3.1 Einführung und Überblick

Interventionsangebote für Familien in Trennung wurden vor drei Jahrzehnten in den USA „aus der Not heraus" geboren: Die steigenden Scheidungsraten, verbunden mit der Abschaffung des Schuldprinzips im Scheidungsrecht und dem fehlenden Anwaltszwang führten zu einer so erheblichen Überlastung der Familiengerichte, dass Mediation als alternative Konfliktbewältigungsmöglichkeit zunächst in Kalifornien, und dann im Laufe der 1980er Jahre in vielen weiteren Bundesstaaten eingeführt wurde. Die Überforderung der Familiengerichte war nicht nur eine quantitative: Die Durchsetzung des „Kindeswohls" als Standard in Sorgerechtsstreitigkeiten fordert von Richtern familienpsychologische Entscheidungen („Wo ist das Kind besser aufgehoben: bei Mutter, Vater, bei beiden abwechselnd oder bei keinem?"). Das Wesen des kontradiktorischen Verfahrens, welches Fakten vergangenheitsorientiert prüft und statt einer Konsensorientierung über „Gewinner und Verlierer" entscheidet, sorgt oft für eine Verschärfung – und sei es nur durch Nicht-Thematisierung – der emotionalen Schwierigkeiten von Trennungskonflikten (vgl. Abschnitt 1.4.2). Es erscheint somit in gefühlsgeladenen Streitigkeiten mehr Probleme zu schaffen, als es löst.

Somit entstand eine Situation, in der Interventionen als dringend notwendig erkannt wurden. Mediationsangebote erlebten über die folgenden Jahrzehnte einen rapiden Zuwachs und werden zunehmend auch im deutschsprachigen Raum eingeführt. Mittlerweile existiert in USA bereits eine umfangreiche Begleitforschung dazu, auch in Deutschland gibt es erste Befunde (Bastine, Weinmann-Lutz & Wetzel, 1999; Proksch, 2003a). Wiederum einen Schritt voraus, entwickelten sich in USA in neuerer Zeit weitere Angebote für Familien in Trennung. Gründe für diese Weiterentwicklung sind (1) in der Rezeption der Forschung zu kindlichen Anpassungsschwierigkeiten nach Trennung und Scheidung, (2) in der Entwicklung hin zum gemeinsamen Sorgerecht als Norm und (3) in dem Fortbestehen chronischer und hocheskalierter Elternkonflikte zu sehen, für die die Erfolge der Mediation sich eher bescheiden ausnahmen. Es entstanden daher zum einen Angebote, die eine möglichst frühe Prävention kindlicher Entwicklungsschwierigkeiten und eine umfassende Beratung der Eltern in der Wahrnehmung ihrer gemeinsamen Erziehungsrolle zum Ziel hatten. Hier sind insbesondere Gruppenprogramme für Eltern und Kinder zu nennen. Zum anderen wurden aufgrund der Annahme und der Erfahrung, dass konsensorientierte Konfliktlösungsverfahren für die hochstrittige Klientel nicht fruchten, zusätzliche Interventionen entwickelt. Diese zeichnen sich durch stärker therapeutische Ansätze, aber auch durch wesentlich direktivere Vorgehensweisen aus (Begleiteter Umgang, Begutachtung, Parent Coordinator, Schlichtung).

Während einige Ansätze relativ schnell nach Deutschland gelangten und an hiesige Gegebenheiten angepasst wurden (z.B. Begleiteter Umgang, Begutachtung, Scheidungsgruppen für Kinder), sind andere hierzulande noch überhaupt nicht verbreitet (Case Manager, strukturierte Elterntrainings). Vielmehr herrschen besonders im Bereich der Hochstrittigkeit vor allem therapeutische Beratungsansätze vor. Die zunehmende Überweisung hochstrittiger Klientel stellt Beratungsstellen jedoch vor neue Herausforderungen, vor allem was den Bereich der Schweigepflicht und der Freiwilligkeit angeht. Im Umgang mit hochstrittigen Eltern in Trennung sind noch viele Fragen offen, wie z.B. auf der BKE-Konferenz 2006 „Eskalierte Elternkonflikte“ deutlich wurde. Diese Fragen richten sich z.B. darauf welche Angebote für welche Zielgruppen geeignet sind, welche Ziele, Inhalte und Vorgehensweisen für diese Gruppen jeweils sinnvoll sind, wie Zielgruppen im Sinne einer Diagnostik überhaupt identifiziert werden können und welchen Raum „erzwungene Maßnahmen“ künftig einnehmen sollen.

Bisher abgegebenen Antworten auf diese Fragen werden in Abschnitt 3.4 referiert. Dort werden nicht nur theoretische Einordnungsversuche fokussiert, sondern auch innovative Versuche, ein Angebotsportfolio praktisch zu gestalten. Zuvor aber soll ein Überblick über die vielfältigen Interventionsmöglichkeiten bei Trennungskonflikten gegeben werden. Dabei wird aus Platzgründen im Wesentlichen das deutsche Portfolio dargestellt und mit US-amerikanischen Interventionen verglichen – letzteres, weil die Vereinigten Staaten in Theorie und Praxis nach wie vor als Vorreiter auf dem Gebiet zu sehen sind. Ein besonderer Schwerpunkt der Darstellung liegt dabei auf den inhaltlichen und strukturellen Besonderheiten, die das jeweilige Hilfsangebot kennzeichnen, um somit auch die Basis für Überlegungen zu einem Gruppenprogramm für (hoch-)strittige Trennungseltern zu schaffen. Es werden zunächst auf *Einzel*personen, einzelne Elternpaare oder einzelne Familien ausgerichtete Interventionen vorgestellt, anschließend *Gruppen*interventionen. In beiden Abschnitten werden jeweils Maßnahmen, die speziell auf stark konfliktbelastete Familien in Trennung abzielen, gesondert erörtert.

3.2 Individuelle Bewältigungshilfen

3.2.1 Beratung

Beratung ist die in Deutschland gesetzlich festgelegte „Standard-Bewältigungshilfe“ für Eltern in Trennung, die von Fachkräften der Jugendhilfe (Sozialpädagogen, Psychologen, Pädagogen) in öffentlichen und freien Trägern durchgeführt werden kann (Buchholz-Graf & Vergho, 2001). Ihre Rechtsgrundlage findet sie im Sozialgesetzbuch, zum einen in der Beratung in Fragen der Partnerschaft, Trennung und Scheidung (§17 SGB VIII), zum anderen bei der Feststellung einer „erzieherischen Bedarfslage“ in der Erziehungsberatung (§28 SGB VIII). In §17 KJHG ist festgelegt, dass die Beratung im Falle einer Trennung oder Scheidung helfen soll, „Bedingungen für eine dem Wohl des Kindes oder des Jugendlichen förderliche Wahrnehmung der Elternverantwortung“ zu schaffen. Die Inanspruchnahme einer Beratung durch die Eltern ist meist freiwillig, es sei denn es handelt sich um eine strittige Scheidung – hier muss zwingend eine Beratung durch das Jugendamt erfolgen. Diese Freiwilligkeit ist umstritten: Befürworter sehen hierin den Ausdruck elterlicher Autonomie, Gegner beklagen das „Wegbleiben“ gerade der Eltern, die Beratung dringend bräuchten – zu Lasten der Kinder (Buchholz-Graf, 2001).

Zur Durchführung der Beratung existieren keine verbindlichen Richtlinien, vielmehr kommt hier je nach Fachkraft und Beratungssetting ein Methodenmix aus Mediation, Psychotherapie, Erziehungsberatung und Psychoedukation in Sachen Trennung, Erziehung, Krisen- und Konfliktbewältigung zum Einsatz (vgl. Winkelmann, 2005). Vor allem die Mediation mit ihrem strukturierten Konfliktlösungsinstrumentarium hat in den letzten Jahren konzeptuell die Beratungslandschaft bereichert und wird daher im nächsten Abschnitt ausführlicher dargestellt. Eine Umfrage unter 726 Beratungsstellen in Deutschland in 2005 ergab, dass bereits ein Drittel der Beratungsstellen Mediation als kohärentes Verfahren anbietet, mediative Strategien und Techniken sind noch weiter verbreitet (Bastine, Decker, Haid-Loh, Mayer & Normann-Kossak, 2005). Auch die Jugendämter bieten verstärkt Mediation an (Buchholz-Graf, 2001).

3.2.2 Beratung bei Hochstrittigkeit

Problematisch wird die Beratung im Bereich der Hochstrittigkeit, wie auch aus einer neueren Publikation der Expertengruppe „Zur Beratungsarbeit mit hochstrittigen Eltern“ der Bundeskonferenz für Erziehungsberatung (BKE) hervorgeht. Weber und Schilling (2006) resümieren in ihrer abschließenden Stellungnahme: „Die Dynamik der vorhandenen Konflikte und emotionalen Spannungen macht es professionellen Helfern oft schwer, sich der Verstrickung in die Problematik zu entziehen, Distanz zu wahren und fachlich angemessene Formen der Bearbeitung solcher Situationen zu finden“ (Weber & Schilling, 2006, S. 277). Die Beratungsarbeit mit dieser Klientel unterscheide sich von der sonst gewohnten Tätigkeit der Berater vor allem durch folgende Aspekte:

- Die Ratsuchenden werden vom Gericht oder Jugendamt „geschickt“ und suchen nicht so sehr eine Beratung, als vielmehr Koalitionspartner in ihrem Kampf mit dem anderen Elternteil.
- Das Beratungsziel (oft: Kontakt betroffener Kinder mit beiden Eltern) ist von außen vorgegeben und meist gerade nicht das Ziel der Eltern.
- Berater können durch ihre Zielsetzung, diesen Kontakt zu ermöglichen, leicht in die emotionale Polarisierung mit hinein gezogen werden. Sie erleben die Beratung als weniger geschützt und können persönlichen Angriffen und Unterstellungen der „Zusammenarbeit mit dem Feind“ ausgesetzt sein.

- Viele Helfer sind im Spiel: eine Vernetzung mit anderen Professionen (Anwälte, Richter, Jugendamt, Verfahrenspfleger etc.) ist notwendig und unumgänglich.
- Berater müssen nicht nur einvernehmliche Regelungen anstreben, sondern auch auf das Wohl des Kindes in diesen Regelungen achten und aktiv dafür eintreten. Dies hat Konsequenzen für die Neutralität des Beraters.

Alle oben genannten Punkte erfordern von Beratungsstellen einen ungewohnt hohen zeitlichen und personellen Aufwand. Sie haben sowohl Konsequenzen für die strukturellen als auch die inhaltlichen Aspekte der Arbeit mit hochstrittigen Elternsystemen. Das strukturelle Setting der Beratung erfordert meist eine Kooperation zwischen Gericht und Beratungsstelle und wird dann auch „gerichtsnahe Beratung" genannt. Für die oben genannten Charakteristika der Beratungsarbeit mit Hochstrittigen kann eine Anordnung der Beratung durch das Familiengericht nach Spindler (2003) auch durchaus Vorteile haben: Der Auftrag für den Berater (Kontakt mit beiden Kindern) ist dann bereits klar und noch dazu von höherer Stelle angeordnet – dies kann Berater in den Augen der Eltern auch entlasten. Erforderlich sind für dieses Setting klare Absprachen des Informationsflusses mit den Eltern und dem Familiengericht (Weber & Schilling, 2006).

Während eine räumliche Nähe von Gericht und Beratung in den USA durchaus gängig ist, wurde sie in Deutschland erstmals im viel zitierten „Regensburger Modell gerichtsnaher Beratung" (Buchholz-Graf, 2001; Buchholz-Graf, Caspary, Keimeleder & Straus, 1998) erprobt. Hier wurde 1991 ein Beratungsraum für Psychologen der Regensburger Beratungsstelle für Ehe-, Familien- und Lebensfragen am Gericht eingerichtet. Vor Gericht strittige Eltern in Trennung wurden durch die Richter für die Möglichkeit der Beratung geworben, die Richter übten allerdings auch argumentativen Druck auf die Eltern aus, an einer Beratung teilzunehmen. Waren die Eltern dazu zu bewegen, wurde direkt aus der Anhörung heraus einen Beratungstermin vereinbart oder gleich wahrgenommen. Dieser Erstkontakt konnte dann in eine reguläre Beratung überführt werden. Die Zufriedenheit der unfreiwillig in diese Beratung gelangten Eltern ist gemischt: 26 Prozent der Eltern bewerteten die Beratung als erfolgreich, 26 Prozent als teilweise erfolgreich, 48 Prozent als nicht erfolgreich (Buchholz-Graf, 2001).

Auch einige andere Institutionen in Deutschland sind zwar nicht direkt am Gericht angesiedelt, aber speziell auf die Beratung hochstrittiger Klientel spezialisiert (ein Überblick findet sich bei Fichtner, 2007). Sie setzen unterschiedliche Schwerpunkte hinsichtlich der *inhaltlichen Arbeit* mit hocheskalierten Elternkonflikten. Loschky und Nölke-Hartz (2006) weisen auf die notwendigen Fähigkeiten und Einstellungen des Beraters hin: Er benötigt eine klare Grundhaltung zu Rechten des Kindes auf Umgang mit beiden Eltern und zur gemeinsamen Elternverantwortung, die Bereitschaft, auch parallele Elternschaft als Lösungsweg anzuerkennen, methodische Erfahrung in Mediation und Therapie sowie ein großes Maß an Durchsetzungsvermögen und persönlicher Autorität. Einige Autoren betonen die Notwendigkeit einer vorgeschalteten Analyse des Konflikts und des Familiensystems (z.B.

Loschky & Nölke-Hartz, 2006; Spindler, 2002), um festzustellen, wo sich noch Ressourcen befinden und welche Hilfen von außen für die Familie notwendig sind. Ein weiterer wesentlicher Aspekt ist es, der Konfliktgeschichte Raum zu geben, um mögliche emotionale Blockaden und die Verflechtung der Eltern aufzulösen (Dietrich & Paul, 2006b; Loschky & Nölke-Hartz, 2006; Spengler, 2006). Hierfür werden z. T. Einzelgespräche mit beiden Eltern empfohlen.

Hinsichtlich der Verhandlung von Vereinbarungen in diesem Bereich werden häufig sehr engmaschige und genau ausgearbeitete Regelungen in der Mediation gefordert (Fichtner, 2007). Sie haben grundsätzlich den Charakter der Gegenseitigkeit: „Gib du mir, dann geb ich dir", im Vergleich zu synergetischen Lösungen, wie sie bei weniger eskalierten Konflikten möglich sind (Alberstötter, 2006b). Kommen selbst solche Vereinbarungen nicht zustande, empfehlen Loschky und Nölke-Hartz (2006) eine „durch gerichtlich geregelte Anordnung klar abgegrenzte parallele Elternschaft" anzustreben. Alberstötter (2006b) schlägt sogar einen Schlichtungsvorschlag seitens der Berater vor, der – auch wenn er nicht freiwillig von den Eltern akzeptiert werden kann – durchaus noch die in der Beratung erarbeiten Interessen beider Eltern widerspiegeln kann und so für das Gericht eine Entscheidungshilfe darstellt.

Uneinheitlich wird die Einbeziehung von nicht-kindzentrierten Themen, z.B. Finanzen gehandhabt, einige Beratungsstellen halten diese für unabdingbar, andere lassen sie außen vor (Fichtner, 2007). Offen bleibt weiterhin an vielen Stellen, wie eine angemessene Einbeziehung von Kindern erfolgen kann, die häufig gefordert wird (Weber & Schilling, 2006). Befürworter betonen die Notwendigkeit, Kinder bei Entscheidungen, die sie betreffen, einzubeziehen, damit sie erleben, dass auch sie ein Recht auf Hilfe haben, eigene Ideen und Vorstellungen einbringen können und es eine ordnende Struktur für Konfliktgespräche gibt (Behrenbruch-Walz, 2006). Als Argument gegen eine Anwesenheit von Kindern wird vor allem eine Überforderung der Kinder angeführt, die in der Sitzung mit beiden Eltern akuten Loyalitätskonflikten ausgesetzt seien (Liemandt, 2004). In der Praxis wird die Einbeziehung von Kindern je nach Auffassung und Ausbildung sehr unterschiedlich gehandhabt, sie reicht vom symbolischen Einbezug (auf die Perspektive der Kinder hinweisen, Visualisierung am Flipchart, durch Puppen oder einen leeren Stuhl) über direkte Präsenz in einer Beratungssitzung bis hin zum Einzelgespräch mit dem Berater, aus dem heraus Wünsche an die Eltern in die Mediationssitzungen eingebracht werden (Diez, Krabbe & Thomsen, 2002; Liemandt, 2004; Mayer & Normann, 2006).

Während einige Beratungsansätze für hochstrittige Eltern existieren, steht die Begleitforschung in Deutschland bis auf das oben geschilderte Regensburger Modell noch aus. Dies ist im US-amerikanischen Raum anders. Besonders die dort vorherrschende Methode der Mediation und ihre Abwandlung für hochstrittige Eltern wurden dort bereits gut evaluiert und sollen im Folgenden dargestellt werden. Dabei werden Einführungsstand und Befundlage zur Mediation in Deutschland ebenfalls diskutiert.

3.2.3 Mediation

Unter einer Mediation versteht man ein außergerichtliches Verfahren zur Bearbeitung von Konflikten, in dem der Mediator die Konfliktparteien darin unterstützt, „miteinander (wieder) ins Gespräch zu kommen, interessenbezogen zu verhandeln und faire Vereinbarungen zu entwickeln, die auf dem wachsenden Verständnis von sich selbst, dem anderen und der jeweiligen Sicht der Realität aufbauen“ (Mähler & Mähler, 2000, S. 305). Die Vorteile der Mediation gegenüber den kontradiktorischen juristischen Verfahrensweisen liegen (1) in der Autonomie der Parteien beim Lösen ihrer Konflikte, (2) in der Orientierung an Interessen anstatt an Positionen, (3) in der kreativen Lösungsfindung sowie (4) in der Beziehungs- und Zukunftsausrichtung des Verfahrens (Fisher, Ury & Patton, 1991). Besonders der letzte Punkt lässt die Mediation für familiäre Konflikte als geeignet erscheinen. Seit den 1980er Jahren hat sich die Trennungs- und Scheidungsmediation in den USA zu einem integrativen Teil des familiengerichtlichen Verfahrens entwickelt (Bernhardt & Winograd, 2004). In Deutschland hat sie hingegen noch keine lange Tradition, erst 1992 bildete sich aus bisher selbständigen Arbeitskreisen die „Bundes-Arbeitsgemeinschaft für Familien-Mediation“ (BAFM). Eine rechtliche Verpflichtung zur Mediation bei Sorgerechtsstreitigkeiten besteht in Deutschland, anders als in USA, zwar nicht, in der Praxis machen jedoch immer mehr Familiengerichte eine Mediation in diesen Fällen zur Auflage.

Im Zuge der Institutionalisierung der Familienmediation entwickelte sich in den Vereinigten Staaten auch die begleitende Forschung zur Effektivität dieses Verfahrens. Einen Überblick gibt Kelly (2004) und resümiert, dass Mediation sich im Vergleich zum üblichen „Rechtsweg“ bei Trennung und Scheidung grundsätzlich als effektiv hinsichtlich Zeit, Kosten und Zufriedenheit der Teilnehmer erwiesen hat. Eine Studie im deutschsprachigen Raum wies ebenfalls eine hohe Zufriedenheit der MediantInnen auf (Bastine et al., 1999). Trotz der fehlenden Vergleichbarkeit der Studien hinsichtlich demographischer Merkmale der Klienten, Anzahl der Sitzungen und Qualifikation der Mediatoren sowie der verwendeten Methodik (Kelly, 2004), zeichnen sich im angloamerikanischen Raum einige stabile Befunde ab:

Vereinbarung: Der Anteil erfolgreich mit einer Vereinbarung abgeschlossener Mediationen beträgt 50-90 Prozent je nach Schweregrad der Fragestellung (z. B. ob lediglich Umgangsrecht, oder die kompletten Regelungsinhalte einer Scheidung diskutiert werden; Benjamin & Irving, 1995; Kelly, 2004). Die Wahrscheinlichkeit einer freiwilligen Vereinbarung ist bei Mediation höher als bei Gericht, diese wird schneller erreicht, ist meist umfassender und gewährt mehr Umgangsrechte für Elternteile ohne Sorgerecht (Benjamin & Irving, 1995; Emery, 2001).

Zufriedenheit der Klienten: Der eindeutigste Befund bisheriger Forschung sind die sehr hohen Zufriedenheitsraten (60-80%, eher in Richtung 80%; Benjamin & Irving, 1995). Diese sind besonders hoch, wenn eine Vereinbarung getroffen werden konnte, jedoch fanden z.B. Kressel et al. (Kressel & Pruitt, 1989), dass sie auch bei fehlender Vereinbarung 75 Prozent betrugen. Kelly und Gigy (1989) erklären die hohe Zufriedenheit trotz fehlender Vereinbarung in ihrer Untersuchung mit den Angaben der Klienten, die Mediation habe andere positive Effekte im Bereich verbesserter Kommunikation gehabt. Auch in den wenigen längsschnittlichen Nachuntersuchungen zeigten sich die Klienten zufriedener als die Vergleichsgruppen, die nicht am Mediationsverfahren teilgenommen hatten (z.B. Irving & Benjamin, 1992; Kelly & Gigy, 1989; Pearson & Thoennes, 1985).

Gender-Effekte: Die anfänglichen Befürchtungen, Mediation könne sich für Frauen als nachteilig herausstellen, da sich diese sowohl ökonomisch als auch sozialisationsbedingt in der schwächeren Verhandlungsposition befänden, bestätigten sich weder im Bereich der Zufriedenheit (Benjamin & Irving, 1995; Emery, 1994; Kelly & Gigy, 1989), noch bei Prozessanalysen der Mediationssitzungen (z.B. Dingwall, Greatbatch & Ruggerone, 1998). Nur in einer Studie wurde bei Männern und Frauen ein unterschiedlicher Diskussionsstil (Frauen argumentierten emotionaler, Männer sachorientierter) gefunden (Pines, Gat & Tal, 2002).

Im deutschsprachigen Raum wurde die Methode der Familienmediation bislang kaum systematisch aufgearbeitet. Eine Ausnahme hierzu stellt die Studie „Unterstützung von Familien in Scheidung durch Familien-Mediation“ (1999) dar. Bastine und seine Mitarbeiter konnten die dargestellten US-amerikanischen Befunde im wesentlichen replizieren: Bei einer Stichprobe von 26 Mediatoren und 54 Familienmediationen, die im Schnitt fünf Sitzungen dauerten, ergab sich eine Einigungsrate von 50 Prozent (komplette Einigung) bis 80 Prozent (inkl. partieller Einigung), eine Zufriedenheit von ca. 95 Prozent der Teilnehmer hinsichtlich der erzielten Ergebnisse sowie eine große Zufriedenheit in der 14 Monate später stattfindenden Nachbefragung. In der Beurteilung der Mediation zeigten sich keine Geschlechtereffekte, und teilweise von den Mediatoren wahrgenommene Ungleichgewichte wirkten sich nicht auf die Qualität der Vereinbarung aus. Auch Proksch (2003b) zeigte, dass Mediation bei Scheidungskonflikten für viele Paare wirksam ist.

Wenngleich die Ergebnisse hinsichtlich der Effektivität und der Wirkung von Familienmediation verheißungsvoll klingen – nicht nachgewiesen werden konnte bislang die präventive Bedeutung von Mediation im Sinne einer Langzeitwirkung auf das psychische Wohlbefinden von Eltern und Kindern, obwohl aufgrund der eingangs dargestellten destruktiven Wirkung elterlicher Konflikte eine Verbesserung des Wohlbefindens der Kinder bei Teilnahme der Eltern an einer Mediation zu erwarten wäre. Es zeigten sich im Längsschnitt vielmehr bislang nur wenige Unterschiede im Konfliktniveau zu Familien, die nicht an einer Mediation teilgenommen haben. So mag es nicht verwundern, dass sich in einer der wenigen längsschnittlichen Untersuchungen (Emery, Matthews & Kitzmann, 1994) nach einem Jahr zwischen den Vergleichsgruppen keine Unterschiede hinsichtlich des psychischen Wohlbefindens der Kinder zeigten, obwohl in beiden Gruppen eine Reduktion der elterlichen Konflikte zu Verbesserungen des kindlichen Wohlbefindens führte (Kitzmann & Emery, 1994). Die Befunde bezüglich elterlicher Kooperation („Co-Parenting“) hingegen sind gemischt: Manche Studien demonstrieren Veränderungen in der gemeinsamen Wahrnehmung der elterlichen Verantwortung (z.B. Irving

& Benjamin, 1992; Pearson & Thoennes, 1985), andere nicht (z.B. Mathis & Yinling, 1990). Ein überraschender positiver Längsschnittbefund zeigte sich bei Emery und seinen Mitarbeitern: 12 Jahre nach der Mediation hatten Väter, die an einer Mediation teilnahmen, signifikant mehr Kontakt zu ihren Kindern als die Väter der Vergleichsgruppe[44] (Emery, Laumann-Billings, Waldron, Sbarra & Dillon, 2001).

Wie lassen sich die Befunde zur sehr begrenzten dauerhaften Auswirkung der Scheidungsmediation auf das Wohlbefinden von Eltern und Kindern erklären? Immerhin zielt sie auf eine Reduzierung des größten einzelnen Stressors im Rahmen einer Trennung ab: auf elterliche Konflikte. Emery (2001) argumentiert, dass eine elterliche Trennung ein ganzes Bündel von Stressoren darstellt, so dass einzelne Interventionen grundsätzlich nur einen „Tropfen auf dem heißen Stein" darstellen, und möglicherweise intensiviert oder kombiniert werden müssten, um Wirkung zu zeigen. Möglicherweise erklärt sich die bislang gemischte Befundlage weiterhin auch aus der Tatsache, dass unterschiedliche Modelle von Mediation, die Eingangsvariablen der Klienten, und der Interventionsprozess selbst noch nicht hinreichend untersucht wurden, um differenzierte Aussagen darüber treffen zu können, unter welchen Umständen eine Intervention sinnvoll erscheint (Kelly, 2004). So werden bei gerichtsnahen Mediationen manchmal nur vier Sitzungen durchgeführt, obwohl bei hochkonflikthaften Paare deutlich mehr Zeit nötig wäre, um Veränderungen hervorzurufen, während dies für andere Paare einen sinnvollen Zeitrahmen darstellt.

3.2.4 Mediation bei Hochstrittigkeit: Therapeutische Erweiterungen

Bei hohem Konfliktniveau besteht die Gefahr, dass die Auseinandersetzung im direkten Kontakt destruktiv verläuft und die Eltern eher belastet, anstatt hilfreich zu sein (Rubin, 1985). Grundsätzlich scheint eine hohe Konfliktintensität und schwierige Emotionalität die Aussichten von Mediation, die Konflikte beizulegen, erheblich zu senken (Bickerdike & Littlefield, 2000). Mediation allein ist vermutlich vor allem für ein mittleres Konfliktniveau geeignet, in dem noch ein gewisses Maß an Selbsthilfepotenzial existiert, das durch eine systemisch-konstruktivistische Grundhaltung, sowie Ressourcen und Lösungsorientierung des Mediators aktiviert werden kann (Alberstötter, 2006b). Aus dieser Erkenntnis heraus hat die Mediation als Bewältigungshilfe bei Trennung und Scheidung in USA schon seit einiger Zeit Erweiterungen erfahren, die sich speziell mit der hochstrittigen Klientel befassen, ähnlich wie dies für Beratungsansätze in Deutschland zunehmend erfolgt.[45]

So weist Johnston (1994, S. 176) darauf hin, dass die gescheiterten Mediationen alle Charakteristika von hochstrittiger Trennung aufweisen: „The failures have

---

44 Die Zuteilung zu den Gruppen erfolgte nach dem Zufallsprinzip, es kann sich hier also nicht um einen Selbstselektionseffekt handeln.

45 Zur anhaltenden Diskussion, inwieweit Mediationsverfahren nicht ohnehin therapeutische Komponenten enthalten, indem sie auch die Bearbeitung von Emotionen und „inneren Gründen" für den Konflikt zulassen, und zusätzlich eine Verbesserung der Beziehung der Kontrahenten zum Ziel haben, bieten Smyth und Moloney (2003) einen Überblick.

been described as enmeshed and highly conflicted couples who are ambivalent about their separation and who have severe psychopathology or personality disorders." Die Annahme der Mediation, ein Mediator sei in der Lage, die Emotionen der Eltern zu begrenzen und in sinnvolle Kanäle „abzuleiten", so dass ein zielorientiertes Verhandeln möglich wird, treffe in diesen Fällen nicht zu. Johnston und Campbell (1988) entwickelten für diese Klientel ein Modell „therapeutischer Mediation" im engeren Sinne, auch „impasse-directed mediation" (impasse = ausweglose Situation, Pattsituation) genannt (Johnston, 1994; Johnston & Campbell, 1988; Johnston & Roseby, 1997). Diese weist einige Besonderheiten im Gegensatz zur herkömmlichen Mediation auf, die sich vor allem in einer intensiven Vor- und Nachbereitung der Mediation äußern: (1) In einer ersten Evaluationsphase werden Konfliktsituation, Konfliktgeschichte, persönliche Vulnerabilitäten und dysfunktionale Beziehungsmuster in Einzelsitzungen mit Eltern und Kindern eingehend analysiert, um Erkenntnisse darüber zu gewinnen, *warum* es in diesem Fall zu chronischen Konflikten kommt. (2) In der „pre-negotiation phase" werden die Eltern im Einzelgespräch auf die Mediation vorbereitet. (3) In der Mediationsphase werden mit beiden Eltern Vereinbarungen verhandelt, die die Entflechtung der Eltern und einen strukturierten Elternplan mit minimalem Kontakt der Eltern zueinander zum Ziel haben. (4) Anschließend werden die Eltern noch bei der „Einübung" der Umsetzung dieser Vereinbarung begleitet und können auch noch nach Beendigung der Maßnahme im Sinne einer Nachsorge auf die Therapeuten zurückgreifen.

Insgesamt umfasst diese Maßnahme etwa 15 bis 25 Sitzungen. Hier kann in der Tat von einer weitgehenden Synthese von Therapie und Mediation gesprochen werden, die auch durch die Autoren evaluiert wurde. Johnston und Roseby (1997) geben an, dass etwa 80 Prozent der Eltern einvernehmliche Regelungen erarbeiten konnten. Zwei Drittel von 140 untersuchten Fällen hielten sich auch an diese Vereinbarungen und waren auch nach zwei bis drei Jahren nicht erneut vor Gericht gezogen. Den Erfolg der Maßnahme führen die Autorinnen auf die Kombination therapeutischer Intervention mit rechtlichen Maßnahmen und gerichtlichen Anordnungen zurück. Waldron und Mitarbeiter (1984), Benjamin und Irving (1995) sowie Lebow (2003) legen ähnliche Ansätze vor.

Einen alternativen Ansatz beschreibt Garber (2004) mit seiner „Directed Co-Parenting" Intervention. Er geht davon aus, dass die Eltern nicht miteinander arbeiten können und dass eine gemeinsame Aufarbeitung oder das gemeinsame Verhandeln daher keinen Nutzen bringt. Stattdessen zielt sein Interventionsvorschlag auf das Erschaffen einer konsistenten kindzentrierten Fürsorgestruktur mit aufeinander abgestimmten, adäquaten Grenzen und Tagesabläufen in beiden Haushalten ab. Ziel ist es, den Kontakt zwischen den Eltern zu minimieren, so wird auch im Regelfalle mit Einzelgesprächen gearbeitet. Den Eltern wird einzeln bei der Erstellung einer „Caregiving-Struktur" geholfen, hierbei wird auf bestehende Gutachten und Gespräche mit beteiligten Helfern, sowie auf die Informationen von Eltern und Kindern selbst zurückgegriffen. Ein Fokus der Arbeit liegt auf der Formalisierung notwendiger Kommunikation zwischen den Eltern, z.B. in Form von standardisierten Emails, Organisationsplattformen im Internet für Familien, oder eines Notizbuchs, das mit dem Kind „mitwandert". Die Eltern werden in drei bis zehn Sitzungen bei der Umsetzung dieses Plans begleitet. Unklar bleibt, ob bei notwendigen Abstimmungen ein Gespräch mit beiden Eltern erfolgt, oder wie Entscheidungen andernfalls getroffen werden. Auch von einer Evaluation wird nicht berichtet.

In hiesigen Ansätzen werden ähnliche Schwerpunkte deutlich: Arbeit im Zwangskontext, interdisziplinäre Kooperation, Tendenz zu genauer Konfliktanalyse und umfassender therapeutischer Intervention, Nutzung von Einzelgesprächen. Hier wie dort hat sich aber die Erkenntnis durchgesetzt, dass auch die gerade dargestellten, intensiveren Interventionen für manche Familien nicht ausreichen. Daher wurden zusätzliche Bewältigungshilfen und -maßnahmen für diese Familien entwickelt, die im Folgenden kurz dargestellt werden sollen. Sie werden vom Gericht angeordnet, und sowohl dann eingesetzt, wenn alle Formen von Therapie, Beratung, Mediation wirkungslos geblieben sind, als auch ergänzend zu Beratungs- und Therapieversuchen.

3.2.5 Weitere Interventionsformen im hochstrittigen Bereich

Begleiteter Umgang

Obwohl ein Kind das Recht auf Umgang mit beiden Eltern hat, kann es Umstände geben, unter denen ein Kontakt das Kindeswohl gefährden könnte. Hierzu zählt neben dem Verdacht auf Gewalt oder Missbrauch, starken physischen oder psychischen Beeinträchtigungen der Eltern (z.B. durch Krankheit, Alkohol- und Drogenmissbrauch) auch ein hohes Konfliktpotenzial aller Beteiligten (das oft mit einem der vorgenannten Faktoren oder zumindest dem aus entsprechenden Vorwürfen resultierenden Verdacht darauf einhergeht). In schweren Fällen der Kindeswohlgefährdung kann das Gericht zwar das Umgangsrecht ganz ausschließen, in milderen Fällen hat es jedoch die Möglichkeit, so genannten „Begleiteten Umgang" anzuordnen, d.h. die Anwesenheit eines „mitwirkungsbereiten" Dritten (Träger der Jugendhilfe oder Privatperson) bei Kontakten oder bei der Übergabe des Kindes. Auch bei bislang fehlendem Eltern-Kind-Kontakt oder wenn aus anderen Gründen eine erhebliche Elternentfremdung vorliegt, kann der Kontakt (wieder) angebahnt werden. Der Begleitete Umgang findet sich sowohl in USA, in Deutschland, als auch in vielen weiteren Ländern, wobei er in Deutschland als eine zentrale Interventionsform im Hinblick auf den Kontakt des Kindes zu beiden Eltern im Falle von Hochstrittigkeit gelten kann (Fichtner, 2007).

In Deutschland existieren drei Formen dieser zeitlich befristeten Maßnahme: (1) Unterstützter Umgang, bei Fällen in denen kein unmittelbares Risiko für das Kind besteht, sondern nur Hilfe zur Verbesserung der Beziehungsqualität gegeben werden soll, (2) Begleiteter Umgang im engeren Sinne, bei Fällen in denen eine indirekte Gefährdung des Kindes nicht ausgeschlossen werden kann, mit flankierender Elternberatung zur Verbesserung der familiären Situation und (3) Beaufsichtigter

Umgang, bei Fällen in denen eine direkte Gefährdung des Kindes angenommen wird mit ständiger Beobachtung mittels Videokamera, Einwegscheibe, oder direkt, auch hier mit flankierender Elternberatung, wo es sinnvoll und möglich ist (Vergho, 2001). Wurde sexueller Missbrauch nachgewiesen, ist diese Intervention in aller Regel kontraindiziert (Staatsinstitut für Frühpädagogik, 2001).[46] Die Maßnahme ist beendet, wenn nach Auffassung der beteiligten Personen eine kindgerechte Gestaltung des Umgangs erreicht worden ist, und idealerweise eine Elternvereinbarung dazu getroffen wurde. Sie kann aber auch vorzeitig vom Maßnahmenträger abgebrochen werden, wenn dem Kind die Fortsetzung nicht mehr zugemutet werden kann.

Die Wirksamkeit des Begleiteten Umgangs wird unterschiedlich beurteilt, was sicher mit der sehr schwierigen Klientel zusammenhängt. In einer neueren Elternbefragung (N = 25) stellte sich z.B. heraus, dass die Fachkräfte und Beratungsstellen sowie auch die Maßnahme selbst von den Eltern als gut bewertet werden, aber nur jeder dritte Elternteil mit dem Ergebnis zufrieden war und sich unter den Zufriedenen keine einzige Mutter (in dieser Untersuchung waren die Mütter immer auch die betreuenden Elternteile) befand. Es waren ausschließlich Umgang suchende Väter, die teilweise zufrieden waren. Die Abbruchrate war hoch (ca. 40 Prozent) – eine Tendenz, die von Praktikern meist berichtet wird – und eine positive Auswirkung auf die Beziehung der Eltern wurde weder von den Müttern noch von den Vätern konstatiert. Allerdings hatten nach dem Begleiteten Umgang 70 Prozent der Väter mindestens ein- bis zweimal im Monat Kontakt zu ihrem Kind (Buchholz-Graf & Vergho, 2005). Nach Stephan und Wolf (2002) war der Erfolg abhängig von der Indikation: In 27 von 34 Fällen mit Gewaltvorkommen scheiterte der Begleitete Umgang. Dies deckt sich mit den ebenfalls ambivalenten US-amerikanischen Befunden,[47] wo in einem Fall eine anhaltend hohe Feindseligkeit zwischen den Eltern, in einem anderen Fall aber eine Reduzierung verbaler Aggression zwischen den Eltern während der laufenden Maßnahme sowie eine länger andauernde Etablierung des Kontakts zwischen Vätern und Kindern festgestellt wurde (s. zusammenfassend Birnbaum & Alaggia, 2006).

Zur Wirksamkeit des Begleiteten Umgangs ist weitere Forschung notwendig, man kann jedoch Stadler (2001) beipflichten, der vor überhöhten Ansprüchen an den Begleiteten Umgang warnt: Der Begleitende Umgang sei eine eng umgrenzte Maßnahme, die das Ziel habe, Sicherheit bei Eltern-Kind-Kontakten zu gewährleisten. Eine dauerhafte Klärung der Konflikte zwischen den Eltern und Sicherstellung des Umgangs sei dadurch nicht möglich, vielmehr müsse der Begleitete Umgang in umfassendere Interventionsmodelle eingebettet werden (vgl. Abschnitt 3.4.2).

---

46 Es sei denn, Kind und Täter nehmen jeweils an einer therapeutischen Maßnahme teil, und sowohl Kind, als auch betreuender Elternteil und Therapeut stimmen dem Umgang zu (Staatsinstitut für Frühpädagogik, 2001).

47 Hier wird seit 1982 Begleiteter Umgang („Supervised Access“) durchgeführt (Birnbaum & Alaggia, 2006).

Verfahrenspflegschaften
Seit der Kindschaftsrechtsreform 1998 kann das Familiengericht einen Verfahrenspfleger für Kinder und Jugendliche bestellen. Dies soll insbesondere bei erheblichen Interessensgegensätzen zwischen Eltern und Kindern und bei gerichtlichen Maßnahmen wegen Kindeswohlgefährdung erfolgen. Der Verfahrenspfleger agiert als „Anwalt des Kindes", indem er für eine Beteiligung des Kindes am Verfahren sorgt, die Wünsche und Vorstellungen des Kindes im Gerichtsverfahren darstellt, und das Kind über das Verfahren und seine Rolle dabei informiert. Dabei ist wichtig, dass der Verfahrenspfleger einen persönlichen Kontakt zum Kind aufbaut (Bundesarbeitsgemeinschaft Verfahrenspflegschaft für Kinder und Jugendliche e.V., 2005). In 2003 wurden in über 7.000 Gerichtsverfahren bundesweit Verfahrenspfleger bestellt, mit einem Anteil von ca. zwei Prozent der einschlägigen Verfahren ist dieses Modell jedoch noch von eher untergeordneter Bedeutung. Während es an überregionalen Evaluationen mangelt, zeigte sich in einer bundesweiten Befragung von 50 Kindern, dass die Kinder insgesamt sehr positiv auf Verfahrenspfleger reagierten. Wie zu erwarten, hing die Zufriedenheit mit dem Grad der erlebten Unterstützung und Partizipation zusammen (Stötzel, 2005; Stötzel & Wolff, 2005).

Psychologische Begutachtung
Das Familiengericht hat im Sinne des staatlichen Wächteramts die Kompetenz und die Aufgabe, kindgerechte Regelungen anzuordnen. Um diese zu finden, hat er nach §12 FGG „Amtsermittlungspflicht" in strittigen Fällen, die das Kindeswohl beinhalten, und entscheidet über Art und Umfang der Ermittlungen. In hochstrittigen Fällen wird daher oft ein familienpsychologisches Gutachten bei einem Sachverständigen angefordert. Typische Fragestellungen an den Gutachter im Kontext von Trennung und Scheidung sind die Regelung der elterlichen Sorge oder von Teilbereichen davon (z.B. Aufenthaltsbestimmungsrecht), Entzug der elterlichen Sorge oder Übertragung auf dritte Personen, Notwendigkeit der Bestellung eines Ergänzungspflegers oder Vormundes, Rückführung von Kindern nach Kindesentführung, Regelung, Ausschluss und Gestaltung des Umgangs, Wohnungszuweisung u.a. Wie häufig dieser herangezogen wird, hängt vom jeweiligen Richter ab (Salzgeber, 2001). Der Sachverständige arbeitet eigenverantwortlich in der Datenerhebung, Auswertung, Auswahl und Darstellung der Sachverhalte sowie der Empfehlung gegenüber dem Gericht. Die Eltern können eine Begutachtung zwar verweigern, dies hat aber negative Folgen für ihre Beurteilung vor Gericht.

Für die familienrechtliche Begutachtung gibt es weder ein festes Leitschema noch eine bestimmte Form. Salzgeber (2001) unterscheidet zwischen einer rein statusdiagnostischen und einer interventionsorientierten Begutachtung und empfiehlt eine Kombination aus beidem. In der Praxis sollten sowohl Daten erhoben werden als auch Vermittlungsversuche gestartet werden. In jedem Fall muss dem Kind Gehör gegeben und seine Situation erfasst werden. Sind die Beteiligten einverstanden, kann der Gutachter dem Gericht anschließend eine Intervention bzw. Beratung vorschlagen, diesem Vorschlag wird das Gericht in aller Regel zustimmen. Die Begutachtung kann sowohl beraterische oder mediative Elemente als auch konkrete Vermittlungsvorschläge erhalten. Diese dürfen sich jedoch nur auf das kindeswohlrelevante Thema beziehen, so dass möglicherweise wichtige damit zusammenhängende Themen (z.B. finanzielle Aspekte) außen vor bleiben müssen. Angemessene Interventionen sind nach Salzgeber (2001) u.a. die Steigerung der Motivation von Eltern, eigene Sorge- bzw. Umgangsregelungen zu treffen, das Schaffen von Strukturen und Regeln für parallele Elternschaft und das Bereitstellen von Kommunikationshilfen. Da die Intervention vom Gericht beauftragt wird, bietet sie Eltern nicht denselben Schutzraum wie eine anderweitige Beratung. Der Gutachter kann alle in der Intervention aufgekommenen Informationen für seine abschließende Stellungnahme nutzen. Er kann aber auch in eine externe Beratung vermitteln, wenn die Eltern dies wünschen (Salzgeber, 2001).

Case Management / Parent Coordinator

Diese Form der Intervention geht hinsichtlich Kontrolle und Zwang noch einen Schritt weiter als die Begutachtung. Sie existiert bislang nur in den USA und hat dort im letzten Jahrzehnt einen Zuwachs erlebt (Blaisure & Geasler, 2006).[48] Sie wird als „letzte Möglichkeit" gesehen, unmittelbar auf die Konflikte einzuwirken und die Arbeitsbelastung des Gerichts zu reduzieren, wenn andere Interventionen gescheitert sind. Im Gegensatz zur Begutachtung ist sie auf langfristige Betreuung ausgelegt. Auf Anordnung des Gerichts wird in solchen Fällen ein Teil gerichtlicher Autorität an einen fachlich erfahrenen, vom Herkunftsberuf psychologisch oder juristisch geprägten „Case Manager"[49] delegiert, der die Aufgabe hat, Elternkonflikte – wenn möglich – gütlich zu regeln, notfalls aber auch selbst zu entscheiden. Weiterhin hat er die Aufgabe, auf eine Reduzierung der Konflikte einzuwirken, den Eltern geeignetere Kommunikationsstrategien zu vermitteln und die am Fall beteiligten Institutionen zu koordinieren. Die Dauer der Zuweisung ist unterschiedlich, obwohl ein Zwei-Jahres-Zeitraum typisch zu sein scheint. In den beiden Standardwerken (Baris et al., 2001; Boyan & Termini, 2004) zum „Parent Coordinator (PC)" wird jeweils deutlich, dass der (Selbst-) Anspruch an den PC über das reine Entscheiden im Einzelfall („wer bekommt das Kind am Wochenende?") hinausgeht und im Idealfall eine psychoedukative, therapeutische und Konflikt schlichtende Komponente haben soll. Dem Case Manager[50] werden hier in gebündelter Weise alle Funktionen zugeschrieben, die sonst von anderen Helfern übernommen werden sollen. Es wird argumentiert, dass er durch die Entschei-

---

48 Im Jahr 2004 brachte die neu gegründete „Task Force on Parenting Coordination" der Asssociation of Family and Conciliation Courts (AFCC) Richtlinien für die Arbeit dieser neuen Berufsgruppe heraus.

49 Dieser heißt, je nach Bundesstaat, „Parent Coordinator", „Wiseperson", „Special Master" „Co-parenting counsellor" oder „Custody Commissioner" (Blaisure & Geasler, 2006).

50 Vorausgesetzt wird eine Ausbildung bzw. fundierte Kenntnisse der Mediation, des Umgang mit hochstrittiger Klientel, von Erziehungsfragen und Entwicklungspsychologie (Blaisure & Geasler, 2006).

dungsbefugnis des Gerichtes den Eltern eher Sicherheit gibt, als dass der Betreuer selbst „zwischen die Räder" gerät. Ob dies tatsächlich von Erfolg gekrönt ist, indem es Konflikt reduzierende Wirkung hat, muss erst noch evaluiert werden.

Bei den dargestellten Interventionsformen für hochstrittige Eltern in Trennungen lassen sich folgende wesentlichen Gemeinsamkeiten erkennen: (1) Zwang durch das Gericht, (2) Kooperation der Professionen und Interdisziplinarität, (3) starke Kontroll- und Direktionsmöglichkeit des Intervenierenden, sowie (4) das Primat von Konflikt-Deeskalation und Einigung. Die Intervenierenden sind gehalten, im Rahmen der Interventionen möglichst auf eine friedliche Lösung hinzuwirken. Nur wenn dies scheitert, greift der Zwang. Den Eltern sollte – zumindest theoretisch – jederzeit ein Ausweg aus ihrer Konfliktspirale offen stehen.

3.3 Gruppenprogramme für Familien in Trennung

Seit zwei Jahrzehnten haben sich in den USA Gruppenangebote für Familien in Trennung etabliert und in den 1990er Jahren ein rapides Angebotswachstum erfahren. Die aktuellste Bestandsaufnahme zur Quantifizierung dieser Entwicklung dokumentierte im Jahr 1999, dass in über 50 Prozent aller „counties" (= Bezirk, Landkreis) in USA Gruppenprogramme für Familien in Trennung angeboten wurden (Geasler & Blaisure, 1999). Im Jahr 1994 waren es lediglich knapp 20 Prozent gewesen, und mittlerweile dürften es erheblich mehr als die Hälfte sein. Diese Kurse für Eltern und Kinder in Trennung („family transition services") werden traditionell entweder direkt am Gericht angeboten oder im Auftrag des Gerichts durch andere Institutionen durchgeführt. Obwohl auch unabhängige Angebote existieren, „anecdotal reports indicate that it is largely the result of referrals through the court, encouraged or mandated, that families find their way to educational and therapeutic interventions" (Blaisure & Geasler, 2006, S. 577-578; eigene Hervorhebung).

Auch in Deutschland gibt es Eltern- und Kindergruppen im Rahmen von Trennung und Scheidung, die vielfach im Rahmen der öffentlichen und freien Jugendhilfe angeboten werden. Aus dem auffallenden Mangel an Veröffentlichungen und dem Diskurs der Autorin dieser Arbeit mit Praktikern lässt sich jedoch hierzulande eine andere Philosophie schließen: Die Gruppenteilnahme ist freiwillig, die Durchführung der Gruppen für Eltern meist unstrukturiert im Sinne einer Gesprächs- und Selbsthilfegruppe. Anbieter klagen über Teilnehmermangel und darüber, dass vor allem kompetente und motivierte Eltern teilnehmen, die das Angebot ohnehin nur wenig brauchen.

Über Kindergruppen gibt es einiges mehr an Veröffentlichungen, diese sind auch hierzulande inhaltlich stärker strukturiert. Ein Expertentreffen zu Gruppenangeboten für Kinder bei Trennung und Scheidung im Jahre 2000 konstatierte, dass „sich die Gruppenarbeit mit Kindern zu einer effektiven Form der Hilfe entwickelt hat" (Hinger & Meixner, 2006). Auch mit der Teilnahme sieht es besser aus, allerdings postulieren Kritiker, dies liege vor allem an der effektiven Form der Gewissensberuhigung, die das Schicken der Kinder auf die streitenden Eltern habe. Die

Effektivität einer solchen Maßnahme ohne Einbeziehung der Eltern erscheint fraglich. Ein weiterer Teil der deutschen Gangart im Hinblick auf Gruppenprogramme bei Trennung und Scheidung scheint der Verzicht auf wissenschaftliche Begleitforschung zu sein. Bis auf wenige Ausnahmen in den Kindergruppen (vgl. Abschnitt 3.3.3) liegen für deutsche Angebote keine Evaluationsstudien vor. In den USA wurden hingegen bereits einige Gruppenangebote wissenschaftlich untersucht.

Da das nachfolgende Kapitel sich mit der Konzeption und Durchführung eines strukturierten Gruppenangebotes für Eltern in Trennung befasst, liegt auch der Fokus der folgenden Abschnitte auf bestehenden Gruppenangeboten für Eltern. Um den Rahmen nicht zu sprengen, werden nur US-amerikanische und deutsche Angebote einander gegenübergestellt, obwohl sich auch in anderen Ländern entsprechende Angebote finden. Die Abschnitte 3.3.1 und 3.3.2 geben einen Überblick über Formate, Zielsetzungen, Inhalte und Methoden sowie Forschungsbefunde zu Elterngruppen im Scheidungskontext. Im Anschluss werden der Vollständigkeit halber Gruppenangebote für Kinder kurz dargestellt, bevor schließlich spezielle Gruppenangebote für hochstrittige Familien beschrieben werden.

3.3.1 US-amerikanische Gruppenprogramme für Eltern in Trennung

Format und Struktur

Neben einigen Publikationen zu einzelnen Gruppenprogrammen für Eltern in Trennung existieren drei Metaanalysen, die übergreifende Auskünfte zur Landschaft der Elterngruppen in den Vereinigten Staaten geben (Braver, Salem, Pearson & DeLusé, 1996; Geasler & Blaisure, 1998; Geasler & Blaisure, 1999), wobei die ersten beiden vor allem Inhalte der Programme untersuchen. Geasler und Blaisure (1999) richteten ihren Blick auch auf Format und Struktur der Programme. Auffallend ist zunächst, dass der zeitliche Umfang der Gruppenprogramme stark variiert (in einer Bandbreite von einer Stunde bis zu 36 Stunden), sie im Schnitt aber eher kurz sind. So lag die Dauer der über 500 untersuchten Programme (die jedoch Mehrfachnennungen beinhalten, weil einige Programme extensiv über viele Bezirke hinweg genutzt werden) im Schnitt bei 1,75 Sitzungen. Von diesen Gruppen fand ca. ein Drittel in Räumlichkeiten des Gerichts statt, ein Drittel in Beratungsstellen und ein Drittel an anderen Orten (z.B. Schulen oder Kirchen). Ebenso wie die zeitliche Dauer wies auch die Gruppengröße eine starke Bandbreite auf. Gruppengrößen variierten von einem Teilnehmer bis zu 200 Teilnehmern, der Mittelwert lag bei 20 Teilnehmern.

Ungefähr zwei Drittel aller Programme waren mandatorisch, d.h. die Teilnahme der Eltern wurde entweder durch einzelne Richter angeordnet oder war schon durch die Gesetzgebung des Bezirks obligatorisch. Dies deckt sich mit der Untersuchung von Braver und Mitarbeitern (1996), die bei 100 Programmen einen Anteil der obligatorischen Programme von 65 Prozent identifizierten. Diese hatten naturgemäß weniger Probleme, Teilnehmer und finanzielle Ressourcen für ihr Programm zu finden. Trotzdem erachteten zwei Drittel der Auskunft gebenden Stellen Teilnehmerschwund als Problem, für acht Prozent war es sogar ein großes Problem und dies trotz der Vielfalt möglicher gerichtlicher Sanktionen für Nicht-Teilnahme – hierzu zählten Bußgelder (40), Aufschub des Urteils (30 Prozent) oder zumindest Verzögerung des Urteils (30 Prozent). In 69 Prozent der Programme mussten die Teilnehmer eine Gebühr entrichten (Mittelwert = $37), andere Programme wurden z.B. über öffentliche Gelder oder direkt durch das Gericht finanziert.

Der Zeitpunkt im Trennungsprozess, an dem die Teilnehmer ihren Weg in das Programm fanden, war sehr unterschiedlich: Bei 294 Programmen standen die Teilnehmer noch vor der Scheidung, bei 177 ging es um strittige Folgesachen der Scheidung, 83 Programme zielten erst auf Teilnehmer ab, die wiederkehrende Anträge bei Gericht stellten, an 94 Programmen nahmen die Teilnehmer schon vor Einreichen des Scheidungsantrags teil. Nur ca. ein Drittel der Programme stand auch niemals verheirateten Eltern offen, die gerichtlich über ihre Kinder stritten. Hier fordern Geasler und Blaisure (1999), dass dieser Zustand zugunsten einer Öffnung für alle konfliktbelasteten Familien geändert werden sollte.

Die durchschnittliche Stundenzahl des gesamten Programms variierte nach Veranstaltungsort (am Gericht: 2,4 Stunden, außerhalb des Gerichts: 4,72 Stunden). Der Grund hierfür liegt vermutlich darin, dass es eine grundsätzliche Unterscheidung zwischen Kurzzeitangeboten und längeren Angeboten gibt. Kurzzeitangebote umfassen nur eine Sitzung und sind durch Frontalunterricht, größere Zuhörermengen und informativen Charakter gekennzeichnet. Sie finden häufiger am Gericht statt als intensivere und „therapeutischere" Angebote, die auch aktive Vermittlungsstrategien wie Gruppendiskussion oder Rollenspiel einsetzen. Ob die Eltern gemeinsam teilnahmen oder nicht, wurde in 287 der Programme nicht vorgeschrieben. Nur bei 19 Programmen mussten diese Eltern gemeinsam teilnehmen, in 147 Programmen gab es eine Regel, dass sie nur getrennt teilnehmen durften. Auch hier steht zu vermuten (wird aber nicht berichtet), dass es vor allem Kurzzeitprogramme sind (die zur ersten Information bei strittiger Scheidung dienen und keine aktive Beteiligung der Eltern erfordern), die offen lassen, ob die Eltern gemeinsam erscheinen oder nicht.

Auch wenn viele Programme in Räumlichkeiten des Gerichts stattfinden, ist in der überwiegenden Zahl der Fälle (82 Prozent) ein externer Anbieter mit der Durchführung betraut. In der Hälfte der Fälle wurde bei der Programmauswahl auf fertige Programme mit Manual und Trainermaterialien zurückgegriffen. In 17 Prozent der Fälle wurden bestehende Programme adaptiert, und 33 Prozent der Programme wurden neu entwickelt. Als durchführende Berufsgruppen wurden häufig Sozialarbeiter, Therapeuten, Berater, Psychologen und Mediatoren genannt, in weit geringerem Umfang auch Juristen und Lehrer. Diese Personen hatten im Schnitt drei bis sechs Stunden an Schulung zur Durchführung des Programms erhalten, wobei einige Programme auch intensiveres Training forderten. Die Mehrheit der Programme wird von zwei Trainern durchgeführt, bei vielen mandatorischen Fällen ist dabei ein männlicher und ein weiblicher Trainer vorgesehen (Braver et al., 1996). In 80 Prozent aller Fälle hatten die Eltern zusätzlich die Möglichkeit, Mediation in Anspruch zu nehmen, des Weiteren gab es in 21 Prozent der Fälle begleitende Kinderprogramme. Ansonsten wurde nur bei einem verschwindend geringen Teil der Programme eine Kinderbetreuung angeboten.

Zielsetzungen und Inhalte
Blaisure und Geasler (2006, S. 579) konstatieren, dass die Elternprogramme traditionellerweise eher einen „educational and preventive, rather than a counseling or mediation purpose“ aufweisen. Sie untersuchten in ihrer Metaanalyse (Geasler & Blaisure, 1999) auch, welche Ziele die Programmanbieter im einzelnen angaben:

- Wissen über die Auswirkungen von Scheidung auf Kinder vergrößern (65 Prozent)
- Belastung der Kinder durch elterliche Konflikte reduzieren (64 Prozent)
- Elterliche Kommunikation vermehren (59 Prozent)
- Kindliche Scheidungsbewältigung unterstützen (58 Prozent)
- Erziehungskompetenzen der Eltern verbessern (55 Prozent)
- Elterliche Scheidungsbewältigung unterstützen (46 Prozent)
- Verhaltensproblemen von Kindern vorbeugen (38 Prozent)
- Anträge bei Gericht reduzieren (32 Prozent)
- Wissen über gerichtliche Abläufe vergrößern (22 Prozent).

Hier ist neben der rein edukativen Komponente ein großes Maß an Verhaltenszielen zu verzeichnen, z.B. die Verbesserung der Kommunikation der Eltern oder ihrer Erziehungskompetenzen. Inhaltlich unterscheiden Geasler und Blaisure (1998) in ihrer Analyse der Kursunterlagen von 37 Programmen (die aber eine Abdeckung von 57 Prozent aller beantwortenden Bezirke darstellen, da viele Programme mehrfach verwendet wurden) zwischen elternbezogenen Inhalten, kindbezogenen Inhalten und gerichtsbezogenen Inhalten (vgl. Tabelle 31). Mehr als zwei Drittel der Programme vermittelten als kindbezogene Inhalte die Entwicklungsstufen der Kinder, typische Reaktionen auf Trennung und Scheidung und Reaktionsmöglichkeiten der Eltern auf damit verbundene negative Gefühle. Die elternbezogenen Inhalte waren weniger standardisiert, wobei die elterliche Zusammenarbeit in über der Hälfte aller 37 Programme thematisiert wurde. Am seltensten wurden gerichtsbezogene Inhalte vermittelt.

Diese Befunde korrespondieren mit der Untersuchung von Braver und Mitarbeitern (1996), die feststellten, dass die Auswirkungen elterlicher Trennung auf Kinder und die Vorteile guter elterlicher Kooperation zu den häufigsten Themen gehörten. Im mittleren Häufigkeitsbereich lagen die Thematisierung der Auswirkungen der Trennung auf die Eltern und der Kompetenzerwerb hinsichtlich Konfliktbewältigung und Erziehung. Nur sehr wenig Raum nahmen juristische Belange ein. Grundsätzlich werden also die Belange der Kinder in den Vordergrund gestellt, während den juristischen Belangen nur wenig Raum gegeben wird.

Tabelle 31: Inhalte US-amerikanischer Gruppenprogramme für Eltern in Trennung (Quelle: Geasler & Blaisure, 1998, eigene Übersetzung)

Elternbezogene Inhalte	**Kindbezogene Inhalte**	**Gerichtsbezogene Inhalte**
Persönliche Bewältigung *(z.B. Umgang mit Scheidungssituation, negativen Emotionen wie Ärger, Schuld oder Stress)*	Kindl. Reaktionen auf Scheidung *(z.B. Entwicklungsstand, Reaktionen / Symptome, psych. Entwicklungsaufgaben)*	Gerichtliche Abläufe *(z.B. Mediation, juristische Vertretung, Gesetze, Kindeswohl)*
Umgang mit Veränderungen *(z.B. neue Beziehungen, finanzielle und soziale Auswirkungen von Scheidung)*	Kindern bei der Bewältigung helfen *(z.B. Umgang mit negativen Gefühlen, Rechte der Kinder, schwierige Interaktionen)*	Verantwortung der Eltern *(Sorgerecht, Umgang, Elternvereinbarung, Unterhalt)*
Elternschaft *(z.B. elterl. Zusammenarbeit, Elternbeziehung bei Scheidung)*		
Fähigkeiten und Ressourcen *(z.B. Konfliktbewältigung, Entscheidungen treffen, Bücher und andere Formen der Unterstützung)*		

Didaktik

Didaktische Methoden werden von Geasler und Blaisure (1998) in drei Kategorien aufgeteilt: (1) Passive Methoden, wie Vortrag, Video bzw. DVD und Infomaterial, (2) Methoden mit begrenzter Beteiligung der Eltern wie Diskussion, Arbeitsunterlagen, und Selbsteinschätzungsinstrumenten (z.B. Fragebogen) sowie (3) Methoden mit aktiver Beteiligung der Eltern wie Rollenspiel, Erwerb von Fertigkeiten und Übungen zur Selbsterfahrung. Dabei nutzten nur 81 Prozent der Programme Methoden mit begrenzter Beteiligung und nur 35 Prozent verwendeten Methoden mit aktiver Beteiligung der Eltern. Auch hier ist wieder eine Unterscheidung zwischen längeren und kürzeren Programmen zu finden: Längere Programme nutzten deutlich mehr Methoden mit aktiver Beteiligung der Eltern (Geasler & Blaisure, 1999). Insgesamt zeigt sich jedoch eine Diskrepanz zwischen den Zielsetzungen der Programme und der Vermittlungsdidaktik. Verhaltensänderungen und der Erwerb neuer Kompetenzen sind ohne ein gezieltes Einüben neuer Fertigkeiten nur schwer vorstellbar.

Evaluation

Nur rund ein Achtel aller Programme war 1999 evaluiert, davon weniger als ein Drittel durch Personen oder Institutionen außerhalb des Gerichts. Von diesem Achtel waren die meisten Evaluationen formativ, d.h. die Eltern wurden nach ihrer Zufriedenheit mit dem Kurs, seltener auch nach Auswirkungen des Kurses befragt. Nur zwölf Programme berichteten von einer wissenschaftlichen Evaluation mit Kontrollgruppe, eine direkte Befragung der Kinder fand nur in fünf Fällen statt. Nichtsdestotrotz sind die formativen Befunde ermutigend. Es herrscht eine große Zufriedenheit von Eltern und auch seitens des Gerichts. 76 Prozent der befragten juristischen Personen schätzten die Eltern als verträglicher ein, alle waren sich einig, dass Eltern von den Gruppenangeboten profitierten, allerdings war die Zustimmung zu Programmen, die direkt am Gericht angesiedelt waren, höher, möglicherweise wegen der größeren Sichtbarkeit für das Gerichtspersonal.

Trotz der Empfehlung von Geasler und Blaisure (1999), mehr wissenschaftliche Evaluationen im Bereich diese Gruppenangebote durchzuführen, fanden auch Goodman und Mitautoren (2004) sieben Jahre später nur wenige Evaluationsstudien, die eine Prä-Post-Messung durchführten, die Teilnehmer von Elterngruppen mit einer Kontrollgruppe verglichen, quantitative Verfahren sowie adäquate statistische Tests nutzten. Die Befundlage dieser Untersuchungen ist ermutigend: Vor allem längere Programme, aber auch einige Kurzzeitprogramme fanden Verbesserungen im Konfliktverhalten der Eltern. Bei einem Kurzzeitprogramm war auch ein Rückgang der juristischen Streitigkeiten zu beobachten (Arbuthnot & Kramer, 1998).

Nur bei den längeren Programmen (> 2 Sitzungen) zeigen sich auch positive Effekte auf das (z.T. auch nicht durch die Eltern, sondern von außen eingeschätzte) Wohlbefinden und Verhalten der Kinder (Grych, 2005) und das elterliche Erziehungsverhalten. Dabei scheinen besonders Familien zu profitieren, deren Ausgangsniveau hinsichtlich Konflikt und Eltern-Kind-Beziehung schlechter ist (Wolchik et al., 2000; Wolchik et al., 1993). Gründe für die besseren Erfolge der Langzeitprogramme könnten dem stärkere Fokus auf den Erwerb von Fertigkeiten (vgl. Kramer, Arbuthnot, Gordon, Rousis & Hoza, 1998), der längeren Begleitung durch die Gruppe sowie der besseren Möglichkeit zur Umsetzung erlernter Fertigkeiten und Kenntnisse in den Alltag zuzuschreiben sein.

3.3.2 Deutsche Gruppenprogramme für Eltern in Trennung

Bei der Fülle an Angeboten für Eltern in Trennung im US-amerikanischen Raum ist es umso erstaunlicher, dass kaum derartige Angebote in Deutschland existieren – Bodenmann (2002) spricht von einer „Lücke im präventiven Versorgungssystem“. Beratungsstellen, Vereine, Selbsthilfegruppen und Kirchen bieten zwar gelegentlich Elterngruppen für getrennt lebende und geschiedene Eltern an, diese sind jedoch nicht strukturiert, sondern im Regelfalle als offene Gesprächsgruppe gestaltet, d.h. es geht primär um Erfahrungsaustausch und Wissensvermittlung durch die Gruppenleiter. Rollenspiele und Übungen sind kein Bestandteil dieser Gruppensitzungen. Eine wissenschaftliche Evaluierung dieser Gruppen steht noch so gut wie vollständig aus, die Ausnahmen zu dieser Regel sollen hier vorgestellt werden:

Siewert (1983) entwickelte ein „Seminar für Getrenntlebende und Geschiedene (SGG)“, das zum Ziel hat, Selbstmanagement-Techniken und kognitive Strategien zur Bewältigung des kritischen Lebensereignisses Scheidung, zur emotionalen Ablösung vom ehemaligen Partner zu vermitteln sowie ein positives Selbstkonzept und ein Gefühl von Kontrolle aufzubauen. Es basiert auf verhaltens- und gestalttherapeutischen Ansätzen und wird demzufolge von Schneewind und Graf als „Gruppenkurzzeittherapie“ bezeichnet. In den 10 Sitzungen werden individuelle Gespräche mit Gruppeninterventionen kombiniert. Im Themenblock „Vergangenheit“ werden die emotionalen Reaktionen der Teilnehmer auf den Ex-Partner / die

Ex-Partnerin bearbeitet. Im Themenblock „Gegenwart“ werden u.a. Kommunikations- und Problemlösekompetenzen eingeübt, welche die aktuelle Bewältigung von Problemen im Zusammenhang mit der Trennung fördern sollen. Im Themenblock „Zukunft“ werden im Hinblick auf vorhandene Ressourcen realistische Zielvorstellungen entwickelt. Eine Evaluationsuntersuchung an 46 Teilnehmern zeigte leichte bis mittlere Verbesserungen hinsichtlich berichteter Angst, empfundener Sehnsucht nach dem Expartner, Zwängen und Zukunftsängsten. Der Bereich „Erziehungskompetenzen“ wird in diesem Programm nicht behandelt.

Das Projekt „Perspektive Getrennt“ von Grützner und Mitarbeitern (1997) stellt eine präventive Kurzzeitintervention dar, in der Eltern- und Kindergruppen parallel laufen. In der Elterngruppe werden vor dem theoretischen Hintergrund von Psychodrama, Gestalttherapie und aktiver Psychoanalyse Themen wie die Verabschiedung vom ehemaligen Partner, Strategien der persönlichen Auseinandersetzung, Konfliktlösestrategien, Erwartungen und Hoffnungen an die Zukunft und an neue Partnerschaften behandelt. Am Rande werden auch Erziehungsaspekte thematisiert, der Fokus liegt jedoch ebenfalls auf der individuellen Trennungsverarbeitung betroffener Eltern. In einem quasiexperimentellen Evaluationsdesign wurden zu mehreren Messzeitpunkten Aussagen von Eltern und Kindern erhoben (Kosfelder, Langenmayr & Akasmou, 2002). Insgesamt nahmen 93 Mütter und 23 Väter mit insgesamt 157 Kindern am Angebot teil. Die Eltern berichteten über die verschiedenen Messzeitpunkte eine deutliche Abnahme von negativen Emotionen und geäußerten Vorwürfen beim Kontakt mit dem anderen Elternteil, was mit einer Verbesserung der Beziehung der ehemaligen Partner einherging. Die selbst eingeschätzte aktuelle soziale Situation und psychische Verfassung verbesserte sich ebenfalls. Auch die Kinder wurden in ihrer Trennungsbewältigung von den Eltern positiver eingeschätzt und als weniger aggressiv beschrieben, jedoch wurde keine signifikante Veränderung von Rückzugsverhalten, Selbstbewusstsein, Ängstlichkeit, Konzentration oder Anlehnung von den Eltern bemerkt. Die älteren Kinder, die befragt werden konnten (ab acht Jahren, N = 29) berichteten im Schnitt moderate Verbesserungen ihres Selbstwertes im Bereich Familie, während andere Lebensbereiche (Schule, Freizeit) keine Veränderung aufwiesen (Kosfelder et al., 2002).

Eine neuere Dissertation (Ruwwe, 2005) stellt ein 2-tägiges klientzentriertes Gruppenpsychotherapie-Programm für Personen in Trennung vor. Neben klientzentrierten Gruppengesprächen waren wesentliche Bestandteile des Programms das Einüben von Entspannungsformen und die darauf aufbauende Vorstellung belastender Trennungssituationen sowie das anschließende Gespräch darüber in der Gruppe. Obwohl sich darunter 40 Teilnehmern mit Kindern befanden, wurden elterliche Kompetenzen nicht thematisiert, vielmehr stand die persönlich Bewältigung des krisenhaften Ereignisses „Trennung“ im Vordergrund. Insgesamt wurden 60 Teilnehmer zu vier Messzeitpunkten evaluiert, die in vier Therapiegruppen aufgeteilt waren. Die Probanden zeigten über die Zeit zunehmende Werte der Lebenszufriedenheit, Selbstwertschätzung und Leistungsfähigkeit sowie abnehmende

Werte der Gehemmtheit, Emotionalität, Einsamkeit und allgemeinen Problembelastung bei schwacher bis mittlerer Effektstärke.

3.3.3 Scheidungskindergruppen

US-amerikanische Programme

Kinder reagieren je nach Alter und Temperament unterschiedlich auf die Trennung ihrer Eltern. Die Symptome reichen über Angst, depressive Verstimmung, Regression und Schuldgefühle bis hin zu Aggression und Wut auf einen oder beide Elternteile. Besonders jüngere Kinder können die Trennung ihrer Eltern nicht verstehen (Figdor, 2004). Kindergruppen können ihnen sowohl auf emotionaler als auch auf kognitiver Ebene Erleichterung bringen. In den USA sind Kindergruppen daher oft ein flankierendes Angebot zu Elterngruppen, allerdings sind sie weniger verbreitet als diese (Grych, 2005). In Deutschland ist es genau umgekehrt, was sicherlich am mandatorischen Charakter vieler US-amerikanischer Elterngruppen liegt (vgl. Abschnitt 3.3.1). Mittlerweile geht der Trend in den USA allerdings auch zur angeordneten Teilnahme von Kindern strittiger Eltern an diesen Programmen. Ein Überblick über die Inhalte vieler populärer Programme findet sich in einem Bericht des kanadischen Justizministeriums (Family Justice Services Division, 2003).

Auch bei Kindergruppen lassen sich in den Vereinigten Staaten wieder zwei Strömungen erkennen, nämlich die gerichtsnahen Angebote sowie Angebote freier Anbieter wie Kirche oder Schule. Eine Metaanalyse, die 46 Programme untersuchte (Geelhoed, Blaisure & Geasler, 2001), berichtet, dass diese typischerweise sehr kurz sind (zwei bis zweieinhalb Stunden). Oft wird die Situation, sich in der Mitte elterlicher Konflikte zu befinden, thematisiert („caught in the middle"), die Kinder werden darin unterstützt, ihre Gefühle auszudrücken und das Ereignis der Scheidung wird normalisiert. Nur drei Programme wurden untersucht, davon stellten zwei ein Begleitangebot zu einem Elterntraining dar und konnten kaum zusätzliche Effekte zeigen.

Die einzige längsschnittliche Untersuchung eines Kinderprogramms stellt das Children of Divorce Intervention Program (CODIP) aus New York dar (Pedro-Carroll, 1997; Pedro-Carroll, 2005). Es umfasst elf Sitzungen und gibt mittlerweile Variationen für 5- bis 6-jährige, 6- bis 8-jährige und 9- bis 12-jährige Kinder. Ziele des CODIP sind es, (1) eine unterstützende Gruppenumgebung für Kinder zu schaffen, in der sie ihre Gefühle in Bezug auf die elterliche Trennung mitteilen können, (2) Missverständnisse hinsichtlich Scheidung zu klären, (3) Bewältigungsmechanismen der Kinder zu verbessern, wie z.B. die Regulation von Ärger, Reduzierung von Vorwürfen, Verbesserung des Sozialverhaltens gegenüber anderen Kindern sowie (4) Selbstwert und Kompetenzerleben der Kinder in Bezug auf sich selbst und auch auf ihre Familien zu steigern. Die Evaluationsuntersuchung beinhaltete drei Gruppen: Eine Interventionsgruppe, eine Scheidungskontrollgruppe und eine Vergleichsgruppe aus Kernfamilien. In der Eingangsmessung hatte die Interventionsgruppe die schlechtesten Werte hinsichtlich psychosozialer Anpassung. In der Nachher-Messung berichteten sie signifikant positivere Gefühle über ihre Familien und eine verbesserte Trennungsbewältigung. Sie schätzten sich selbst weniger ängstlich ein und ihre Eltern beschrieben sie als besser angepasst und positiver gestimmt in Schule und Familie als Kinder der anderen beiden Gruppen (Pedro-Carroll, 1997; Pedro-Carroll, 2005).

Eine weniger umfangreiche Evaluation der Kinderversion des Kurzzeitprogramms „Children in the Middle" fand signifikante Verbesserungen im Stresspegel der Kinder bei Loyalitätskonflikten gegenüber einer Gruppe, die ein edukatives, aber nicht skill-basiertes Video zu dem Thema angesehen hatte (Kearnes, Gordon & Arbuthnot, 1991; zit. in Department of Justice, 2004). Erste Evaluationsergebnisse anderer Kindergruppen wie „Kids Turn", „Rainbows", „Families in Transition" und „Families First" erbrachten ebenfalls Verbesserungen in der psychosozialen Anpassung und im Stresserleben der Kinder, allerdings wurden diese Daten ohne Kontrollgruppe erhoben und besitzen somit geringere Aussagekraft (Family Justice Services Division, 2003).

Deutsche Programme

In Deutschland werden seit Ende der achtziger Jahre Interventionen für Scheidungskinder in Gruppenform durchgeführt (Griebel, 2001). Sie sind strukturierter als die Elterngruppen und enthalten je nach Alterszielgruppe auch spielerische und kreative Elemente (z.B. Hinger & Meixner, 2006). Zwei inhaltlich sehr ähnlich strukturierte Programme, die sich beide an das CODIP anlehnen (s. o.) fanden etwas größere Verbreitung:

Fthenakis (1995b) und Mitarbeiter entwickelten das Gruppeninterventionsprogramm „Trennungs- und Scheidungskinder (TSK)", das sich an sieben- bis elfjährige Kinder ohne klinische Auffälligkeiten richtete. In zwölf Sitzungen werden scheidungsspezifisches Wissen vermittelt, der Gefühlsausdruck und der Austausch gefördert, der Umgang mit trennungsspezifischen Konflikten geschult, um so letztlich das Selbstwertgefühl der Kinder zu steigern. Die Sitzungen sind alle gleich strukturiert: Anfangsritual, Einstimmung, thematische Arbeit, Pause, Bewegungsübung, Abschiedsritual. Es werden auch Übungen und Rollenspiele durchgeführt. Begleitend finden vier Elternabende statt, die sich an beide Elternteile richten und die zum einen Informationen zum Thema Scheidung vermitteln, zum anderen die Auseinandersetzung mit aktuellen eigenen Reaktionen und Bedürfnissen fördern. Eine Einübung von Kompetenzen im Sinne von Rollenspielen oder Übungen findet nicht statt. Das Gruppenangebot „Gruppentraining mit Kindern aus Trennungs- und Scheidungsfamilien" von Jaede und Mitarbeitern ist etwas umfassender (16 Sitzungen), weil das Thema Gefühle und Gefühlsausdruck einen größeren Raum einnimmt. Ansonsten ist es sehr ähnlich aufgebaut (Jaede, Wolf & Zeller, 1996).

Erste qualitative Evaluationen der beiden Programme konnten positive Effekte zeigen, stellten aber auch die Arbeit mit den Eltern als einen wesentlichen Faktor heraus (ebenda). Ein Gruppenangebot von Schmidt-Denter und Mitarbeitern lehnt sich strukturell an diese Angebote an. In 16 Sitzungen wird eine Gruppe von Kindern zwischen 6 und 12 Jahren begleitet, eingeschlossen sind Vor- und Nachgespräche mit den Eltern und teilnehmenden Kindern, sowie zwei Elternabende. Die Sitzungen selbst sind strukturiert und praxisorientiert. Eine Evaluation mit Kontrollgruppendesign im Rahmen einer Diplomarbeit zeigte, dass die Kinder sich in auffälligem Verhalten nach der Teilnahme an dem Programm denen der Kontrollgruppe (unbehandelte Kinder in Trennung) anglichen oder sie in Bezug auf ein unrealistisches Selbstkonzept sogar unterschritten (Näger, Liebald, Schmidt-Denter & Beelmann, 2000).

Die Vorteile des Gruppenformats für Kinder liegen vor allem im Erwerb sozialer Kompetenzen, im Knüpfen von Kontakten zu Gleichaltrigen in ähnlichen Situationen und im weniger bedrohlichen Setting im Vergleich zur Individualtherapie oder Einzelberatung (Griebel, 2001). Reinartz (2001; zitiert in Walter, 2001) äußert sich allerdings kritisch über Kindergruppen: In diesen Settings könnten nur relativ stabile Kinder mit keiner oder geringer Symptomatik teilnehmen, alles andere würde viel zu viel Aufmerksamkeit der Gruppenleitung absorbieren. Somit seien diese Gruppen für viele betroffene Kinder mit akuter Symptomatik nicht geeignet. Ein ausschließlicher Fokus auf die Kinder ist sicher ohnehin nicht geeignet, um eine Änderung in durch Trennung belasteten Familien zu bewirken. Der Bericht des kanadischen Justizministeriums (Department of Justice, 2004, S. 14; eigene Hervorhebung) zu Scheidungskindergruppen resümiert:

> „Programs that involve children and parents seem to be more effective than those that only involve children. The agent of change is the adult, not the child. For children alone to learn skills without helping parents change limits the benefits received from the program."

Angebote für Kinder sollten daher grundsätzlich in umfassendere Interventionskonzepte eingebettet sein, die auch die Eltern erreichen.

3.3.4 Gruppenprogramme für hochstrittige Familien in Trennung

Im deutschsprachigen Raum existiert derzeit kein Gruppenprogramm für hochstrittige Familien in Trennung. In den USA werden viele Hochkonfliktpaare in die gängigen, bereits geschilderten Elternprogramme geschickt. In diesem Zusammenhang wird das Problem der Gruppenteilnahme beim Vorkommen häuslicher Gewalt, wie es in Hochkonflikthaften Familien häufig geschieht, besonders kontrovers diskutiert. Gegner einer Teilnahme solcher Familien an den „normalen" Elternprogrammen weisen darauf hin, dass diese oft eine kooperative und vertrauensvolle Kommunikation mit dem anderen Elternteil empfehlen, die die Sicherheit von Frauen kontrollierender Väter mit Gewaltpotenzial gefährden könnte (Fuhrmann, McGill & O'Connell, 1999). Befürworter einer Teilnahme argumentieren, dass es ohnehin sehr schwierig sei, solche Eltern vorher herauszufiltern, und dass auch diese Eltern von den Inhalten profitieren könnten. Zumindest eine Untersuchung fand, dass Eltern, die häusliche Gewalt erlebt hatten, die Kurse als ebenso hilfreich erlebten wie die anderen Teilnehmer (McKenzie & Bacon, 2002), während eine andere

Studie zeigte, dass die Teilnahme an einem Elternkurs nicht zu einer Verstärkung häuslicher Gewalt führte (Kramer et al., 1998).

Wichtig kann es jedoch sein, Seminare hinsichtlich administrativer, logistischer und curricularer Aspekte auch für die Opfer häuslicher Gewalt „sicher zu machen“ (Frazee, 2005; Lutz & Gady, 2004). Hierzu gehört laut Frazee von administrativer Seite die Schulung der Trainer hinsichtlich häuslicher Gewalt, ein Eingangsscreening der Teilnehmer, die Teilnahme der beiden Eltern an unterschiedlichen Tagen, Vertraulichkeit der Teilnahmelisten für die Öffentlichkeit sowie die Durchführung der Kurse an öffentlichen und gut überwachten Orten. Inhaltlich sei zum einen daran zu denken, dass die Möglichkeit paralleler Elternschaft (vgl. Abschnitt 1.3.1) empfohlen oder zumindest einbezogen werden sollte, da kooperative Elternschaft bei Gewalt unangebracht sein könnte. Zum anderen müsse die Empfehlung der Seminare, den Kontakt des Kindes mit beiden Elternteilen zu fördern, ergänzt werden um den Passus „wenn es für das Kind sicher ist“. Wichtig sei der Hinweis auf unterstützende Hilfen wie „parent coordinator“ oder Begleiteter Umgang (Frazee, 2005; Fuhrmann et al., 1999).

Spezielle Angebote für hochstrittige Familien sind auch in den USA noch eher selten, mittlerweile existieren jedoch auch hier einige Programme. Der Übergang zu den allgemeinen Elterntrainings ist fließend, was die verwendete Methodik, die Inhalte und die Ziele betrifft. Auch hier sollen Informationen über die Bedürfnisse der Kinder und ihre Reaktionen auf elterliches Konfliktverhalten vermittelt werden, um ein besseres Verständnis der Eltern für ihre Kinder zu erreichen, auch hier soll das Konfliktniveau reduziert und ein konstruktiverer Umgang mit Konflikten eingeübt werden (Kelly, 2001). Die Angebote sind alle vom Gericht angeordnet, d.h. die Anbieter melden dem Gericht zurück, ob am Kurs teilgenommen wurde und ob dieser vollendet oder abgebrochen wurde. Eine Auswahl der wenigen in der Literatur beschriebenen Hochkonfliktprogramme soll hier vorgestellt werden, obwohl keines der Programme bislang hinlänglich evaluiert ist. Vielmehr wird der Frage nachgegangen, was – neben der bereits erwähnten Sensibilität für häusliche Gewalt – spezifische Merkmale von Programmen für hochstrittige Familien sein könnten.

Parental Conflict Resolution Program (Maricopa County, Arizona; Neff & Cooper, 2004): Dieses Programm umfasst – im Gegensatz zu den anderen, sehr zeitintensiven Programmen für hochstrittige Eltern – nur eine vierstündige Sitzung, an der die Eltern auf gerichtliche Anordnung und getrennt teilnehmen. Der Kurs wird von zwei erfahrenen, gemischtgeschlechtlichen Trainern durchgeführt. Hinsichtlich der Inhalte argumentieren die Autoren, dass viele hochstrittige Eltern bestimmte ungünstige Kognitionen haben, indem sie eine stark polarisierende Sicht einnehmen (Schwarz-Weiß, Freund-Feind). Dies bezeichen sie als „personality disorder“. Ihre Strategie sei es, dem ebenfalls auf kognitiver Ebene zu begegnen, zum einen durch das Ansprechen von PAS (vgl. Abschnitt 1.4.3), zum anderen durch die Weise, wie dies thematisiert wird, nämlich „in a fashion that appeals heavily – and clearly – to each parent’s self-interest“ (S. 100), was bei diesen Kognitionen hilfreicher sei als z.B. der reine Appell, im Sinne des Kindes mit dem Partner zu kooperieren. Es werde z.B. vermittelt, dass Kinder auf Druck, sich für einen Elternteil entscheiden zu müssen, später oft mit Abkehr von beiden Eltern reagieren. Dies wird mit Videointerviews älterer Kinder untermauert. Die Eltern sollen so die Konsequenzen entfremdenden Verhaltens für sich selbst begreifen.

Am Ende des Kurses werden in Kleingruppen alternative Handlungsmöglichkeiten in einer vorgegebenen Konfliktsituation mit dem Kind erarbeitet und anschließend im Plenum diskutiert. Die Autoren berichten, dass die Eltern in dieser Abschlussübung, verglichen mit der spürbaren Feindseligkeit zu Beginn des Kurses, erstaunlich konstruktiv mitarbeiten. In der formativen Evaluation zeigte sich die überwiegende Mehrheit sehr zufrieden mit den Inhalten des Kurses.

LA Pre-Contempt/Contemnor Group Diversion Educational Program (Kibler, Sanchez & Baker-Jackson, 1994): Dieses Programm, das erste auf dem Gebiet der Gruppenangebote für hochstrittige Familien, legt einen Schwerpunkt auf psychoedukative Elemente und vermittelt in sechs zweistündigen Sitzungen unter anderem die Geschichte von Umgangsrecht und Rechtssprechung zu häuslicher Gewalt, Informationen zu Abläufen am Gericht, die Phasen des Scheidungsprozesses, die entwicklungsbedingten Bedürfnisse der Kinder, Gestaltungsmöglichkeiten von Elternvereinbarungen sowie Kommunikation und Konfliktlösung. Techniken zu letzteren werden in Kleingruppen eingeübt, des Weiteren wird Videomaterial eingesetzt.

Johnston (1999) evaluierte dieses Programm, indem sie es mit einer gruppentherapeutischen Maßnahme für Hochkonfliktfamilien am Superior Court of Alameda County verglich. Dieses ist länger (acht Sitzungen), bietet parallele Sitzungen für Kinder an und teilt die Eltern nur in den ersten vier Sitzungen auf, während sie in den letzten vier Sitzungen in einer Gruppe sind. Im Gegensatz zum LA Program waren die Gruppensitzungen hier nur wenig strukturiert und sollten keinerlei edukativen Inhalte vermitteln, vielmehr ging es um die individuellen Familienthemen und mögliche Lösungen. In beiden Gruppen berichteten um die 80 Prozent der teilnehmenden Eltern, häusliche Gewalt sei vorgekommen.

Beide Programme wiesen im Vergleich zu einer Kontrollgruppe (die Zuordnung war allerdings nicht randomisiert erfolgt) höhere Werte für Kooperation und niedrigere Werte für physische Gewalt, Konflikten wegen der Kinder und Kommunikationsfähigkeit auf. Hinsichtlich „harter Kennzahlen" wie Anzahl neuer Anträge vor Gericht, Abschluss von Mediationsvereinbarungen und Anzahl benötigter Mediationssitzungen schnitten die Teilnehmer des Alameda County besser ab, während die Zufriedenheit der Eltern des LA-Programms in der formativen Evaluation höher war. Das Alameda County Programm war wesentlich teurer, und die Autorin mahnt aufgrund unterschiedlicher Klientenstrukturen und unterschiedlicher gerichtlicher Praktiken zur Vorsicht bei der Interpretation dieser Ergebnisse. Die Evaluation wurde jedoch nicht auf größerer Datenbasis wiederholt.

Das Gruppenangebot „*Parents beyond Conflict*" (McIsaac & Finn, 1999) hat das LA-Programm fortentwickelt und besteht ebenfalls aus sechs Sitzungen, es wird in Räumen des Gerichts abgehalten. Auch hier schätzten die Teilnehmer den

Kurs rückblickend als sehr hilfreich ein. Ein großer Schwerpunkt dieses Programms liegt auf den Erwerb von Kommunikations- und Konfliktlösungskompetenzen durch praktische Übungen, die teilweise auf Video aufgenommen und im Anschluss diskutiert werden. Hierbei wurden im Einzelnen folgende Kenntnisse und Fähigkeiten vermittelt: (1) Der „think-feel-do"-Zyklus: Wenn man anders über die Situation denkt, wird man auch andere Gefühle zulassen und sich anders verhalten. (2) Ich-Botschaften: eigene Gefühle äußern, anstatt Vorwürfe zu äußern und den Konflikt zu personalisieren. (3) Anliegen positiv formulieren, wie in einer Geschäftspartnerbeziehung („businesslike relationship"). (4) Kooperation des anderen Elternteil gewinnen durch Aktives Zuhören, Spiegeln der Aussagen des anderen, interessenorientiertes Verhandeln, Vermeiden negativer Kommunikation (Unterbrechen, Ratschläge geben, Abwerten).[51]

Weitere Methoden waren das Zeigen von Videomaterial, Hausaufgaben und Gruppendiskussionen. Grundsätzlich wurde nicht auf persönliche Themen oder aktuelle Probleme der Teilnehmer eingegangen, „in the belief that going into this ‚swamp' would be counterproductive and would only reinforce the difficulties between the parents" (McIsaac & Finn, 1999, S. 76). Auch Themen wie Umgang mit den Kindern oder Erziehungskompetenzen bleiben außen vor. Stattdessen fällt auf, dass die gesamten Inhalte auf eine Kooperation der Eltern abzielen. In anderen US-Bundestaaten wird der Schwerpunkt eher auf „parallel parenting", d.h. auf starre Regelungen und möglichst wenig Austausch gelegt (Neff & Cooper, 2004).

Auffallend an den beschriebenen Programmen ist zum einen das Fehlen jeglicher rigoroser Evaluation – obwohl die zitierten Veröffentlichungen mittlerweile einige Jahre her sind, gibt es hierzu keine neuen Publikationen – zum anderen der ausschließliche Fokus auf Konfliktlösungs- und Kommunikationskompetenzen. Obwohl mittlerweile gut belegt ist, dass auch die Eltern-Kind-Beziehung in sehr strittigen Familien leidet, wird diese inhaltlich wenn überhaupt nur am Rande thematisiert. Auch hinsichtlich der spezifischen Inhalte für hochstrittige Familien besteht keine Einigung, ein Programm beschäftigt sich ausschließlich mit den individuellen Problemen der Teilnehmer, während ein anderes keinerlei Äußerungen hierzu zulässt. Manche Programme lehren Kooperation und Kommunikation, während andere auf „parallel parenting" fokussieren.

Obwohl die Kinder auch in diesen Seminaren der Dreh- und Angelpunkt sind, wird der direkte Umgang mit ihnen weniger thematisiert als in den „normalen" Elternprogrammen. Und obwohl manche Programme auf die Veränderung ungünstiger Kognitionen abzielen, gibt es keine Anleitung zur Emotionsregulation und dem Umgang mit intensiven negativen Gefühlen, wie sie z.B. in Aggressionstrainings üblich ist. Somit bleibt unklar, welche spezifischen Inhalte im hochstrittigen Bereich wirklich sinnvoll sind. Es ist also Goodman und seinen Mitarbeitern zuzustimmen (Goodman et al., 2004), die eine stärkere Vernetzung zwischen der Grundlagenforschung zu elterlichen Konflikten, der Entwicklung von Programmen

51 Hier verweisen die Autoren auf das Harvard-Konzept bzw. gängige Mediationstechniken, insbesondere das Standardwerk „Getting Past No" (Ury, 1993).

für hochstrittige Familien sowie der Evaluation dieser Programme ebenso empfehlen wie die Integration verschiedener Strategien für Eltern, z.B. die Reduzierung von Konflikten auf der Elternebene mit dem Erwerb von Erziehungskompetenzen für die Eltern-Kind-Ebene.

3.4 Versuch der Integration

3.4.1 Theoretische Ansätze zur Einordnung unterschiedlicher Interventionsformen

Verschiedene Ansätze wurden vorgelegt, um die Fülle unterschiedlicher Interventionsformen theoretisch und konzeptuell einzuordnen. Diese werden dabei nach unterschiedlichen Dimensionen der Intervention eingeteilt. Grundsätzlich lassen sich die verwendeten Dimensionen wiederum danach unterscheiden, ob sie Merkmale der Zielgruppe beschreiben, oder Merkmale der Intervention (einen Überblick gibt Abbildung 6). Im Folgenden wird nicht versucht, alle bislang dargestellten Interventionsformen und Bewältigungshilfen in die jeweiligen Modelle einzuordnen. Vielmehr dient diese Zusammenstellung von Analyserastern für Bewältigungshilfen als Grundlage für die Beschreibung und Einordnung des im nächsten Kapitel vorzustellenden Elternprogramms **Kinder im Blick** (vgl. v.a. Abschnitt 4.3).

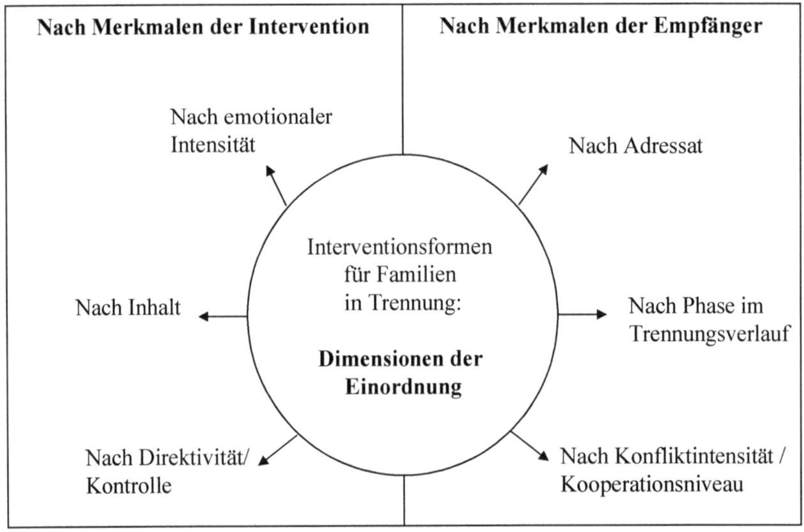

Abbildung 6: Kriterien zur theoretischen Einordnung von Interventionsformen (Quelle: Eigene Darstellung)

Unterteilung nach Merkmalen der Empfänger
Schneewind und Graf (2000) schließen sich Grych und Fincham (1992) an, die Interventionen nach *Adressaten* unterscheiden. Kindzentrierte Programme unterstüt-

zen Kinder in der Bewältigung elterlicher Scheidung, elternzentrierte Programme zielen entweder auf die Erziehung und Elternrolle oder auf die individuelle Bewältigung der Erwachsenen im Scheidungsprozess ab, während systemzentrierte Interventionen auf ökologischer bzw. gesellschaftlicher Ebene ansetzen. Während diese Kategorisierung unmittelbar einleuchtet, ist es doch oft nicht einfach, Interventionen danach zu unterteilen. So bezeichnen Schneewind und Graf (2000) Mediation als Beratungsangebot auf gesellschaftlicher Ebene, obwohl diese neben ihrem gesellschaftlichen Wert (vgl. hierzu auch Emery, 2001) meist vor allem Unterstützung für die Eltern in der Trennungssituation anbietet (elternzentriert) und in ihrem Rahmen oft auch die Kinder einbezogen werden (kindzentriert). Auch Gruppenangebote für Eltern weisen oft begleitende Angebote für Kinder auf. Somit muss diese Unterteilung durch weitere Kriterien ergänzt werden.

Fthenakis, Niesel und Griebel (1997) teilen Interventionen danach ein, welches Angebot für welche *Adressaten* (Eltern / Paare, Kinder, Familien, Institutionen) in welcher *Phase der Trennung* nach dem Reorganisationsmodell (Ambivalenzphase, Trennungsphase, Scheidungsphase, Nachscheidungsphase) gemacht wird bzw. sinnvoll ist. Diese Aufteilung ist jedoch ebenfalls problematisch. Um wieder das Beispiel Mediation zu nehmen: Diese wird hier auf Elternebene in die Scheidungsphase eingeordnet, obwohl Mediation auch schon in einer frühen Trennungsphase (z.B. hinsichtlich Trennungsunterhalt) bzw. nach der Scheidung (z.B. bei fortgesetzten Umgangsstreitigkeiten) sinnvoll ist. Zudem ist ein Hin- und Herspringen der Eltern zumindest zwischen der Ambivalenzphase und der Trennungsphase ebenso denkbar wie ein linearer Verlauf der Phasen. Gruppenangebote für Eltern und Kinder werden der Nachscheidungsphase zugeordnet, obwohl ein großer Teil dieser Programme schon vor der Scheidung ansetzt (vgl. Abschnitt 3.3.1).

Offensichtlich stößt das starre Phasenmodells im Bereich der Interventionsformen an seine Grenzen, zumal viele Anbieter empfehlen, die Bewältigungshilfen den Adressaten so früh wie möglich zukommen zu lassen. Allein schon aus kostentechnischen Gesichtspunkten ist es aber von Vorteil, etwas genauer zu wissen, an welchem Punkt die Adressaten stehen, um Interventionen nicht per „Gießkannenprinzip", sondern adäquat zuordnen zu können. Hier hilft die reine Unterteilung nach Phase im Trennungsverlauf jedoch wenig weiter, vielmehr sollte der „innere Status" der betroffenen Familie erforscht werden, um eine sinnvolle Zuordnung zu ermöglichen. Auf diesen „inneren Status" einer Familie beziehen sich diejenigen Ansätze, die *nach Merkmalen des Konflikts und der Kooperation* unterteilen. Im US-amerikanischen Raum ist dies vor allem Whiteside (1998) mit ihrem Modell „continuum of postdivorce parenting environments" (vgl. Abbildung 7).

Hier werden Interventionen danach aufgeteilt, inwieweit es den Eltern in ihrer aktuellen Situation möglich ist, die Konflikteskalation zu begrenzen und als Eltern effektiv zu kooperieren. Dabei ist der formale Status („geschieden versus nicht-geschieden") nicht weiter relevant. Die detaillierte Beschreibung des jeweiligen Zustandes ermöglicht eine recht genau „Diagnose" derjenigen Merkmale des

Ist-Zustandes, die für Bewältigungshilfen von Bedeutung sind. Davon ausgehend werden Interventionen unterteilt.

Für Familien im kooperativen Bereich („cooperative") ist bis auf allgemeine Information und Unterstützung keine weitere Intervention notwendig. Interessant ist, dass Whiteside die „breite Masse" der Familien in der Mitte, die sie als „moderate to stressed but not highly dysfunctional couples" bezeichnet (Whiteside, 1998, S. 18) noch einmal weiter unterteilt, anstatt sich an die allgemein übliche Unterteilung „weniger strittig" – „hochstrittig" zu halten. Familien, die als mittel („midrange") bezeichnet werden, können noch einigermaßen kooperieren und die Konflikteskalation begrenzen. Familien, die als „parallel" bezeichnet werden, können die Konflikteskalation nur dadurch begrenzen, dass sie die Kooperation auf ein Minimum reduzieren („parallel parenting"). Für Interventionen heißt dies, dass zwischen diesen beiden Kategorien inhaltlich ein gewisser Paradigmenwechsel erfolgen müsste: Während Familien im Bereich „midrange" vermutlich von Kommunikations- und Konfliktlösefähigkeiten profitieren, die ihnen helfen, besser miteinander zu kooperieren, sollte für Familien im Bereich „parallel" eher eine klare Abgrenzung zwischen den Eltern und eine strukturierte, formaler Elternvereinbarung hilfreich sein. Bei mittlerem Konfliktniveau zu erkennen, welche Strategie eher greift, ist wohl eine der größten Herausforderungen für Intervenierende. Für Familien im hochstrittigen Bereich („conflicted") kommen stärker direktive Anordnungen vom Gericht im Sinne von Zwang und Kontrolle hinzu, aber auch ein stärkerer therapeutischer Bedarf.

Auch Alberstötter (2006b) zieht aus seinem dreistufigen Eskalationsmodell (s. Abschnitt 1.4.1) Schlüsse für die Unterteilung von Interventionen. Für Stufe 1 („Zeitweilig gegeneinander gerichtetes Reden und Tun"), die in etwa der „midrange"-Gruppe von Whiteside entspricht, empfiehlt er Interventionen, die sich an den inneren und äußeren Ressourcen der Familien orientieren, da das Wissen um die Notwendigkeit beidseitiger Elternbeziehungen des Kindes und die Bedeutung des Kindeswohls eine wichtige Risiko mindernde Basis liefert. Für Stufe 2 („Verletzendes Agieren und Ausweitung des Konfliktfeldes"), die sich deutlich in Richtung „conflicted" bewegt, sind eher solche Denkansätze notwendig, die einerseits in Richtung „profitabler Geschäfte auf Gegenseitigkeit" abzielen und andererseits durch den Verweis auf die – nicht besonders angenehmen – Konsequenzen einer Konfliktfortsetzung („Arbeit mit dem Schatten") den psychischen Druck auf die Eltern deutlich erhöhen. Dies erinnert an Elternprogramm PCR (Neff & Cooper, 2004; vgl. Abschnitt 3.3.4), in dem den Eltern auf verschiedene Weise die negativen Konsequenzen ihres Handelns *für sich selbst* vor Augen geführt werden. Auf Stufe 3 („Beziehungskrieg"), ist nur noch mit Schlichtern und Kontrolle von außen (z.B. Gericht) etwas zu erreichen.

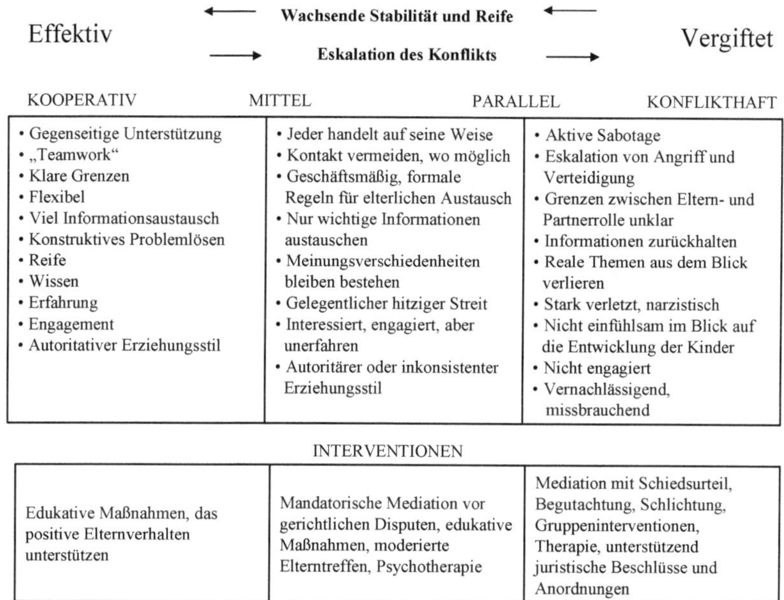

Abbildung 7: Ein Kontinuum des elterlichen Klimas nach der Trennung (Quelle: In Anlehnung an Whiteside, 1998, eigene Übersetzung)

Unterteilung nach Merkmalen der Intervention

Den bisher beschriebenen Ansätzen stehen Unterteilungen gegenüber, die sich vor allem mit Merkmalen der Intervention beschäftigen und diese danach einordnen. Dies kann zum einen nach *Inhalt* erfolgen, wie Geasler und Blaisure (1998) dies tun. Sie teilten Gruppenangebote danach ein, zu welchen Anteilen elternbezogene Inhalte, kindbezogene Inhalte und gerichtsbezogene Inhalte vorkommen (vgl. Abschnitt 3.3.1). Auch Mediation und Beratung lassen sich danach unterteilen, inwieweit die Interessen der Kinder hier explizit thematisiert werden oder nicht. Grundsätzlich gilt hier ähnliches wie bei den Adressaten, nämlich dass wohl meistens ein „Mischungsverhältnis“ vorliegt. Außerdem ist bei der Beurteilung von Inhalten auch das Vorgehen bei der Vermittlung der Inhalte wichtig. So könnten bei einem 1-Sitzungs-Programm und bei einem 12-Sitzungen-Programm dieselben Inhalte aufgeführt werden, bei letzterem wäre aber eine praktische Erarbeitung und Einübung bestimmter Kompetenzen möglich. Hierbei wäre dann von einer anderen Intensität der Intervention zu sprechen.

Nach der *Intensität der Intervention* und dem erforderlichen emotionalen Engagement („involvement“) von Teilnehmern und Trainern unterteilen Blaisure und Geasler (2000) in ihrem „Divorce Education Intervention Model“ psychoedukative

Interventionen. Sie bauen auf den „family involvement model“ von Doherty (1995) auf, der anhand von fünf Ebenen unterschiedlicher emotionaler Beteiligung familiäre Edukation von Paartherapie abgrenzt.[52] Blaisure und Geasler (2000) unterscheiden zwischen Level 1: „Minimale Interaktion“, Level 2: „Grundlegende Informationen“, Level 3: „Gefühle und Fertigkeiten“, Level 4: „Kurzer und vertiefter Fokus“, Level 5: „Familientherapie“. Jeder Ebene sind u.a. unterschiedliche Ziele, Trainerqualifikationen, Trainermethoden, Ressourcen, Strategien, ein unterschiedlicher Grad an elterlicher Einbeziehung und Begrenzungen der Maßnahme zugeordnet. Die Gruppenprogramme sind auf Level 2-4 angesiedelt. Die Unterschiede zwischen den Ebenen können folgendermaßen umrissen werden:

– *Level 1:* Der standardmäßige „Durchlauf“ von Eltern durch die Institutionen, z.B. Kontakt mit dem Gericht ohne jegliche Interaktion, evtl. zur Verfügung stellen von Informationsbroschüren über Scheidungsfolgen. Für ein sehr kooperatives Elternklima geeignet.
– *Level 2:* universelle Kurzzeitprogramme, die Wissen über Trennung und Scheidung und die Folgen für die Kinder vermitteln sollen. Wenig Interaktion mit den Trainern bis auf die Möglichkeit, Rückfragen zu stellen. Für ein niedriges Konfliktniveau geeignet.
– *Level 3:* Gruppenprogramme, bei denen die elterliche Kooperation und die Konfliktlösefähigkeit gestärkt werden soll. Mehr Interaktion durch die Mitteilung persönlicher Gefühle und Erfahrungen sowie durch das Einüben neuer Verhaltensweisen in der Gruppe. Für ein mittleres Konfliktniveau geeignet.
– *Level 4:* Gruppen, bei denen die Informationsvermittlung stark in den Hintergrund tritt und es vor allem um die individuellen Probleme und Themen der Teilnehmer geht. Hohe Einbeziehung durch das Mitteilen persönlicher Themen, weiterhin verbunden mit Übungen und Rollenspielen. Für ein hohes Konfliktniveau geeignet.
– *Level 5:* Familientherapie, kein Gruppensetting, sondern Einzel- oder Paarinterventionen z.B. im Sinne von Johnstons (1999) therapeutischer Mediation. Für ein sehr hohes Konfliktniveau geeignet.

Dieses Modell erscheint sehr brauchbar, weil es die Intensität der Interventionen beschreibt, den Maßnahmen aber auch schon gewisse Zielgruppen im Sinne von Whiteside (1998) zuordnet.

52 „Levels of family involvement“ nach Doherty (1995): Level 1: Minimal Emphasis on Marriage and Couple Relationships (z.B. Seminar zu persönlicher Entwicklung, wo u.a. auch die Liebesbeziehung thematisiert wird), Level 2: Content-Oriented Marriage Education (z.B. Schwerpunkt auf Wissensvermittlung zu psychologischen Prozessen in der Partnerschaft), Level 3: Feelings and Support (z.B. Gruppensetting, in dem auch Gefühle und Erfahrungen der Teilnehmer geäußert werden können), Level 4: Brief Focused Intervention for Individuals and Couples Regarding their Marriage Relationships (z.B. Gruppensetting, in dem spezifische Probleme der Teilnehmer direkt bearbeitet werden), Level 5: Marriage and Family Therapy (es geht nur um die Probleme der Teilnehmer, meist Paarsetting)

Nach Direktivität der Intervention bzw. dem Grad an Eingreifen in die Privatsphäre („intrusiveness“ = Grad an Einmischung / Eindringen / Kontrolle) unterscheiden hingegen Johnston und Roseby (1997) die unterschiedlichen Interventionsformen. Auch sie beschreiben vier Ebenen, denen sie unterschiedliche Interventionen zuordnen. Auf der ersten Ebene, die auf alle Eltern und Kinder in Trennung abzielt, siedeln sie die Elterntrainings aller Art an. Die zweite Ebene umfasst Beratung, Mediation oder „collaborative law“ (vgl. Abschnitt 3.4.2) und zielt auf Eltern ab, die in Sorge- und Umgangsrechtsstreitigkeiten verwickelt sind. Die dritte Ebene, „psychological intervention / assessment“ ist für Eltern gedacht, die ihre Dispute nicht auf der zweiten Ebene klären konnten und umfasst zwei sehr unterschiedliche Wege: zum einem den der therapeutischen Mediation, oder aber den der psychologischen Begutachtung. Die vierte und letzte Ebene, „ongoing parenting coordination“, meint die dauerhafte Betreuung hochstrittiger Familien durch einen wie auch immer gearteten „case manager“ (vgl. Abschnitt 3.2.5). Hier fällt auf, dass Gruppenprogramme, die über die grundlegende Kurzzeit-Information hinausgehen, nicht weiter genannt werden, obwohl Johnston selbst Gruppenprogramme für strittige Familien entwickelt und evaluiert hat. Auch Gruppenprogramme können einen stärker direktiven und kontrollierenden Charakter haben (z.B. wenn sie angeordnet werden), auch wenn die Trainer in den Sitzungen in der Regel nicht direktiv vorgehen.

Das Modell unterstreicht jedoch die Auffassung der Autoren, dass Interventionen direktiver *und* therapeutischer werden müssen, je strittiger die Eltern sind. Insgesamt ist das Modell schon sehr stark an der Praxis ausgerichtet. Johnston und Roseby (1997) stellen nämlich auch die Frage nach der Zuordnung der Familien zu den einzelnen Stufen und sehen hier prinzipiell zwei Wege: Die Zuordnung kann entweder durch Versuch und Irrtum erfolgen, indem die Familien sukzessive alle Stufen durchlaufen, bis eine Intervention greift. Dies ist wahrscheinlich mit hohen Kosten verbunden. Sie kann alternativ auch „diagnostisch“ erfolgen, indem Eltern nach einer schriftlichen oder mündlichen Einschätzung von außen gleich der für sie passenden Maßnahme zugeordnet werden. Einige praktische Ansätze zur Lösung dieser Zuordnungsproblematik sollen im nächsten Abschnitt vorgestellt werden. Sie zielen darauf ab, die verschiedenen Interventionsformen möglichst effektiv je nach Bedarf miteinander zu kombinieren.

3.4.2 Praktische Ansätze der Integration: Interdisziplinäre Kooperation und kombinierte Interventionsformen

Wie aus den vorangegangenen Abschnitten deutlich wurde, sind für Familien in Trennung je nach Eskalationsniveau unterschiedliche Interventionsformen notwendig. Diese reichen in ihrer Intensität von einer gemeinsamen Scheidungsberatung bis hin zum „Parent Coordinator“ und der Zwangsberatung für hocheskalierte Elternkonflikte. Weitgehend einig ist man sich darüber, dass besonders für hochstrittige Familien in Trennung Einzelmaßnahmen nicht ausreichen, sondern kombinierte Formen der Intervention notwendig sind. So befragten Arbuthnot und

Kramer (1998) 253 Mediatoren zur Wirkung von zusätzlichen Elterntrainings auf den Prozess und das Ergebnis der Mediation, woraufhin die überwiegende Mehrheit deutliche Verbesserungen in der elterlichen Kommunikation und dem Blick für das Wohl des Kindes konstatierte. Die Mediationsvereinbarungen wurden schneller erreicht und gingen eher von der gemeinsamen Ausübung des Sorgerechts aus. Knapp zwei Drittel der Mediatioren sprachen sich für eine verpflichtende Teilnahme aller Eltern in Trennung an Elternkursen aus.

Des Weiteren erscheint in hochstrittigen Fällen eine Kooperation der beteiligten Professionen (psychosoziale Berufsgruppen, Anwälte, Richter) als unumgänglich, um einer fortgesetzten Eskalation entgegen zu wirken. Genauso besteht aber Einigkeit darüber, dass ein großer Teil der Eltern, die sich trennen, solcher Unterstützung *nicht* bedarf und die Gewährung von Bewältigungshilfen nach dem „Gießkannenprinzip“ somit nicht sinnvoll erscheinen. Dies bringt wiederum die Frage mit sich, auf welchem Wege die betroffenen Familien Zugang zu geeigneten Hilfen finden bzw. wie sie diesen zugeordnet werden.

Integrierte Interventionsformen

In den USA gibt es neue, integrative Ansätze, die versuchen, diesen Gesichtspunkten Rechnung zu tragen. Das „Court Care Center for Divorcing Families (CCCDF)“ in Florida (Homrich et al., 2004) stellt hierfür ein Beispiel dar. Alle Eltern in Trennung müssen dort an einem vierstündigen, schwerpunktmäßig edukativen Elterntraining teilnehmen und bekommen gerichtsnahe Mediation angeboten (dies ist auch an vielen anderen US-amerikanischen Gerichten der Standard). Wenn die Eltern danach jedoch fortgesetzte Konflikte aufweisen, die auch die Kinder betreffen, und emotionale Themen im Vordergrund stehen, verweist ein Richter sie an das CCCDF, in dem psychologisch und pädagogisch geschultes Beratungspersonal arbeitet. Hier wird in Einzelgesprächen mit den Eltern eine genaue Einschätzung der familiären Situation vorgenommen, diese umfasst auch Fragen zur Persönlichkeit, zur psychosozialen Anpassung der Kinder und zur psychischen Gesundheit. Bestimmte Fälle (Suchtkranke, fortgesetzte Gewalt oder aktuelle Straffälligkeit) werden an andere Dienste weitervermittelt, die übrigen Eltern werden dann unterschiedlichen Interventionsformen zugeteilt, die nach den Ebenen von Blaisure und Geaslers (2000) „Divorce Education Intervention Model“ (s.o.) unterteilt sind. Eltern mit einem mittleren Konfliktniveau und Eltern mit einem hohen Konfliktniveau werden dabei zwei unterschiedlichen Elterntrainings á jeweils acht Stunden zugeordnet. Diese unterscheiden sich nicht so stark inhaltlich als vielmehr durch die Zielgruppe und die Schulung der Trainer.

Ein inhaltlicher Unterschied ist in der stärkeren Vermittlung der negativen Auswirkungen von Hochstrittigkeit und einem stärkeren Fokus auf Kommunikation und konstruktiven Umgang mit Konflikten zu sehen. Beiden Elterntrainings sind begleitende Kindergruppen zugeordnet. Es kann aber genauso gut sein, dass empfohlen wird, dass sich die Familien einer intensiveren Begutachtung unterziehen oder eine familien-, gruppen- oder einzeltherapeutische Maßnahme beginnen. Darüber hinaus stehen den Eltern Berater für kurzfristige Einzelgespräche bei akuten Krisensituationen zur Verfügung. Alle Weitervermittlungen werden an den Richter zurück gemeldet und können auch von ihm angeordnet werden. Erste Teilnehmereinschätzungen stimmen bezüglich der Effektivität dieses gezielten Netzwerks an Hilfsmaßnahmen optimistisch.

Blaisure und Geasler (2006) beschreiben das seit 2003 operierende „National Family Resiliency Center" (NFRC, Maryland), welches ähnlich operiert, jedoch eine breitere Spanne an Interventionsmöglichkeiten umfasst. Nach ersten Evaluationsgesprächen müssen die Eltern an einem sechsstündigen Elternprogramm teilnehmen. Im Anschluss entwickeln sie mit einem Berater einen „Family Action Plan", in dem zunächst die Zuordnung der Eltern zu weiteren Bewältigungshilfen (z.B. Elterntraining, Therapie, Hochkonfliktberatung oder Aggressionstraining) mit den Eltern besprochen wird. Anschließend folgt eine Mediationsphase von zwei bis sechs Sitzungen, in der es um die gemeinsame Elternschaft geht und deren Ziel eine umfassende Elternvereinbarung ist. In Vorbereitung hierfür wird eine umfassende Evaluation der Lage und Bedürfnisse betroffener Kinder vorgenommen, die auch Gespräche mit Lehreren, Ärzten und anderen Helferpersonen umfasst, also eigentlich eine Art Begutachtung, jedoch ohne Entscheidung von außen. Beteiligte Anwälte und ggf. Verfahrenspfleger werden eingebunden, parallel dazu laufen 12-wöchige Kindergruppen. Erst nach Abschluss einer Elternvereinbarung erhalten die Eltern ein Mediationsangebot für Themen wie Finanzen und Vermögen, falls notwendig. Den Abschluss bildet eine Sitzung mit der ganzen Familie, in der die Elternvereinbarung mit den Kindern durchgesprochen wird. Falls keine Vereinbarung getroffen werden kann, wird intensivere therapeutische „high conflict counselling" angeboten. Inwieweit dieser Prozess mandatorisch ist, wird nicht thematisiert. Beide Modelle stehen und fallen jedenfalls mit der Qualität der eingesetzten Diagnostik und müssen sich im Rahmen von Evaluationen künftig noch bewähren.

Einen evaluierten Integrationsansatz gibt es bereits: Pruett, Insabella und Gustafson (2005) evaluierten das „Collaborative Divorce Project" (CDP), an dem Eltern in Trennung mit Kindern unter sechs Jahren teilnehmen konnten. Es war ähnlich strukturiert wie die oben genannten Modelle, und umfasste diagnostische Gespräche mit Beratern und beiden Eltern, die Teilnahme an Elternkursen, Auswertungsgespräche der Eltern mit den Beratern nach den Elternkursen sowie Mediation. Die Teilnahme war jedoch freiwillig, und die Aussagen der Teilnehmer wurden mit denen einer Kontrollgruppe verglichen. Die Teilnehmer am Modellprojekt zeigten sich zufriedener mit dem Verfahren als die Kontrollgruppe und schrieben sich weiterhin eine geringere Konfliktintensität, eine bessere Einbindung der Väter sowie eine bessere Scheidungsbewältigung der Kinder zu. Auch in Deutschland werden z.T. unterschiedliche Interventionsformen kombiniert (z.B. die gleichzeitige Beratung der Eltern mit Begleitetem Umgang oder der Teilnahme von Kindern an einer Scheidungskindergruppe), die Ansätze sind allerdings wesentlich weniger umfangreich und eine Evaluation steht noch aus.

Interdisziplinäre Kooperation

Ansätze zum „collaborative law" gehen davon aus, dass Anwälte aufgrund der parteilichen Interessenvertretung oft zu einer Eskalation der Scheidungskonflikte beitragen. Dies schlägt sich z.B. in Anträgen nieder, in denen persönliche Anschuldigungen gegen die andere Partei im Vordergrund stehen, um den Erfolg des Antrags des jeweiligen Mandanten zu sichern. Daher verpflichten sich beteiligte Anwälte in manchen Regionen in den USA, auf eine friedliche Einigung hinzuwirken und deklarieren gleich zu Beginn des Verfahrens, dass sie im Falle eines Rechtsstreits nicht zur Verfügung stehen und auch keine Informationen aus dem bisherigen Verfahren beisteuern werden. Im Falle unvereinbarer Positionen kommt ein Schiedsrichter zum Einsatz (Johnston, 2002; Lande & Herman, 2004).

Auch in Deutschland wurde eine ähnliche Form der Kooperation bereits erprobt und zwar in intensivster Form im „Cochemer Modell": In Cochem kooperieren Gericht, Beratungsstellen, Anwaltschaft und Jugendamt miteinander, indem Anwälte z.B. nur Anträge ohne persönliche Angriffe stellen und Gegenanwälte ohne schriftliche Erwiderung zum Verhandlungstermin kommen. Das Jugendamt muss stets über die aktuelle Familiensituation in Kenntnis gesetzt werden, und betroffene Familien erhalten kurzfristige Beratungstermine statt – ansonsten üblicher – längerer Wartezeiten. In ähnlicher Form findet sich dieses Modell auch an anderen Orten in Deutschland (Fichtner, 2007).

Diese Modelle sind nicht unumstritten, denn sie beinhalten einen gewissen „Zwang zum Konsens" So ist in der Cochemer Bevölkerung bereits bekannt, dass Anträge auf alleinige Sorge kaum Chancen haben, so dass diese nicht mehr gestellt werden, obwohl es vielleicht an der einen oder anderen Stelle sinnvoll wäre. Möglicherweise erklärt dies die geringe Zufriedenheit der Betroffenen mit dem Modell.[53] Dennoch plädieren viele Experten für ein professionelles Netzwerk der Helfer im Scheidungskonflikt (Fthenakis, 1995a), um nicht von hochstrittigen Eltern gegeneinander ausgespielt zu werden. Dieses Netzwerk äußert sich in der Praxis in einer vielerorts informellen oder teilstrukturierten sowie gewachsenen Zusammenarbeit der Institutionen, die sich nicht nur in gemeinsamen Gremien, sondern auch in der Kooperation im konkreten Fall äußert. Häufig ist ein wesentliches Ziel die Beschleunigung von Verfahren und die schnelle Zuweisung der Eltern zu beraterischer Hilfe. Für einzelne Fälle nennt Alberstötter (2006a) drei wesentliche Möglichkeiten der Kooperation: (1) detaillierte Auftragsgespräche, z.B. zwischen Jugendamt und Beratern, in denen die bisherigen Informationen erörtert sowie Ziele, Zeitpläne und Modalitäten des Informationsaustauschs erarbeitet werden, (2) direkte Interaktion gegenüber den Eltern z.B. durch ein gemeinsames Erstgespräch mit Jugendamt, Gericht, Berater und Eltern und (3) Informationsweitergabe im laufenden Prozess und eine transparente Informationskultur, zu der

53 Fichtner (2007) konstatiert, dass die beteiligten Professionen im Modell den Betroffenen zwar eine hohe Zufriedenheit bescheinigen, dies jedoch nicht belegt werden kann. Die einzig nutzbare Quelle im Hinblick auf die Zufriedenheit zeichne ein ganz anderes Bild.

im hochstrittigen Bereich auch das Konstrukt der „Schweigepflicht" revidiert werden muss.

3.5 Zusammenfassung

Grundsätzlich lässt sich bei Interventionen für Familien in Trennung sowohl in den USA als auch hierzulande eine Differenzierung feststellen, die auf unterschiedliche Maßnahmen für unterschiedliche Zielgruppen abzielt. Beratung und Mediation bzw. mediative Elemente stellen die Mittel der Wahl dar, um Eltern in Trennung bei Konflikten und Problemen niedriger und mittlerer Intensität zu unterstützen. Im Gegensatz zu den Vereinigten Staaten ist ein geringerer Fokus auf der psychoedukativen Komponente im Sinne von Gruppenprogrammen für Eltern in Trennung zu verzeichnen, der sich vermutlich aus der mangelnden Teilnahme an Elterngruppen und der starken beraterischen Tradition erklären lässt.

Im Hinblick auf Gruppenprogramme für Hochstrittige, die sowohl als Einzelmaßnahme als auch in Kombination mit Beratung oder Mediation durchgeführt werden, variieren sowohl in Deutschland als auch in den USA Inhalte und Struktur stark. Sie schwanken z.B. zwischen der Vermittlung von konstruktiven Kommunikations- und Konfliktlösungsstrategien einerseits und der klaren Regelung des Kontaktes mit der Reduzierung der elterlichen Kommunikation auf ein Minimum andererseits. Eine wesentliche Gemeinsamkeit ist der Hinweis auf die destruktiven Folgen elterlicher Konflikte für die betroffenen Kinder. Auffallend ist ein fehlender Fokus auf die erzieherischen Kompetenzen der Eltern. Besonders wirkungsvoll scheinen längere Maßnahmen mit hohem Praxisanteil zu sein.

Die Arbeit mit hochstrittigen Eltern in Deutschland ist uneinheitlich, es kristallisieren sich jedoch einige gemeinsame Merkmale heraus (vgl. auch Fichtner, 2007). Diese sind vor allem die Ausrichtung auf das Kindeswohl und die Kooperation der Professionen. Einigkeit besteht auch darüber, dass die Arbeit mit dieser Klientel ein langwieriger und intensiver Prozess ist, der spezielle Beraterqualifikationen erfordert. Daraus resultierend zeichnet sich ein Trend zu intensiver therapeutischer (Einzel-) Arbeit mit den betroffenen Eltern, gelegentlich auch mit den Kindern, ab. Die Problematik dieses Trends ist ebenfalls erkannt – für die Beziehung der Kinder zum getrennt lebenden Elternteil wären eigentlich schnelle Maßnahmen vonnöten, um ein monatelanges Aussetzen des Kontaktes zu verhindern.

Lösungsvorschläge für dieses Dilemma zielen meist auf eine größere Direktivität im Umgang mit diesen Eltern ab, wie sie z.B. in angeordneter Beratung, Begleitetem Umgang oder psychologischen Gutachten zum Ausdruck kommt. Diese ist jedoch in Fachkreisen – besonders im Hinblick auf wirkungsvolle und menschenwürdige Umsetzung – umstritten. Die Leitlinie der Aufrechterhaltung des Kontaktes des Kindes zu beiden Eltern führt vielfach zu Erfolgsdruck (ebenda). Umso wichtiger wird es sein, die Wirksamkeit verschiedener Ansätze wissenschaftlich zu evaluieren, was in Deutschland fast noch vollständig aussteht. Hieraus könnte auch eine bessere Diagnostik des Familienkonflikts resultieren, was eine differenzielle

Zuordnung zur geeigneten Maßnahme erleichtern würde. Auch die Kombination verschiedener Maßnahmen sollte in ihrer Wirkung erforscht werden, auch um Ressourcen gezielter einzusetzen – so zeigte sich z.B. in der Untersuchung der Forschergruppe um Wolchik (Dawson-McClure, Sandler, Wolchik & Millsap, 2004; Wolchik et al., 2000), dass eine Kindergruppe, die zusätzlich zur Elterngruppe durchgeführt wurde, keine zusätzliche Verbesserung des kindlichen Wohlbefindens herbeiführte.

4. Der Elternkurs „Kinder im Blick“ – konzeptuelle Grundlagen, Kursaufbau und erste Befunde der formativen Evaluation

4.1 Einführung

Das Gruppenangebot **Kinder im Blick** ist ein neuartiges Angebot in Deutschland. Es wurde in Kooperation zwischen dem Familien-Notruf München, einer auf Trennung und Scheidung spezialisierten Beratungsstelle für die in §17 und §18 des Kinder- und Jugendhilfegesetz (KJHG) beschriebenen Aufgaben, und der Universität München, Fakultät für Psychologie und Pädagogik, unter der Leitung von Prof. Dr. Sabine Walper entwickelt. Eigene Vorarbeiten am Lehrstuhl für das Projekt stammen aus der zwischen 1994 und 2004 durchgeführten, DFG-finanzierten Längsschnittstudie zum Thema „Familienentwicklung nach Trennung der Eltern“ (Prof. Dr. Walper und Prof. Dr. Klaus A. Schneewind, München, Prof. Dr. Karl Lenz, Dresden, und Prof. Dr. Peter Noack, Jena). Diese Forschungsarbeiten haben herausgestellt, dass Beeinträchtigungen des elterlichen Erziehungsverhaltens einen entscheidenden Wirkfaktor darstellen, der nachteilige Folgen von Elternkonflikten für betroffene Kinder und Jugendliche erklärt (Walper & Beckh, 2006). Auch die Ergebnisse aus Kapitel 3 sprechen dafür, dass neben der elterlichen Kooperation auch das Erziehungsverhalten von eskalierten Elternkonflikten betroffen ist. Somit lenken diese Befunde den Blick sehr stark auf Präventionsansätze, die neben der Vermittlung von konstruktivem Kommunikationsverhalten auch auf die Stärkung elterlicher Erziehungskompetenzen abheben.

Weiterhin ist die langjährige Erfahrung der Praktiker des Familien-Notrufs in der Arbeit mit (hoch-)strittigen Eltern und Kindern in Trennung in die Entwicklung des Angebotes eingeflossen. Vorüberlegungen seitens des Familien-Notrufs gingen vor allem in die Richtung, ob es neben Beratung und Mediation eine zusätzliche Möglichkeit geben könnte, konfliktbelastete Eltern in Trennung zu unterstützen. Besonders in hochstrittigen Familien gestaltet sich die Beratungsarbeit so langwierig und intensiv, dass eine Auslagerung gewisser edukativer Komponenten, z.B. der Frage danach, was Kinder in der Trennungssituation brauchen oder wie mit ihren schwierigen Gefühlen umgegangen werden kann, sinnvoll erscheint, um sich in der Beratung intensiver der individuellen Konfliktthematik der Eltern widmen zu können. Weiterhin bestand die Überlegung, dass ein Perspektivenwechsel hinsichtlich des ehemaligen Partners und der Familiensituation gerade bei intensiv streitenden Paaren vielleicht von einem Gruppensetting, das als Ressource wahrgenommen wird, und bei dem der andere Elternteil nicht dabei ist, eher gefördert werden kann, als in der oft hochexplosiven Atmosphäre einer vom Gericht angeordneten gemeinsamen Beratungssitzung. Schließlich bestand der Gedanke, dass eine Mischung von mehr und weniger strittigen Eltern in Trennung ebenfalls für das so schwierig zu erreichende Aufweichen der verhärteten Fronten hocheskalierter Elternkonflikte hilfreich sein kann.

Inhaltlich und methodisch knüpft **Kinder im Blick** an das von Dr. Johanna Graf und Prof. Dr. Sabine Walper entwickelte Elterntraining „Familienteam" an, das in besonderem Maße auf die emotionalen Kompetenzen von Eltern und Kindern fokussiert. Eine Vielzahl inhaltlicher Elemente des „Familienteam" sowie insbesondere die dort eingesetzten Trainingsverfahren für Eltern bilden die Grundlage für **Kinder im Blick**. Darauf aufbauend wurden zusammen mit einem Arbeitsteam des Familien-Notrufs spezifische Inhalte und Ziele für konfliktbelastete Eltern in Trennung erarbeitet und erprobt. Im nun folgenden Abschnitt sollen zunächst die theoretischen Fundamente für das Gruppenangebot **Kinder im Blick** dargestellt werden. Diese sind vor allem in der Systemtheorie, entwicklungspsychologischer Forschung (insbesondere der Meta-Emotionstheorie sowie der Bindungstheorie), sowie aktuellen kommunikations- und konflikttheoretischen Befunden angesiedelt. Die jeweiligen theoretischen Grundlagen werden erläutert und dann auf Trennungsfamilien bezogen. Im Anschluss an diesen Teil werden Inhalte, Ziele, Rahmen, Methoden, und die Struktur von **Kinder im Blick** sowie erste Ergebnisse der formativen Evaluation vorgestellt.

4.2 Theoretische Grundlagen und ihr Bezug zum Trennungskontext

4.2.1 Die familiensystemische Perspektive

Systemtheoretisches Gedankengut wurde ab Ende der 1950er Jahre des letzen Jahrhunderts, beginnend mit den Forschungen am Mental Research Institute in Palo Alto, Kalifornien (z.B. Bateson, Satir, Watzlawick) für die psychotherapeutische Forschung und Praxis nutzbar gemacht.[54] Der systemische Leitgedanke besteht darin, dass menschliches Verhalten und psychische Probleme nicht primär aus individuellen Merkmalen des Einzelnen, sondern aus den Beziehungen seines sozialen Systems heraus betrachtet werden können, die untereinander in Wechselwirkung stehen. Wie Mitglieder eines sozialen Systems ihre Wirklichkeit definieren, hängt zum einen von der Kommunikation innerhalb des Systems ab, durch die das Geschehen beschrieben und gedeutet wird, zum anderen von den Wechselwirkungen zwischen Gefühlen, Gedanken und Verhalten innerhalb des psychischen Systems des Individuums. Jeder Systembeteilige trägt also auf seine Weise dazu bei, dass ein System schließlich von einem Systemmitglied als „harmonisch" oder „problematisch" beschrieben wird.

Für Interventionen bedeutet dies, dass sich eine andere Interpretation der Realität, die z.B. von außen angeboten wird, auf das Verhalten und die Kommunikation eines oder mehrerer Systemmitglieder auswirken und somit innerhalb des Systems Veränderungen erzeugen kann, die alle Beteiligten betreffen. Systemische Fragen und Sichtweisen stellen einen Zugang zu alternativen Deutungsmustern dar, während vorher die eigene Sichtweise vielleicht als einzig mögliche Realität begriffen

54 Einen Überblick über theoretische Grundlagen und Konzepte geben v. Sydow, Beher, Retzlaff & Schweitzer (2006) sowie v. Schlippe und Schweitzer (2003).

wurde. Andererseits verarbeitet jeder Einzelne Informationen von außen auf seine spezifische Weise. Daher kann ein Intervenierender zwar eine Rahmenbedingungen schaffen, die ein Auftreten von Veränderungen wahrscheinlich machen (z.B. indem er Anregungen für neue, ressourcenorientierte Sichtweisen, Gedanken, Verhaltensweisen gibt), er kann jedoch nie kontrollieren, in welcher Weise sein Handeln vom System aufgenommen und verarbeitet wird.

Betrachtet man eine (Trennungs-)Familie als ein System, so gilt auch hier: Das Ganze ist mehr als die Summe seiner Teile (Schlippe & Schweitzer, 2003), d.h. die Wechselbeziehungen zwischen den Familienmitgliedern führen zu einer Gesamtwirkung, die nicht einfach nur die Summe einzelner Verhaltensweisen der Mitglieder ist. Sie ist so greifbar, dass Außenstehende sie manchmal als „Familienatmosphäre" bzw. „Familienklima" fühlen und beschreiben können. Folgende Aspekte haben besonderen Einfluss auf diese Gesamtwirkung (Cowan, Powell & Cowan, 1998):

- die Beziehungen in den Subsystemen (Eltern-Kind-Beziehung, Elternbeziehung, Geschwisterbeziehungen, Beziehungen zur Herkunftsfamilie)
- gemeinsame oder unterschiedliche Werte und Überzeugungen
- explizite oder unausgesprochene Familienregeln und Handlungsmuster
- die Grenzen und Hierarchien innerhalb des Systems

Familiäre Interventionen, die eine systemische Perspektive einnehmen, werden daher auf einige Punkte besonders achten (Cowan et al., 1998; Graf, 2004): Zunächst sollten möglichst alle familiären Subsysteme mit einbezogen werden. Im Erziehungskontext ist z.B. nicht nur die Eltern-Kind-Beziehung relevant, sondern auch die Beziehung der Eltern untereinander – elterliche Konflikte „vergiften" das Familienklima (Graf, 2002). Wechselwirkungen machen sich nicht nur zwischen einzelnen Mitgliedern des Familiensystems, sondern auch zwischen Subsystemen bemerkbar. Dazu ein Beispiel aus der klinischen Forschung: Eine Studie untersuchte den Zusammenhang zwischen Depression der Eltern und aggressivem Verhalten der Kinder und fand keine direkten Zusammenhänge. Wirkte sich aber die Depression auf das Subsystem „Elternbeziehung" aus und wurde diese als konfliktbelastet beschrieben, war auch das Erziehungsverhalten inkonsistenter und die betroffenen Kinder wiesen eine schlechtere Anpassung auf (Conger et al., 1992).

Lohnend ist auch ein Blick auf die Herkunftsfamilien der Eltern, die Vorstellungen über familiäre Werte, Regeln und Grenzen entscheidend geprägt haben (Cowan et al., 1998). Weiterhin ist auf die Qualität der Strukturen des Systems zu achten. Funktionale Familienstrukturen zeichen sich durch ein hohes Maß an emotionaler Verbundenheit bei gleichzeitig klaren Hierarchiegrenzen zwischen Eltern und ihren Kindern aus, die sich wiederum in Familienwerten und -regeln ausdrücken (vgl. zusammenfassend Graf, 2004).

Das Familiensystem bei Trennung und Scheidung
Aus der systemischen Betrachtung von Familien in der Trennungssituation ergeben sich Besonderheiten, die weitere Schlussfolgerungen für die Arbeit speziell mit dieser Personengruppe zulassen. Die folgenden Überlegungen sind nach den vorangegangenen Wirkfaktoren gegliedert.

Beziehungen in den Subsystemen bei Trennung und Scheidung: In Trennungsfamilien mit Kindern bleiben die Familienbeziehungen prinzipiell bestehen – oft zum Leidwesen eines der Elternteile oder beider Eltern – es kommt jedoch zu einer Verschiebung innerhalb der Subsysteme der Familie. Die Subsysteme „Mutter-Kind" und „Vater-Kind" treten zum einen schon deshalb deutlicher hervor, weil sie im Regelfall nur noch räumlich getrennt voneinander interagieren – gerade für die berufstätigen Väter oft eine völlig neue Situation. Für die Kinder ist es eine Umstellung, dass sie nur noch entweder mit der Mutter *oder* dem Vater Zeit verbringen. Die Beziehungen zu der erweiterten Herkunftsfamilie erfahren ebenfalls eine Umgestaltung. Im höher strittigen Bereich findet häufig eine Polarisierung statt, der in „Familienkämpfen" enden kann. Hierbei wird den Kindern jedoch eine wichtige Ressource entzogen, die unter anderen Umständen stabilisierend wirken könnte, wenn es gelänge, inmitten des familialen Wandels die Beziehungen beispielsweise zu Großeltern aufrecht zu erhalten.

Besonders einschneidend ist die Veränderung beim Subsystem der Eltern. Es muss sich umorganisieren, indem es zum einen eine Ablösung auf der Paarebene bewältigt, zum anderen eine neue Rollenfindung auf der Elternebene bewerkstelligt. Für Interventionen heißt dies, dass die Paarbeziehung der Eltern, die z.B. im Familienteam eine wichtige Ressource darstellt (Graf, 2005), hier vor allem als Stressor wirkt. Eine Trennung kann auch einen positiven Effekt haben, wenn dadurch Konflikte auf der Paarebene, die sich auf das Kind negativ ausgewirkt haben, beendet werden. Werden diese aber fortgesetzt und drehen sich nun immer mehr um die Kinder, ist eine fortgesetzte Belastung zu erwarten. Den Eltern ist somit eine klare Abgrenzung zwischen Liebesbeziehung – Elternbeziehung zu vermitteln, vor allem im Hinblick auf eine mögliche Verstrickung bei höher eskalierten Elternkonflikten (vgl. Abschnitt 1.4.2). Die Beziehung der Eltern-Kind-Subsysteme muss hingegen gestärkt werden, um ein schwieriges Familienklima auszugleichen. Klar ist, dass die Bewältigung des Trennungsgeschehens durch die Kinder in entscheidendem Maße davon abhängt, wie das Subsystem der Eltern diese verarbeitet – eine Tatsache, deren Anerkennung vielen Eltern in Trennung nicht leicht fällt.

Eine weitere wichtige Rolle spielen auch hinzukommende Subsysteme beim Eingehen neuer Beziehungen. Insbesondere, wenn eine neue Liebesbeziehung mit der Trennung in Verbindung gebracht wird, wird der neue Partner des einen Elternteils vom anderen als „Wurzel allen Übels" betrachtet. Es ist für letzteren dann eine schlimme Vorstellung, dass er oder sie Einfluss auf die Kinder nehmen oder gar zur Bezugsperson werden könnte (Reitz, 2003). In Patchwork-Familien mit bereits überwundenen Trennungskonflikten werden die neuen Partner, wenn die Partnerschaft andauert, natürlich meist Bezugspersonen der Kinder. Hauptbezugspersonen bleiben dennoch meist die leiblichen Eltern (Pryor & Rodgers, 2001).

Gemeinsame oder unterschiedliche Werte und Überzeugungen: Bei der Entstehung von Familien treffen auch immer zwei (Herkunfts-) Familiensysteme aufeinander, die in Form gewachsener Überzeugungen und Muster im Familiengeschehen präsent sind (Schlippe & Schweitzer, 2003). Starke Bindungen an die Herkunftsfamilie können verhindern, dass sich die Partnerschaft frei entfalten kann und die Partner ihre eigene Sicht der Wirklichkeit gemeinsam konstruieren. Statt dessen verharren sie in konkurrierenden Sichtweisen über die Wirklichkeit, über Werte und darüber, wie Paar- und Familienbeziehungen „zu sein haben" (Reitz, 2003). Daher haben Trennungen aus systemischer Sicht ihre tieferen Ursachen häufig in dem Umstand, dass keine ausreichende Ablösung der Partner zur Herkunftsfamilie und ihren Überzeugungen, Mustern und Regeln erfolgt ist (Gnugesser-Mair M., 2007, Institut für Familiendynamik und Familientherapie Fürth, persönliche Mitteilung) und diese innerhalb der neuen Familie miteinander kämpfen und konkurrieren.

Unter diesen Vorzeichen können Trennungen auch als Versuch der Beteiligten aufgefasst werden, den störenden Einfluss der anderen Herkunftsfamilie wieder auszuschalten, bzw. sich selbst wieder der eigenen Herkunftsfamilie zuzuwenden. Dies dürfte einer der Faktoren sein, die Erziehungskonflikte auch nach einer Trennung begünstigen, indem sich in ihnen der – nun offiziell – ungelöste Wertekonflikt der Herkunftsfamilien fortsetzt. Dabei ist nicht nur an große Fragen wie Religion und Kultur, sondern auch an praktische Differenzen im Umgang mit Kindern zu denken. Praktiker machen die Erfahrung, dass Herkunftsfamilien bei einer Trennung oft versuchen, ihren Abkömmling nun wieder stärker an sich zu binden (ebenda). Ein Ziel für Interventionen sollte daher nicht zuletzt ein Bewusstwerden der eigenen Erziehungsmaßstäbe einerseits und die Prägung der eigenen Werte durch die Herkunftsfamilie andererseits sein, um eine Reflexion dieser Mechanismen zu erleichtern.

Explizite oder unausgesprochene Familienregeln und Handlungsmuster: Neben den aus der Herkunftsfamilie und anderen Erfahrungen mitgebrachten Werten und Überzeugungen existieren in Familien individuelle Interaktionsstrukturen und sich wiederholende Verhaltensweisen (Schlippe & Schweitzer, 2003). Diese Muster (z.B. sie greift an – er zieht sich zurück), die aus systemischer Sicht der Stabilisierung des Systems dienen, entfalten auch nach einer Trennung ihre Wirkung. Dies kann dadurch geschehen, dass sie unbewusst weitergeführt werden. Häufig versuchen Paare in Trennung aber auch, bewusst gegen diese Muster anzugehen, z.B. wenn diese ein Grund für die Trennung waren, was häufig eine Steigerung der Konfliktintensität mit sich bringt. Die Problematik für Intervenierende wie Berater oder Mediatoren liegt darin, dass diese Muster meist nicht als zirkulär erkannt werden, sondern von beiden Seiten jeweils unterschiedlich interpunktiert werden. Dies trägt auch zur Stabilisierung der negativen Attributionen bei, die sich in Kapitel 3 als besonders destruktiv herausgestellt haben – ist das Bild des anderen Elternteils erst einmal negativ, werden auch seine Handlungen in diesem Sinne interpretiert, was zu einer Verfestigung des Feindbilds führt. Aus systemischer Sicht sind diese Prozesse jedoch niemals linear, sondern vielmehr rekursiv, d.h. das Verhalten einer Person ist immer durch das Verhalten der anderen Person mit bedingt.

Für viele ist es darüber hinaus nicht vorstellbar, dass es auch andere Sichtweisen zu dieser Wirklichkeit geben könnte bzw. dass Situationen unterschiedlich erlebt werden können und es demnach auch mehrere unterschiedliche „Wirklichkeiten“ oder „Wahrheiten“ geben kann. Die Befunde dieser Arbeit zeigen diese unterschiedlichen „Wirklichkeiten“ an vielen Stellen, sei es in der Einschätzung des kindlichen Wohlbefindens, oder in der Diskrepanz zwischen Selbst- und Fremdeinschätzung bei den Konfliktstilen. Somit ist eine wichtige Aufgabe für Intervenierende (und eine der wirksamsten Werkzeuge z.B. in der Mediation), die Zirkularität von Interaktionen aufzuzeigen, einseitige Zuschreibungen aufzuweichen und das Subjektive an der Wirklichkeitswahrnehmung zu betonen. Dies ist umso notwendiger, als die betroffenen Kinder oft diejenigen sind, die explizit oder unterschwellig mit den unterschiedlichen Wirklichkeitsdefinitionen der Eltern konfrontiert werden. Ihre Reaktionen auf die Trennung müssen im Kontext der bereits vor der Trennung bestehenden familialen Interaktionsmuster gesehen werden. Nach einer Trennung reduzieren sich die face-to-face-Kontakte in der Triade, während das Kind jeweils persönliche Kontakte zu beiden Eltern und deren auseinander driftenden „Welten“ hat. Kinder in Trennung stehen somit vor der schwierigen Aufgabe, diese Welten und Wirklichkeitsdefinitionen in irgendeiner Weise zu integrieren – keine leichte Aufgabe, wenn es nicht einmal die Erwachsenen konnten.

Grenzen und Hierarchien innerhalb des Systems: Durch den Verlust des Partners steigt die emotionale Bedeutung des Kindes / der Kinder für die Eltern. Sie sind unter Umständen das Einzige, was noch an enger Familie übrig geblieben ist. Dadurch kann es zu einer Verschiebung der Grenzen und Hierarchien innerhalb der Subsysteme der Familienmitglieder kommen, z.B. wenn Kinder als Partnerersatz fungieren oder ihnen zuviel Verantwortung für Eltern oder Geschwister zugemutet wird bzw. sie Entscheidungen treffen müssen, die eigentlich hierarchisch auf der Elternebene angesiedelt wären, z. B. was ihren künftigen Lebensmittelpunkt anbelangt.

Im Falle hochstrittiger Elternkonflikte wird häufig ein Verschwimmen der Grenzen zwischen dem Elternteil und dem Kind beobachtet (vgl. Abschnitt 1.4.3). Die eigene erlebte Kränkung durch den ehemaligen Partner wird auf das Kind projiziert („er hat *uns* verlassen“), das eigene Bedürfnis nach Ruhe vor der ehemaligen Partnerin wird dem Kind zugeschrieben („*wir* wollen sie nie wieder sehen, sie soll aus *unserem* Leben verschwinden“). Aber auch die Grenzen im Subsystem „Eltern“ sind bei hoher Feindseligkeit, hoher Verstrickung oder andauernder Bindung unklar. So ist häufig ein Hin- und Her zu beobachten, das mit dem jeweiligen emotionalen Zustand schwankt. Wird Mitleid oder Zuneigung gegenüber dem ehemaligen Partner empfunden, sind Gespräche auch über persönliche Themen möglich, wird Ärger empfunden, so wird er schroff mit der Begründung abgewiesen, dass es ihn nichts mehr angehe. Ein Partner mit geringer Trennungsmotivation (i. d. Regel der oder die „Verlassene“) schwankt somit zwischen Hoffnung und Enttäuschung, was zu einer steten Erneuerung der erlittenen Kränkung führt. Sbarra und Emery (2005) ist daher zuzustimmen, wenn sie anführen, dass die Konzeptualisierung des Trennungsprozesses als Verlust-/Trauerprozess analog zu Kübler-Ross (1971) nur bedingt greift, da der Verlust einer Liebesbeziehung potenziell stets umkehrbar bleibt, und in Begegnungen und Kontakten fortbesteht.

Es ist eine wichtige Aufgabe für Intervenierende, diese Mechanismen aufzuzeigen, die Bedeutung von gesunden Grenzen und Hierarchien zwischen Eltern und Kindern sowie den Eltern untereinander zu betonen und einer Polarisierung entgegenzuwirken.

4.2.2 Erziehungskompetenz

Im Grundgesetz (Artikel 6) sind das Recht und die Pflicht der Eltern verankert, ihre Kinder zu erziehen. Auch wenn die „richtige“ Erziehung in aktuellen Mediendebatten immer wieder umstritten ist, sind Erziehungswissenschaftler sich weitgehend darin einig, worin eine günstige Erziehung der Kinder besteht, nämlich in einem so genannten „autoritativen Erziehungsstil“ (Baumrind, 1971; 1996; Steinberg, 2001). Dieser ist durch eine Kombination aus Wärme, Verbundenheit und Unterstützung einerseits, sowie aus Grenzziehung und Autonomie andererseits gekennzeichnet. Er wird auch oft mit dem Schlagwort „Freiheit in Grenzen“ beschrieben, und macht so die Abgrenzung zu weniger günstigen Erziehungsstilen deutlich, die sich durch „Freiheit ohne Grenzen“ (Erziehungsstil des „Laisser-Faire“) und „Grenzen ohne Freiheit“ (autoritärer Erziehungsstil) charakterisieren lassen (Schneewind, 2002a, 2002b).

Nur ungenügend kommen in diesen Begrifflichkeiten die drei wichtigsten Erziehungsdimensionen autoritativer Erziehung zum Ausdruck,[55] die gleichzeitig mit den drei wichtigen Basisbedürfnissen des Menschen korrespondieren (Deci & Ryan, 2002): (1) Auf das Bedürfnis nach *Bezogenheit* reagiert ein autoritativ Erziehender mit Wärme und Unterstützung, (2), auf das Bedürfnis nach *Autonomie* mit entwicklungsangemessen dosierter Autonomiegewährung und der Forderung nach selbständigem Verhalten bei gleichzeitiger Grenzziehung und (3) auf das Bedürfnis nach *Kompetenz* mit der Gewährung und Förderung von individueller Begabungsentwicklung und Exploration. Eine angemessene Erfüllung der o.g. Bedürfnisse geht mit höherem persönlichen Wohlergehen, mehr Leistungsfähigkeit, Kreativität und sozial-emotionalen Kompetenzen einher (Ryan & Deci, 2000). Ungünstige Erziehungspraktiken sind hingegen strenges und strafendes Erziehungsverhalten, inkonsistentes Belohnungs- und Bestrafungsverhalten, zu viele, unzureichend begründete und/oder widersprüchliche Anweisungen, Uneinigkeit der Eltern in Bezug auf das erforderliche Erziehungsverhalten, mangelnde Wärme und unzurei-

55 Diese werden deshalb ungenügend berücksichtigt, weil der Aspekt „Wärme und Zuwendung“ fehlt.

chendes Einfühlungsvermögen gegenüber dem Kind (Petermann & Petermann, 2006).

Wie Eltern die Erziehung ihrer Kinder praktizieren *wollen*, hängt von ihren – häufig unbewussten – Erziehungsmaßstäben ab. Wird z.B. Eigenständigkeit als geringer, Gehorsam aber als hoher Wert angesehen, so spiegelt das elterliche Verhalten diese Einstellung wider. Wie sie sie praktizieren *können*, basiert aber auch auf ihren eigenen Kompetenzen. Diese können etwas genauer in Beziehungs- und Erziehungskompetenzen unterschieden werden, wobei erstere Kategorie auf das nicht-intentionale Verhalten der Eltern in der Eltern-Kind-Interaktion abzielt, die zweite Kategorie dagegen auf bewusstes erzieherisches Handeln. Noch genauer differenzierend, können vier Klassen elterlicher Beziehungs- und Erziehungskompetenzen unterschieden werden (Wissenschaftlicher Beirat für Familienfragen, 2005):

- Selbstbezogene Kompetenzen (Erziehungswissen, Wertvorstellungen, Selbstwirksamkeitsüberzeugung, Emotionsregulation)
- Kindbezogene Kompetenzen (Zuneigung zeigen, Empathiefähigkeit, Entwicklungspotenziale erkennen, Autonomie und Kompetenz fördern)
- Kontextbezogene Kompetenzen (entwicklungsförderliche Situationen aufsuchen, schwierige Situationen meistern)
- Handlungsbezogene Kompetenzen (entschlossen, sicher, konsequent und situationsangemessen handeln, Erfahrungen umsetzen und darauf basierend Handlungen ändern.

Es ist unmittelbar einleuchtend, dass eine Reihe dieser Kompetenzen einerseits prinzipiell erlernbar sind, sie andererseits in engem Zusammenhang zur Persönlichkeit, zum Wohlbefinden und zur Situation der jeweiligen Erziehungsperson stehen (Wissenschaftlicher Beirat für Familienfragen, 2005). Grundsätzlich ist Erziehung heute vor allem durch den Wertewandel hin zu einer stärkeren Beteiligung von Kindern an Entscheidungen („Partizipationsideal“) sowie zu einem möglichst konfliktfreien Zusammenleben („Harmonieideal“) geprägt (Walper, 2006a). Beides stellt hohe Anforderungen an die Kommunikations- und Konfliktlösungskompetenzen der Eltern. Hinzu kommen Erziehungsprobleme durch belastende ausserfamiliale Einflüsse, das Spannungsverhältnis zwischen beruflicher Existenzsicherung und Erziehung sowie die „Erosion verlässlicher Beziehungen, wie sie sich in chronischen Konflikten und in zunehmenden Trennungs- und Scheidungszahlen manifestiert“ (Wissenschaftlicher Beirat für Familienfragen, 2005, S. 14).

Erziehungskompetenz im Rahmen von Trennung und Scheidung

Im Hinblick auf die genannten vielfältigen Belastungen für Erziehung und Entwicklung stellen (konfliktbelastete) Trennungsfamilien eine Risikogruppe für Erziehungs- und Entwicklungsprobleme der Kinder dar. Bei ihnen können sich ungünstige Einflüsse auf die Elternkompetenz, besonders in der frühen Trennungsphase, aber auch später, kumulieren. Risikofaktoren für die Erziehung im Rahmen einer elterlichen Trennung sind insbesondere:

(1) Der trennungsbedingte psychische und emotionale Stress der Eltern vor, während und nach der Trennung (Depression, Krisenerleben). Vor allem in der direkten Folgezeit einer Trennung fällt es den Eltern oftmals schwer, „sich intensiv um die Belange der Kinder zu kümmern, sie angemessen über die weiteren Pläne und vor allem die Bedeutung der familialen Ereignisse für die Kinder selbst zu informieren, sie emotional zu unterstützen und Fehlverhalten angemessen zu konfrontieren, oder auch nur die Kontrolle über außerhäusliche kindliche Aktivitäten aufrecht zu erhalten“ (Wissenschaftlicher Beirat für Familienfragen, 2005, S. 77).

(2) Schuldgefühle der Eltern gegenüber den Kindern, die ebenfalls ein inkonsistentes und einengendes Erziehungsverhalten begünstigen können (Figdor, 2004).

(3) Stress durch die Kumulation familialer und beruflicher Aufgaben bei Alleinerziehenden, z.B. wenn diese aus finanziellen Gründen eine Berufstätigkeit aufnehmen oder ausbauen müssen und weniger Zeit und Kapazitäten für erzieherische Aufgaben haben. Dies zeigte sich in Kapitel 3 eher bei den hochstrittigen Müttern.

(4) Die Verschlechterungen von Kontextfaktoren durch die Trennung und ihre Folgewirkungen, insbesondere die daraus entstehenden ökonomischen Nachteile (Verlust sozialer Netze durch Umzug, schlechtere Betreuungs- und Wohnsituation).

(5) Wegfall oder Beeinträchtigung der Elternallianz, die als eine der wichtigsten erzieherischen Ressourcen gilt, weil sie Unterstützung in der Elternrolle und bei der Umsetzung erzieherischer Regeln, eine Verteilung der Erziehungsaufgaben und eine Möglichkeit der Stressbewältigung durch dyadisches Coping bietet (Gabriel & Bodenmann, 2006). Viele Eltern sind durch das „Alleinsein“ mit ihren Kindern stark gefordert. Diejenigen, die mit den Kindern zusammenleben, vor allem dadurch, dass sie die Haupterziehungslast tragen, die getrennt lebenden Elternteile vor allem dadurch, in relativ kurzer Zeit eine qualitativ gute Beziehung gestalten zu müssen (Figdor, 2004). Hinzu kommen die in Abschnitt 1.3 beschriebenen Elternkonflikte. Auch wenn sich in den vorliegenden Daten kein Zusammenhang zwischen Erziehungsverhalten und Elternallianz zeigte, ist es möglich, dass dieser (eher verdeckt) besteht (z.B. indem den Eltern weniger Energien für den Umgang mit ihren Kindern zur Verfügung stehen).

(6) Neue Partner, die zum einen die Konflikte der leiblichen Eltern verschärfen, zum anderen Konflikte mit dem Kind oder den Kindern dadurch hervorrufen können, dass sie versuchen, erzieherisch Einfluss zu nehmen, was durch die Kinder meist rigoros abgelehnt wird (Hetherington & Jodl, 1994)

(7) Die Transmission problematischer Erziehungsverhaltensweisen und Persönlichkeitsfaktoren aus den Herkunftsfamilien der Eltern, wie sie bei Trennung und Scheidung immer wieder beobachtet worden ist (Schneewind & Ruppert, 1995)

Für die Arbeit mit Eltern in Trennung stellt sich die Herausforderung, die Eltern einerseits für Erziehungsschwierigkeiten in ihrer Situation zu sensibilisieren, sie andererseits auch, z.B. durch Normalisierung, von ihren Schuldgefühlen zu entlasten. Weiterhin können sie darüber aufgeklärt werden, was sie in dieser Situation für ihre Kinder tun können. Hierzu zählt neben den Bausteinen autoritativer Erziehung vor allem die Unterstützung der Beziehung des Kindes zum anderen Elternteil, die

Akzeptanz eines anderen Erziehungsstiles, auch wenn dieser vom eigenen Ideal abweicht (Figdor, 2004) und die Vermeidung von subtilen, z.T. unbewussten Unterminierungen der Autorität des anderen Elternteils sowie von Loyalitätskonflikten für das Kind.

Wie in Abschnitt 2.6 bereits erwähnt, liegt auch eine Ressource in der Tatsache, dass die Eltern zumindest in der vorliegenden Untersuchung die Eltern-Kind-Beziehung als weitgehend unabhängig von der Elternallianz wahrnehmen. Gerade bei hochstrittigen Eltern ist eine Verbesserung im Erziehungsverhalten dadurch möglicherweise leichter zu erzielen. Gelingt dies, kann das elterliche Erziehungs- und Beziehungsverhalten beider Elternteile gegenüber Kindern in Trennungsfamilien einen wichtigen Puffer bilden, der die Effekte der Trennung abmildert und die Resilienz der Kinder stärkt (Amato & Gilbreth, 1999; Buchanan et al., 1991; Rutter, 2006). So wurde eine Verbesserung der Verhaltensprobleme von Scheidungskindern nach einem Elternprogramm durch eine erhöhte Wärme und verbesserte Kontrolle der allein erziehenden Mütter vermittelt (Wolchik, Sandler, Winslow & Smith-Daniels, 2005). Somit ist eine Einbeziehung von Lerninhalten und Übungen zum Themenfeld „Erziehung" für Interventionen in diesem Bereich sinnvoll, zumal Alleinerziehende Angebote von Erziehungshilfen von sich aus deutlich weniger nutzen als Eltern in Kernfamilien (Fegert, 2003). Auch für hochstrittige Eltern in Trennung erscheint ein Baustein zur Verbesserung des Erziehungsverhaltens indiziert, da hier oft weniger „Sprengstoff" und somit ein besserer Ansatzpunkt steckt als in der Elternbeziehung. Daher ist es nur schwer nachvollziehbar, dass in US-amerikanischen Programmen für hochstrittige Eltern dieser Baustein komplett ausgelassen wird – möglicherweise wird einer Verbesserung der elterlichen Konflikt- und Kommunikationsfertigkeiten so viel Bedeutung beigemessen, dass die Verbesserung der Eltern-Kind-Beziehung zurückstehen muss.

4.2.3 Emotionale Kompetenz

Eng verknüpft mit dem Begriff der erzieherischen Kompetenz ist der Begriff der „emotionalen Kompetenz". Er ist als der Teil elterlicher Kompetenz zu sehen, der sich auf die eigenen Emotionen und die des Kindes richtet. Gottman und DeClaire (1997) ist zuzustimmen, die diese Kompetenz im Kontext von Trennung und Scheidung (aus noch zu erläuternden Gründen) als die wesentliche Schlüsselkompetenz der Eltern im Umgang mit den Kinder bezeichnen. Deshalb soll sie hier gesondert dargestellt werden.

Eine Emotion ist „ein komplexes Muster von Veränderungen [...], das physiologische Erregung, Gefühle, kognitive Prozesse und Verhaltensweisen einschließt, die in Reaktion auf eine Situation eintreten, welche ein Individuum als persönlich bedeutsam wahrgenommen hat" (Zimbardo, 1995, S. 442). Diese Definition umgeht elegant die fortdauernde Debatte, ob Emotionen immer durch kognitive Bewertungen *entstehen* (Lazarus, 1991; Weiner, 1986) oder auch manchmal durch reine Sinnesreize ausgelöst werden und zu Kognitionen *führen* – auf jeden Fall wird die enge Verzahnung von Affekt und Kognition deutlich, die letztlich unser

Sozialverhalten prägt (Leventhal, 1984; Scherer, 1984). Emotionen haben eine wichtige Funktion, indem sie Priorisierungen ermöglichen, Handlungsimpulse geben und somit zur Strukturierung des Alltagshandelns, insbesondere des Verhaltens in Beziehungen, beitragen. Emotionale Kompetenz wird unterschiedlich definiert (einen Überblick gibt von Salisch, 2002b).

An anderer Stelle (2002a) beschreibt sie vier Bereiche emotionaler Kompetenz: (1) Aufmerksamkeit für die eigenen Emotionen, (2) Empathie für andere, (3) die Fähigkeit, befriedigende zwischenmenschliche Beziehungen einzugehen, (4) der konstruktive Umgang mit belastenden oder sozial problematischen Gefühlen. Dabei ist unter „Empathie" der soziale Aspekt einer Emotion zu verstehen, nämlich die Fähigkeit, sich in die Emotion eines anderen „einzufühlen" (Merten, 2003). Saarni (2002) bringt in ihrer Definition noch die Bedeutung eines gewissen Emotionswortschatzes, der zur Mitteilung von Emotionen notwendig ist, zum Ausdruck. So kann man sagen, dass emotionale Kompetenz sich zum einen auf das *„Selbst"* (Emotionen wahrnehmen, akzeptieren, regulieren, angemessen zeigen), zum anderen auf den *„Anderen"* (Empathiefähigkeit, Beziehungsfähigkeit) richtet und schließlich noch ein *Wissen* über Emotionen beinhaltet (Wortschatz, Unterscheidung von Emotion und ihrem Ausdruck).

Alle genannten Komponenten emotionaler Kompetenz entwickeln sich schon in sehr frühem Alter und lassen sich schon im Grundschulalter erkennen (Petermann & Wiedebusch, 2003), um sich danach sukzessive weiter zu entfalten, z.B. zu komplexeren Schemata von Emotionen und erweiterten Emotionsregulationsmöglichkeiten (Ulich, 2003). Vor allem im Bereich der Emotionsregulation, d.h. der Strategien des Umgangs mit negativen bzw. problematischen Gefühlen (z.B. Aufmerksamkeitslenkung, Vermeidung, Selbstberuhigung, Unterstützungssuche) lässt sich mit fortschreitendem Alter eine zunehmende Selbstregulation erkennen. Dabei gibt es einen starken Zusammenhang zwischen der emotionalen Kompetenz der Eltern und der emotionalen Kompetenz der Kinder, der auch schon früh sichtbar wird (Gottman & DeClaire, 1997).

Der elterliche Einfluss auf die emotionale Entwicklung des Kindes findet über mehrere Wege statt. Zum einen dient die eigene Emotionalität der Eltern als Modell für das Kind im Umgang mit Gefühlen. Die Kinder lernen aus der elterlichen Reaktion auf den kindlichen Emotionsausdruck, „welche Arten von Ereignissen zu welchen Emotionen führen und was man im Allgemeinen tun sollte, wenn man sich in einer bestimmten Weise fühlt" (Saarni, 2002, S. 8). Zum anderen können Kinder aus dem direkten Gespräch über Emotionen und die auslösenden Situationen etwas über den Umgang mit Emotionen lernen (Gottman, Katz & Hooven, 1997). Eltern sind somit wichtige „Ko-Regulatoren" kindlicher Emotionen (Papousek & Papousek, 1999), sie fungieren als Modellpersonen, als Verstärker, die mit Lob und Tadel auf Gefühle reagieren, als Diskurspartner über Gefühle und mit diesen Gesprächen mehr oder weniger kongruente „Manager" ihrer eigenen Gefühle (von Salisch, 2002b). Einen wesentlichen Beitrag zur Auswirkung elterlicher emotionaler Kompetenz haben auch die Bindungstheorie (Bowlby, 1969; 1973; 1980) und damit verbundene Forschung erbracht, die frühe Mechanismen der Übertragung elterlicher emotionaler Schwierigkeiten auf die Kinder aufdecken.

Vermittlung emotionaler Kompetenz: Emotionscoaching
Gottman und seine Mitarbeiter (Gottman et al., 1997) knüpfen an die Forschung zu emotionaler Kompetenz und zur Feinfühligkeit in Bindungssituationen an, indem sie die *Mechanismen* untersuchen, mittels derer emotionale Kompetenz und der Umgang mit Gefühlen in Familien entsteht. Sie stellten in ihren längsschnittlichen Untersuchungen mit Paaren und Familien fest, dass die Art und Weise, wie Eltern mit den Emotionen ihrer Kinder umgehen, davon bestimmt ist, was sie selbst über den Umgang mit Gefühlen in ihrer Herkunftsfamilie gelernt und verinnerlicht haben, also von der eigenen „Meta-Emotions-Philosophie" („Gefühle über Gefühle"). Dabei unterscheidet Gottman zwischen vier möglichen Philosophien über Emotionen, den daraus resultierenden Umgang mit dem Kind und das, was das Kind dadurch lernt. Tabelle 32 stellt dies im Überblick dar. Ein Umgang mit Emotionen, der Kindern hilft, ihre negativen Gefühle zu akzeptieren, zu verstehen, zu benennen, und dann Lösungen für die auslösende Situation zu finden, wird von Gottman als Emotionstraining oder Emotionscoaching bezeichnet (Gottman & DeClaire, 1997).

Kinder der Eltern, die im Sinne des Emotionscoachings erzogen wurden, hatten bessere schulische Leistungen, bessere soziale Fertigkeiten im Umgang mit Gleichaltrigen, ein besseres emotionales und körperliches Wohlbefinden, litten weniger unter Stress und konnten sich besser konzentrieren. Gottman führt dies im Wesentlichen auf eine verbesserte Emotionsregulation der Kinder zurück, d.h. auf die Fähigkeit, auf emotionale Belastungen zu reagieren, und sich wieder von ihnen zu erholen. Für den Umgang mit Gleichaltrigen ist zusätzlich die Fähigkeit hilfreich, Emotionen zu verstehen und ausdrücken zu können. Es ist interessant und korrespondiert mit den Befunden der Bindungstheorie, dass gerade die Eltern, die Gefühle bei ihren Kindern im Sinne des Emotionscoachings zuließen und darauf eingingen, letztlich eine bessere „Selbstkontrolle" der Kinder erzielten, als diejenigen, die befürchteten, dass eine Akzeptanz kindlicher Gefühle zu einer „Schwächung" des Kindes führen würde.

Tabelle 32: Auswirkungen unterschiedlicher Meta-Emotionsphilosophien der Eltern und daraus resultierendem Umgang mit Gefühlen auf die emotionale Entwicklung des Kindes (Quelle: Eigene Darstellung in Anlehnung an Gottman, Katz & Hoven, 1997)

Umgang mit Gefühlen	**Zugrunde liegende Meta-Emotionsphilosophie**	**Lerneffekt beim Kind**
Nicht-Beachtung Ablenkung Distanzierung Bagatellisieren	Negative Emotionen sind schädlich und ungesund Durch sie kann alles außer Kontrolle geraten Beachtung macht alles „noch schlimmer"	Gefühle sind falsch, unangemessen und wertlos Mit mir ist etwas nicht in Ordnung, dass ich solche Gefühle habe Schwierigkeit im Umgang mit negativen Gefühlen
Missbilligung Abwertung und Kritik bei emotionalen Äußerungen des Kindes Ermahnen oder Strafen	Negative Emotionen sind Ausdruck schlechter Charaktereigenschaften Negative Emotionen sind unproduktiv und Zeitvergeudung Einhaltung von Verhaltensnormen ist wertvoll Gefühle wirken schwächend, Kind soll abgehärtet sein	Gefühle sind falsch, unangemessen und wertlos Mit mir ist etwas nicht in Ordnung, dass ich solche Gefühle habe Schwierigkeit im Umgang mit negativen Gefühlen
Laisser-Faire Akzeptanz aller Gefühlsäußerungen Trost bei negativen Gefühlen Keine Grenzen Keine Hilfe bei Problemlösung	Angesichts negativer Emotionen kann man nicht viel tun, als sie vorüberziehen zu lassen Ist das Gefühl freigesetzt, so ist die Sache auch erledigt	Schwierigkeiten in der Regulation von Emotionen Konzentrationsprobleme, Schwierigkeiten, Freundschaften zu schließen und mit anderen auszukommen
Emotionscoaching Emotionen als Möglichkeit, Nähe herzustellen Respekt vor kindlichen Gefühlen Geduld bei Gefühlsausbrüchen Zuhören Hilfestellung bei Problemlösung geben, dabei Selbständigkeit des Kindes fördern	Gefühle sind in Ordnung und wichtig Sie sind nicht bedrohlich Austausch über Gefühle stellt Nähe her Kind ist kompetent, seine Probleme zu lösen Alle Gefühle sind erlaubt, aber nicht jedes Verhalten	Ich werde akzeptiert Ich kann meinen Gefühlen vertrauen Ich kann meine Emotionen regulieren Ich bin kompetent, Lösungen zu finden

Emotionale Kompetenz im Kontext von Trennung und Scheidung

Die Befunde zur emotionalen Kompetenz, zur Feinfühligkeit in Bindungsbeziehungen und der daraus resultierenden Bindungsrepräsentation sowie zur Meta-Emotions-Philosophie und dem Emotionscoaching zeigen übereinstimmend den engen Zusammenhang zwischen der Sicherheit im Umgang mit Emotionen und vielen Indikatoren psychosozialer Anpassung. Den Eltern, die aufgrund der lang andauernden gerichtlichen Streitigkeiten, in denen das kindliche Wohlergehen das Hauptargument darstellt, zu Verzerrungen im Blick auf ihr Kind neigen könnten (wie die Daten der vorliegenden Untersuchung es auch nahe legen), kann es eine Hilfe sein, ihr Kind differenzierter und realistischer zu sehen. Auch aus weiteren Gründen ist es vorteilhaft, Eltern in Trennung die Methode und die Grundhaltung des Emotionscoachings zu vermitteln:

(1) Emotionscoaching hat sich als „Puffer" gegen entwicklungsschädigende Auswirkungen von Trennung und Scheidung erwiesen. In einer prospektiven Untersuchung stellten Gottman und seine Mitarbeiter fest, dass die Kinder von Eltern, die Emotionscoaching bei ihren Kindern anwendeten und die sich im Verlauf der Studie trennten, ihre Trauer darüber zwar offener zeigten, aber keine der sonst üblichen Symptome im Trennungsverlauf (schulisches Versagen, aggressives Verhalten und Probleme mit Gleichaltrigen) aufwiesen (Gottman & DeClaire, 1997).

(2) Emotionscoaching hilft den Eltern, ihre Kinder bei der Trennungsbewältigung zu unterstützen. Figdor (2004) benennt als große Gefahr einer Trennung, dass Eltern auf die kindlichen Gefühle weniger eingehen, als zuvor – nicht nur, weil sie selbst mit ihrem eigenen Gefühlsleben zu kämpfen haben, sondern auch, weil sie es „nicht mit ansehen können" dass die Kinder leiden und dass dieses Leid durch sie (mit-)verursacht wird. Dies führt jedoch dazu, dass die Gefühle der Kinder möglicherweise nicht ernst genommen, ignoriert oder sogar abgewertet werden können. Im Gegensatz dazu empfiehlt Figdor eine Haltung der „verantworteten Schuld", etwa in diesem Sinne: „Ich musste das für mich tun und es tut mir leid, was ich dir damit antue, und ich werde versuchen dir zu helfen". Diese Haltung kann in Gesprächen über Gefühle zum Ausdruck kommen und Eltern und Kinder können gemeinsam überlegen, wie sie mit der Situation umgehen können.

(3) Emotionscoaching ist eine wirkungsvolle Art, Beziehungen zu verbessern. Eltern-Kind-Beziehungen leiden besonders in konfliktreichen Trennungen, durchleben aber auch dann große Veränderungen, wenn diese möglichst „human" verlaufen. Vor allem die Beziehung zwischen Vätern und ihren Kinder ist gefährdet, während eine gute Beziehungsqualität zum Vater einen wichtigen Schutzfaktor für die Kinder bietet (Amato & Gilbreth, 1999; Zill, Ruane Morrison & Coiro, 1993). Gottman stellte fest, dass der positive Einfluss von Vätern, die Emotionscoaching mit ihren Kindern betrieben, wesentlich extremer war als die der Mütter, umgekehrt war das Gegenteil, d.h. ein Vater, der schroff, kritisch oder gleichgültig mit kindlichen Gefühlen umgeht auch in seiner negativen Wirkung wesentlich extremer (Gottman & DeClaire, 1997). Der Grund hierfür ist unklar, möglicherweise gilt das Wort der Väter mehr, weil sie weniger in die Erziehung involviert sind und ihre Zuwendung somit „Seltenheitswert" hat. Für Intervenierende jedenfalls ist dies eine wichtige Botschaft an die – immer noch meist getrennt lebenden – Väter, die sich oft „außen vor" fühlen, was die Erziehung des Kindes angeht: Sie haben nach wie vor einen großen Einfluss, und durch einen emotional feinfühligen Umgang mit ihren Kindern lässt sich auch bei wenig (Zeit-) Quantität eine gute Beziehungsqualität herstellen.

(4) Emotionscoaching schafft die Grundlage für erzieherisches Handeln. Gute Beziehungen bilden die Voraussetzung für die Kooperation des Kindes in anderen Erziehungsbereichen, wie dem Setzen von Grenzen und der Übertragung von Verantwortung. Das Wort von Eltern, die eine emotionale Beziehung zu ihrem Kind haben, hat mehr Gewicht und nimmt größeren Einfluss auf das Kind (Cassidy & Shaver, 1999; Gottman & DeClaire, 1997). Die häufig genannte Schwierigkeit von

Alleinerziehenden, ihren Kindern konsequent und konsistent Grenzen zu setzen, kann dadurch gemildert werden, dass die Kooperation des Kindes gewonnen wird.

(5) Emotionscoaching verbessert die Emotionsregulation des Kindes. Wie bereits dargestellt, führt die Annahme und Bearbeitung kindlicher Gefühle dazu, dass auch das Kind dies bei seinen eigenen Gefühlen leichter tun kann. Es lernt, was es sich selbst sagen kann und dass schwierige Gefühle, auch solche im Rahmen einer Trennung, verarbeitbar sind. Es lernt auch, wie diese Emotionen überhaupt zu bewerten sind und ob es korrekte Zuschreibungen vorgenommen hat – z.B. vermuten kleinere Kinder häufig eine eigene Schuld an der Trennung ihrer Eltern, wenn sie den mit der Trennung verbundenen Ärger spüren (der sich eigentlich gar nicht auf sie richtet). Schließlich ist es besser in der Lage, durch seine eigene Emotionskontrolle und die damit einhergehende Empathiefähigkeit, sich Unterstützung bei Gleichaltrigen zu suchen, was in der Trennungssituation eine wichtige Ressource darstellen kann. „Konkret geht es darum, Kindern und Jugendlichen darin zu helfen, dass sie negativen Stimmungen nicht hilflos ausgeliefert sind, sondern die orientierende, motivierende, und vitalisierende Funktion von Gefühlen zu nutzen, ohne die strukturierende, reflektierende oder kontrollierende Funktion rationaler Erwägungen außer Kraft zu setzen" (Saarni, 2002, S. 47).

(6) Die Haltung des Emotionscoaching nützt auch den Eltern und ihren Beziehungen. Auch für die Eltern ist die Emotionsregulation in der Trennungssituation oft schwierig. Genau wie sie ihren Kindern das Akzeptieren von Emotionen verweigern, verweigern sich manche Eltern in der Trennungssituation auch selbst das „Recht" auf ihre Empfindungen und sind sich damit selbst ein schlechter Coach. Hinter dem Emotionscoaching hingegen steckt die Grundhaltung, dass Gefühle prinzipiell akzeptiert und bewältigt werden können und sollten.

Intervenierende können das Emotionscoaching nicht als reine Methode an Eltern vermitteln, denn die Kinder würden dies sehr schnell als „Technik" entlarven. Vielmehr regt das Erlernen des Emotionscoachings die Eltern dazu an, auch ihre eigene Haltung gegenüber ihren Emotionen und denen ihrer Mitmenschen zu überprüfen und ggf. zu verändern. Dies kann sowohl im Rahmen der Selbstfürsorge und Selbstakzeptanz, als auch im Umgang mit dem anderen Elternteil hilfreich sein. Gerade für Eltern, die durch ihren Ärger andere Gefühle, z.B. die der Trauer, Angst oder Sehnsucht verdrängen, kann eine Annahme ein erster Schritt zu besserem Wohlbefinden sein.

4.2.4 Kommunikation und Konflikt

In einem Kommunikationsprozess wird zwischen „Sendern" und „Empfängern" unterschieden. Der Sender interagiert mit dem Empfänger mittels verbaler oder nonverbaler Signale, die er in einer bestimmten Absicht aussendet. Auf den Empfänger haben diese Signale eine bestimmte Wirkung. Treffen in der Kommunikation unterschiedliche Wünsche oder Bedürfnisse der Kommunikationspartner auf einander, die als inkompatibel erlebt werden, so entsteht ein Konflikt (Klein & Johnson, 1997; Schindler, Hahlweg & Revenstorf, 1998). Konflikte bergen in sich das Potenzial für Negativität, Stillstand und Zerstörung, aber auch für eine Verbesserung der Situation und eine Weiterentwicklung der Beziehung (Klein & Johnson, 1997). Bedeutsam für die Qualität der Kommunikation ist also nicht das Auftreten von Konflikten an sich, sondern die Art des Umgangs mit Konflikten und der Regulation von negativen Affekten (Lindahl, Malik & Bradbury, 1997). Bei einem „Streit" handelt es sich um die destruktive Form des Umgangs mit Konflikten, bei der keine Lösungen mehr erarbeitet werden (Schindler et al., 1998).

In Trainings zur Verbesserung der Partnerschaft nimmt die Verbesserung der Kommunikation häufig einen großen Raum ein. Sie ist dort allerdings eingebettet in eine Paarbeziehung, die noch andere Möglichkeiten hat, um einen positiven Umgang miteinander zu pflegen, als nur die Kommunikation, z.B. Sexualität oder gemeinsame schöne Erlebnisse. Diese Ressourcen sind nach einer Trennung nicht mehr gegeben, trotzdem ist es, wie in Abschnitt 1.3.1 dargestellt, für die betroffenen Familien förderlich, wenn Eltern auch nach der Trennung einen kooperativen Kommunikationsstil und konstruktiven Umgang mit ihren Konflikten pflegen. Somit stellt sich die Frage, welche Inhalte, Methoden und Techniken an diesen Personenkreis im Rahmen einer Intervention vermittelt werden können, um die Kommunikation und den Umgang mit Konflikten zu verbessern.

Kommunikationstraining nach der Trennung?

Grundsätzlich bestehen zwei Ansatzpunkte für eine Verbesserung der Kommunikation nach der Trennung: Zum einen kann an der *intrapsychischen Ebene* (d.h. dem inneren Erleben und der Bewertung des Konflikts) angesetzt werden, zum anderen an der *interpsychischen Ebene* (dem Verhalten im Konflikt). Beide stehen zueinander in Wechselwirkung. Zu beachten ist bei der Frage nach Empfehlungen für Trennungspaare in Konfliktsituationen, ob es sich um hochstrittige Trennungspaare handelt, die chronische Konflikte austragen, oder um weniger eskalierte Konfliktsituationen. Daher sollen im Anschluss an allgemeine Überlegungen zum Erleben und Verhalten im (Trennungs-)Konflikt Besonderheiten für Hochkonfliktfamilien aufgezeigt werden.

Intrapsychische Ebene: Erleben und Bewerten des Konflikts

Zunächst wird die Kommunikation der Eltern im Konflikt durch ihre *Wahrnehmung der gesamten Trennungssituation* beeinflusst. Retzinger und Scheff (2000) sprechen von einer „Ideologie des Konflikts" und der Trennung und meinen damit die Art, wie trennungsrelevante Ereignisse erzählt werden, ob der Einzelne sich vor allem „Opfer" der Umstände fühlt, und wie er seine Zukunft bewertet (vgl. auch Hopper, 2001). Sbarra und Emery (2005) empfehlen Intervenierenden, an der kognitiven Anpassung („cognitive adaptation") der Eltern in Trennung zu arbeiten. Darunter verstehen sie

> „[...] how individuals come to understand and appraise their experiences, maintain or develop a positive outlook, gain a sense of personal control or mastery and restore self-regard. With respect to relationship dissolution, the extent to which adults construct a

coherent and organized narrative of their separation experience [...]" (Sbarra & Emery, 2005, S. 562).

Die allgemeine Wahrnehmung der (Konflikt-)Situation ist ein wichtiger Prädiktor psychologischer und gesundheitlicher Entwicklung der Betroffenen (ebenda). Durch Normalisieren und „Reframing"[56] können Intervenierende Eltern in Trennung dabei unterstützen, eine kohärente und positivere Sicht hinsichtlich der Trennung und ihrer persönlichen Zukunft einzunehmen. Dies setzt allerdings voraus, dass sie sich zunächst in ihrer problematischen Situation und ihren negativen Emotionen verstanden und akzeptiert fühlen (Retzinger & Scheff, 2000).

Eine weitere Rolle im Konflikt spielen *situative Kognitionen*, die zwar durch die Gesamtbewertung der Situation beeinflusst werden, aber direkt die Einschätzung des aktuellen Konflikts betreffen. Dazu gehört vor allem eine unterschiedliche, subjektive Wahrnehmung dessen, was Ursache und Wirkung des Konflikts ist (wie auch im empirischen Teil z.B. in den Diskrepanzen zwischen Selbst- und Fremdbild deutlich wurde). Jeder zergliedert den Ablauf des Konflikts auf seine Weise und beschreibt sein Verhalten als Reaktion auf das Verhalten des anderen. Oft sind es Diskrepanzen in der Interpunktion gemeinsam erlebter Vorgänge sowie die Blindheit für die Aufgliederung, die der andere vornimmt, die zu einer Eskalation der Konflikte führen (Watzlawick & Weakland, 1977).[57] Hier können Intervenierende eine zirkuläre Sichtweise wechselseitigen Verhaltens einbringen.

Eine möglichst frühzeitige „Änderung der Weichenstellung" situativer Kognitionen ist ratsam, denn mit der Entstehung einer bestimmten Konfliktdefinition verfestigt sich auch zunehmend der Weg, mit dem Konflikt umzugehen, der im weiteren Verlauf immer schwerer wieder verlassen werden kann (Breidenbach, 1995). Auch *geringe Selbstwirksamkeitserwartungen* („ich kann sowieso keinen Einfluss auf den Verlauf unserer Konflikte nehmen") und *ungünstige Meta-Emotionstheorien* („Ich darf im Streit keine Angst oder Trauer zeigen, sonst bin ich angreifbar"; vgl. Abschnitt 4.2.3) gehören zu den Kognitionen, die das Verhalten im Konflikt ungünstig beeinflussen.

Die schwierigsten Kognitionen in der Konfliktkommunikation betreffen den anderen Elternteil. In Kapitel 3 konnte gezeigt werden, dass eine negative Wahrnehmung des anderen Elternteils mit destruktiver Konfliktaustragung einherging, und dass dieser Mechanismus in chronifizierten Konflikten besonders ausgeprägt ist. Somit ist das Wissen über die Entstehung günstiger und ungünstiger Attributio-

56 Unter „Reframing" ist die Veränderung der konzeptuellen oder emotionalen Sichtweise zu verstehen, mit der eine Situation betrachtet wird, indem die Situation in einen anderen „Rahmen" gestellt wird, der ebenso gut zu den Fakten passt und die ganze Bedeutung der Bewertung zum Positiven hin verändert (Blanciak, 2002).

57 Ein typisches Bespiel aus Umgangskonflikten wäre: „Weil du deine Erziehungsmethoden nicht mit mir abstimmst, lasse ich die Kinder nur ungern zu dir" bzw. „Weil du meine Beziehung zu dein Kinder unterminierst, werde ich mir von dir doch nicht noch vorschreiben lassen, was ich in der Zeit mit ihnen mache!"

nen unentbehrlich für Intervenierende. In Tabelle 33 wird ein deeskalierender einem eskalierenden Attributionsprozess gegenübergestellt (Kalicki, 2002):

Tabelle 33: Konflikt eskalierende und Konflikt deeskalierende Attributionsprozesse im Vergleich (Quelle: In Anlehnung an Kalicki, 2002)

	Konflikt *ver*schärfende Attributionsprozesse	**Konflikt *ent*schärfende Attributionsprozesse**
Schritt 1	Auslösende negative Erfahrung	
Schritt 2	Negative Bewertung der Erfahrung	Positive Umbewertung des Ereignisses (z.B. durch Vergleichen)
Schritt 3	Kausalattribution: der Partner ist die Ursache	Kausalattribution: andere Umstände oder die eigene Person ist (mit-)verantwortlich
Schritt 4	Intentionalität: der Partner hat es absichtlich gemacht	Intentionalität: Die Handlung geschah unkontrolliert, unter Zwang, oder ohne Kenntnis der Handlungsfolgen
Schritt 5	Motivation: egoistisch oder feindselig	Rechtfertigung der negativen Absichten (z.B. als berechtigte Rache für eigene negative Handlungen)

Von Eidelson und Epsteins (1982) „fünf irrationalen Ideen", die mit einer negativen partnerschaftlichen Entwicklung einhergehen, lassen sich zumindest zwei identifizieren, die auch auf getrennte Paare zutreffen, nämlich „Männer und Frauen sind grundverschieden. Zwischen ihnen liegt ein unüberwindlicher Graben" sowie „Mein Partner ist, wie er ist. Ändern kann er sich nicht" (Eidelson & Epstein, 1982). Weitere typische dysfunktionale Attributionen besonders bei hochstrittigen Scheidungspaaren (vgl. Dietrich & Paul, 2006a; Kunkel, 1997) sind folgende:

- Die Scheidung und der andere Elternteil habe das eigene Leben komplett zerstört.
- Der andere Elternteil sei ein böser Mensch, der sich auch nicht ändern werde, so dass eine Zusammenarbeit mit ihm nicht möglich sei (und überdies komplett „beratungsresistent").
- Man müsse ihn bestrafen und auslöschen, damit er aufhört, Unrecht zu tun.
- Man sei ein Opfer der Konflikteskalation und könne selbst nichts dagegen tun.

Hier kann es hilfreich sein, den Eltern diese Prozesse zu verdeutlichen und gleichzeitig andere Möglichkeiten aufzuzeigen, was sie sich selbst in einer solchen Situation sagen könnten („z.B. ich kann meinen Teil dazu tun, damit sich unsere Situation verbessert"), im Sinne der verhaltenstherapeutischen „kognitiven Umstrukturierung" (z. B. Beck, Rush, Shaw & Emery, 1979). Wichtig ist es hierbei auch, die Motivation der Eltern zu sichern, indem auf das Ziel verwiesen wird (nämlich das Wohlbefinden und die gesunde Entwicklung der Kinder) sowie auf mögliche Konsequenzen einer weiteren Konflikteskalation, auch „Arbeit mit dem Schatten" genannt (vgl. Alberstötter, 2006b).

Interpsychische Ebene: Verhalten im Konflikt

Veränderte Kognitionen wirken sich auf das Verhalten in Konfliktsituationen aus (Schindler, 2000). Aber auch umgekehrt ist eine Wirkungsrichtung denkbar: Verhält sich eine Konfliktpartei in der Situation lösungsorientierter und kompetenter, wird auch die Reaktion der anderen Seite sich verändern, wodurch eine gegenseitig positivere Attribution möglich wird. Daher ist das Verhalten im Konflikt neben den Kognitionen der zweite Ansatzpunkt für Interventionen zur Verbesserung der Kommunikation getrennter Eltern. Hier können zum einen positive Verhaltensmuster wie Zuhören, Humor, und der konstruktive Ausdruck von Gefühlen gefördert werden, die die Kommunikation verbessern. Vor allem aber kann darauf hingewiesen werden, dass bestimmte Verhaltensweisen sich im Kommunikationsprozess besonders schädigend auswirken, wie Gottman (1994; Gottman & Krokoff, 1989) in seinen Interaktionsbeobachtungen feststellte: *Kritik* (Vorwürfe, Anklagen, Nörgeln), *Verachtung* (Beleidigungen, abwertende und sarkastische Bemerkungen), *Abwehr* (Rechtfertigung, Gegenvorwürfe, Schuldzuweisungen), *Mauern* (Kommunikation verweigern, nicht reagieren) und *provokative Machtdemonstration* („belligerence“: dominant-aggressives Verhalten, Drohen). Diese Verhaltensmuster werden von Gottman als die „Apokalyptischen Reiter“ bezeichnet, die Vorboten einer Abwärtsspirale in der Paarbeziehung darstellen. In der Interaktion getrennter Paare, die sich bereits am Ende dieses Prozesses befinden, treten sie häufig auf.

Besonders hilfreich für Konfliktgespräche, die nicht eskalieren sollen, ist außerdem das Konzept des „Interessengeleiteten Verhandelns“, das unter dem Stichwort „Harvard-Konzept“ bekannt wurde. Aus dem „Harvard Negotiation Project“ (1978) heraus, einem Forschungsprojekt an der Harvard Law School das sich mit Merkmalen erfolgreicher außergerichtlicher Konfliktbeilegung befasste, entwickelten Fisher, Ury und Patton (1991) die sogenannten Harvard-Prinzipien. Ihr Buch „Getting to Yes“ wurde ein Millionenbestseller, und die Harvard-Prinzipien bilden auch heute noch die konflikttheoretische Grundlage jeder Mediation. Die beiden ersten, und für diese Arbeit besonders relevanten Prinzipien lauten: (1) Unterscheide zwischen dem Problem und dem Menschen! (2) Konzentriere dich auf die Interessen, nicht die Positionen!

Wird das erste Prinzip nicht befolgt, werden Konflikte intuitiv als Bedrohung der eigenen Person bewertet, und der Konfliktgegner wird automatisch als „Angreifer“ wahrgenommen. Dies bietet besonders viel Raum für Missverständnisse, weil – nach eigener Erfahrungswelt – bestimmte Annahmen über die Intentionen und Motive des anderen getroffen werden. Diese fallen im Konflikt häufig zu negativ aus, wenn man sich angegriffen fühlt, werden jedoch nicht weiter überprüft. Somit setzt sich, je nach Konfliktstil des Einzelnen, eine Spirale aus Argumenten oder Aktionen auf der Basis von Mutmaßungen in Gang, die durch Selbstoffenbarung einerseits und das Hinterfragen und Verstehen der Hintergründe beim anderen (Perspektivenwechsel) verhindert werden könnten.

Wird das zweite Prinzip nicht verfolgt, werden im Konflikt häufig unvereinbare Positionen eingenommen. Diese können zum einen überzogen sein, um einen gewissen Verhandlungsspielraum zu erhalten. Häufig löst eine solche aus Misstrauen überzogene Position aber schon an sich genug Ärger aus, um weitere Konflikte zu provozieren. Zum anderen bieten gerade solche Positionen unendlich viel Raum zu Spekulation und Interpretation auf der Gegenseite. Fisher und Mitarbeiter (1991) empfehlen daher ein Verhandeln auf Basis der eigenen Interessen und gleichzeitig ein Erforschen der Interessen des anderen. Auf dieser Grundlage lassen sich häufig ganz andere Lösungen finden, als diejenigen, die in den Positionen festgeschrieben sind.

Ein mögliches Interesse im obigen Beispiel wäre ein klar strukturierter Zeitplan zum Umgang (z.B. aus der Befürchtung heraus, dass ansonsten eine zu unverbindliche Betreuung durch den anderen Elternteil erfolgen könnte). Es könnte aber auch das Interesse dahinter stecken, so wenig Kontakt mit dem anderen Elternteil zu haben. Beide Interessen lassen sich eher in Lösungen überführen als die eingenommene Position, etwa indem eine strukturierte Elternvereinbarung abgeschlossen wird, oder andere Übergabeorte wie beispielsweise der Kindergarten vereinbart werden.

Rubin (1985) weist allerdings darauf hin, dass die Harvard-Prinzipien im familiären Bereich, anders als beispielsweise in der Wirtschaft besonders schwer umzusetzen sind, da die Beziehungen in Familien sehr eng, sehr emotional geladen und diffus in ihren Grenzen sind. So ist es nicht verwunderlich, dass Fehlinterpretationen häufig stattfinden, weil man meint den anderen bzw. die andere zu kennen, und Konfliktgespräche in emotionaler Hitze ausgetragen werden. Mit der reinen Vermittlung der Harvard-Prinzipien und besonders positiver oder schädlicher Kommunikationsformen kann es also nicht getan sein, vielmehr benötigen Eltern in Trennung konkrete Methoden in der Kommunikation, die umsetzbar sind und ein besseres Verständnis im Konflikt erzeugen, wie z.B. das Aktive Zuhören (Rogers, 1942), Ich-Botschaften (1989a; 1989b), oder Techniken der Impulskontrolle (Boyan & Termini, 2004).

Besonderheiten für Interventionen im hochstrittigen Bereich

Als inhaltliches Argument dafür, dass hochstrittige Eltern in Trennung andere Interventionen benötigen als andere Eltern, wird meist der Bereich der Kommunikation genannt. Es wird postuliert, dass diese ohnehin nicht mehr miteinander kommunizieren sollten und wenn, dann auf möglichst kurze, formalisierte Art und Weise. Daraus sollte man aber nicht schlussfolgern, dass für hochstrittige Eltern in Trennung grundsätzlich andere Regeln gelten, denn die beschriebenen intrapsychischen und interpsychischen Vorgänge und Hilfestellungen sind zunächst universell. In den Inhalten US-amerikanischer Seminare für Hochkonfliktfamilien wird das Thema „Kommunikation und Konflikt“ sogar wesentlich ausführlicher, z.T. sogar ausschließlich behandelt, und die dort beschriebenen Techniken korrespondieren mit den oben geschilderten (vgl. Abschnitt 3.3.4). Allerdings haben Menschen ab einem bestimmten Eskalationsniveau und mit einer längeren Konfliktgeschichte (die meist schon mit Beratungen und Vermittlung verbunden war) gezeigt, dass es für sie besonders schwierig ist und auch in Zukunft sein wird, die Hinweise zur Konfliktthematik umzusetzen. Daher gilt es in der Arbeit mit hochstrittigen Eltern in Elterngruppen, die hinsichtlich ihrer Konfliktintensität gemischt sind, einige Besonderheiten zu beachten. Diese können in diesem Rahmen nur schematisch und extrem dargestellt werden – dazwischen gibt es die große Masse der von Whiteside als „midrange" bezeichneten Eltern (Whiteside, 1998).

Es ist davon auszugehen, dass hochstrittige Eltern eine kooperative Kommunikation miteinander häufig nicht erreichen werden (Johnston, 1994; Stahl, 1999). Dies haben sie in der Vergangenheit hinreichend bewiesen. Je mehr es zwischen ihnen zu diskutieren und zu verhandeln gibt, desto mehr Raum für Konflikte entsteht. Bei ihnen haben sich die oben geschilderten Attributionen und Kognitionen so gefestigt, dass ein Perspektivenwechsel in der Regel nicht möglich ist, genauso wenig wie das Erkennen eigener Anteile im Konflikt. Hinzu kommt vielfach eine explizite Motivation, den anderen Elternteil gezielt zu schädigen (z.B. aus Rache). Auch Kommunikationstechniken könnten als Möglichkeit missverstanden werden, den anderen Elternteil zu manipulieren. Oder sie werden abgelehnt, weil man befürchtet, sich als „zu weich" zu zeigen, und dann der „Heimtücke des Feindes" zum Opfer zu fallen.

Idealerweise stellt die Gruppe und ihre Leitung für solche Eltern eine Hilfe dar, langsam eine andere Sicht der Dinge zu erhalten oder starre Vorstellungen zu korrigieren. Sie kann jedoch auch von diesen Eltern dazu missbraucht werden, ihre Situation in aller Ausführlichkeit darzustellen, um sich weitere „Mitstreiter" und Bestätiger der eigenen Sichtweise zu sichern. Oftmals stellen sich solche Eltern dann als das hilflose Opfer dar, das versucht, die Kinder vor der Bösartigkeit des anderen Elternteils zu schützen, was vor allem dann leicht fällt, wenn der andere Elternteil nicht anwesend ist. Aus diesen grundsätzlichen Überlegungen resultieren einige Empfehlungen für die Gruppenarbeit mit dieser Klientel im Themenbereich „Kommunikation und Konflikt":

1. Unterschiede thematisieren: Anhand der Eskalationsstufen von Glasl (2004) oder der Variante von Alberstötter (2004) kann sich jeder Teilnehmer hinsichtlich seiner Konfliktsituation selbst einschätzen. Die Gruppenleitung kann darauf hinweisen, dass je nach Konfliktintensität manche Dinge in der Kommunikation möglich sein werden, andere nicht. Sie kann auch hinzufügen, dass der Status quo nicht zementiert werden sollte oder für immer festgeschrieben sein muss – für das eigene Verhalten bestehen auch in Zukunft Wahlmöglichkeiten, deren Ergreifen zu einer Deeskalation führen kann.

2. Gruppensitzung strukturieren: Es ist klar, dass eine emotionale Aufarbeitung des Konfliktgeschehens in der Gruppe nicht erfolgen kann. Entsprechende Versuche, mit der eigenen Geschichte zuviel Raum einzunehmen, müssen daher – auch um der anderen Teilnehmer willen – respektvoll aber nachdrücklich begrenzt werden. Eine wertschätzende, zukunfts- und ressourcenorientierte Sichtweise ist hierbei hilfreich („Sie haben schon viele schwierige Situationen miteinander erlebt. Was könnten Sie, Frau X, denn ganz konkret in der nächsten Situation tun, nach dem, was sie hier gerade über Kommunikation gehört haben?"). Wenn die Emotionalität sich nur schlecht begrenzen lässt, kann der Trainer der betreffenden Person nach der Sitzung empfehlen, sich persönlich noch weitere Unterstützung, z.B. in Form von Beratung oder Therapie, zu holen und auf den Fokus des Kurses verweisen.

3. Motivation für Konfliktdeeskalation beeinflussen: Die mächtigste Motivation für die meisten Eltern in Trennung, ihre Konflikte zu reduzieren, ist das Wohl der betroffenen Kinder. Diese Motivation greift bei hochstrittigen Eltern oft nicht, da sie „highly divergent perceptions of their children's needs and a pervasive distrust of each other's capacity to provide a secure environment" (Johnston, 1994, S. 176) mitbringen. Daher sehen sie im Kontakt des anderen zu ihren Kindern eine wesentlich größere Gefahr als im Konflikt, den sie mit dem anderen Elternteil führen. Dieser „Feldzug" ist sozusagen das „geringere Übel" für das Kind, und wird als unumgänglich gesehen. Fincham und Beach (1999) sprechen in diesem Zusammenhang von „emergent goals", d.h. von in der Interaktion zutage tretenden Zielen. Diese steuern das Konfliktverhalten: „It is impossible to make I-statements when you are in the ‚hating my partner, wanting revenge, feeling stung and wanting to sting back' state of mind" (Wile, 1993, S.2). Daher vertreten Fincham und Beach (1999) die Auffassung, dass ein skillbasiertes Training für diese Eltern in Trennung nicht ausreicht, sondern dass die unterliegenden Ziele angesprochen und verändert werden müssen, was äußerst schwierig erscheint. Neben der bereits zitierten „Arbeit mit dem Schatten" (Alberstötter, 2006b), die auch durch Neff und Cooper (2004) vertreten wird (vgl. Abschnitt 3.3.4), d.h. dem Hinweis auf die Konsequenzen eines fortgesetzten Konflikts (gerichtliche Entscheidungen, ein Abwenden des Kindes von beiden Eltern in späteren Jahren), könnte außerdem hilfreich sein, die Eltern auf ihr eigenes Wohlbefinden in der Situation sowie mögliche psychische und gesundheitliche Folgen hinzuweisen. Auch sie selbst werden durch anhaltende Konflikte geschädigt und müssten im Sinne einer besseren „Selbstfürsorge" für sich persönlich eine andere Art des Umgangs damit finden. Der Hinweis auf Ziele und Visionen hinsichtlich der eigenen Zukunftsgestaltung kann hilfreich sein.

4. Strukturierte und begrenzte Kommunikation empfehlen: Es sollte vermittelt werden, dass eine flexible und kooperative elterliche Zusammenarbeit zwar optimal ist, aber in vielen Fällen in der Praxis nicht funktioniert. Solchen Eltern sollte ein Modell der parallelen Elternschaft empfohlen werden, bei dem nur ein Minimum an Kommunikation zwischen den Eltern notwendig ist, die sich möglichst formal (z.B. schriftlich) und mit möglichst wenig direktem Kontakt (z.B. Übergabe der Kinder an neutralem Ort) gestaltet (Boyan & Termini, 2004; Stewart, 2001). Es soll ihnen ermöglicht werden, sich weitgehend vom anderen Elternteil abzugrenzen, ein wichtiger Prozess, der durch anhaltende Erziehungskonflikte behindert wird. Ziel und Konzept des Modells der parallelen Elternschaft können wie folgt beschrieben werden:

> „The goal of parallel parenting is to reduce the level of conflict and make sure that the tasks of parenting are accomplished by one or both parents. It is important for parents,

in conjunction with the courts and / or a neutral decision-maker to specify which parent is responsible for various parenting tasks. Parents need to develop a plan that identifies how each parent will participate in the child's extracurricular activities, help with school work, take care of medical needs, etc. Plans are developed to ensure that parents communicate with each other with less conflict. Fax machines and/or e-mail may be used when the conflict is high. Each parent is encouraged to develop his/her separate routine and structure. With such a plan, for example, the child will not be exposed to both parents attending the same field trip and making things miserable with their conflict" (Stahl, 1999, S. 11).

Hochstrittige Eltern benötigen bei der Entwicklung einer solchen Vereinbarung und einer möglichst reduzierten, strukturierten und formalisierten Kommunikation Unterstützung. Wenn sie nicht in ein Hilfs- und Kontrollsystem eingebettet sind, das über den Elternkurs hinaus reicht, steht zu befürchten, dass die an sie gerichteten Empfehlungen aufgrund der Konfliktdynamik zwischen den Eltern ins Leere laufen werden.

4.3 Der Elternkurs „Kinder im Blick" – Konzeption und Inhalte

4.3.1 Ziele

Elterliche Konflikte bzw. die elterliche Zusammenarbeit sind die wesentlichen Vermittler des Effektes von Trennung und Scheidung auf die betroffenen Kinder. Wie gravierend die äußeren Folgen auch sein mögen (finanzielle Einschränkungen, Umzug) – die Beziehung zwischen den Eltern und zu ihren Kindern sowie das Erziehungsverhalten der Eltern wirkt wie ein Filter zwischen den Folgen und deren Wirkung auf die Kinder und kann Effekte für deren psychosoziale Anpassung verstärken oder abschwächen. Diese Zusammenhänge hat Whiteside (1998) in ihrem „path model linking parental alliance and child adjustment" zusammengefasst (vgl. Abbildung 8). Anhaltende elterliche Konflikte unterminieren die Eltern-Kind-Beziehung sowie das Erziehungsverhalten (indirekter Pfad), und wirken sich darüber hinaus auch unmittelbar negativ auf die emotionale Sicherheit und Kognitionen des Kindes aus (direkter Pfad). Die elterliche Zusammenarbeit wiederum wird in starkem Maße vom Wohlbefinden und weiteren individuellen Faktoren der Eltern wie Persönlichkeitsmerkmalen, Trennungsverarbeitung oder dem Vorhandensein von sozialen Ressourcen beeinflusst.

Whiteside schlussfolgert, dass sich aus diesem Modell multiple Ansatzpunkte für Interventionen ergeben: „Supporting each parents individual self-esteem; coaching on positive parenting, strategies for de-escalation of conflict and increasing support; and training in constructive problem solving. The more concurrent positive changes there are, the more powerful the intervention is" (Whiteside, 1998, S. 17).

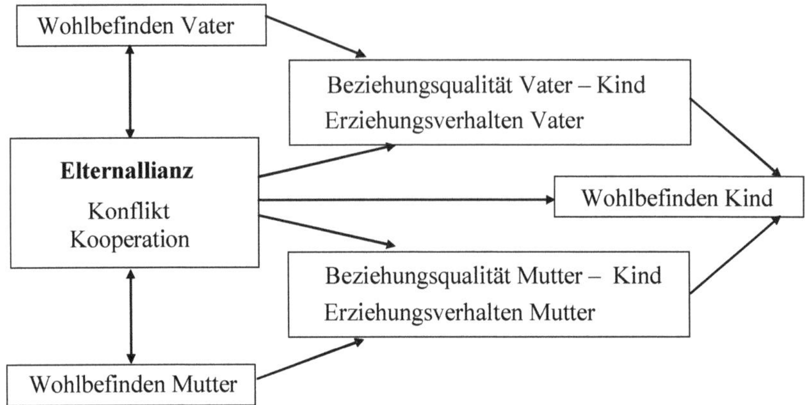

Abbildung 8: Ein Pfadmodell zur Verknüpfung der Elternallianz mit der kindlichen Entwicklung (Quelle: Whiteside, 1998, eigene Übersetzung)

Wie der Name **Kinder im Blick** vermuten lässt, besteht das primäre Ziel des Elternkurses in der *Verbesserung der Situation für Kinder in Trennungsfamilien, insbesondere in der Verbesserung ihres Wohlbefindens sowie ihrer psychosozialen Anpassung*. Die Entwickler von **Kinder im Blick** sehen den Ansatzpunkt hierfür nicht primär bei den Kindern, sondern im Wohlbefinden und der Kooperation der Eltern. Diese Annahme wird durch eine große Anzahl von Untersuchungen untermauert, so dass zunächst davon auszugehen ist, dass bei denjenigen Befunde aus Kapitel 3, die dem Modell augenscheinlich widersprechen (z.B. dass vor allem Menschen mit einem negativen Bild des anderen Elternteils sich ein besonders positives Erziehungsverhalten zuschreiben), eher methodische Gründe die Ursache darstellen, wie sie in Abschnitt 2.6 bereits diskutiert wurden.

Aus Whitesides Modell lassen sich drei große Stellschrauben bei den Eltern ableiten, über die sich eine Verbesserung der kindlichen Trennungsbewältigung erreichen lassen, und somit die sekundären Ziele von **Kinder im Blick** darstellen:

- Den individuellen Umgang jedes Elternteils mit seiner Situation verbessern (*Ebene des Individuums*)
- Die Beziehungs- und Erziehungskompetenzen der Eltern stärken, um die Eltern-Kind-Beziehung zu fördern (*Ebene der Eltern-Kind-Dyade*)
- Die elterliche Kommunikation verbessern und elterliche Konflikte reduzieren, den Umgang der Eltern mit ihren Konflikten gegenüber dem Kind verändern (*Ebene der Eltern-Dyade bzw. der Triade*).

Ein multifokaler Ansatzpunkt im Sinne der drei oben angegebenen Stellgrößen wird auch von den dargelegten theoretischen Fundamenten nahe gelegt. Der Zusammenhang zwischen diesen Grundlagen und dem Elternkurs **Kinder im Blick** wird in Abschnitt 4.3.5 genauer dargestellt.

4.3.2 Zielgruppe

In Abschnitt 3.4.1 wurden verschiedene Möglichkeiten der Einordnung von Gruppenangeboten für Eltern in Trennung dargestellt. Hierbei wurde unterschieden nach (1) Merkmalen der Empfänger (Adressat, Phase im Trennungsverlauf, Konfliktintensität / Kooperationsniveau) und (2) Merkmalen der Intervention (emotionale Intensität, Inhalt, Direktivität / Kontrolle). Zur Bestimmung der Zielgruppe von **Kinder im Blick** wird das Gruppenprogramm anhand von (1) genauer charakterisiert. Im folgenden Abschnitt wird dagegen (2) herangezogen, um Rahmen und Struktur der Intervention genauer zu beschreiben.

Wie bereits erwähnt, sind die direkten *Adressaten* des Kurses Eltern in Trennung. Es wird eine Kinderbetreuung angeboten, die jedoch keine inhaltliche Arbeit umfasst. Nichtsdestotrotz sind die Kinder im Kurs symbolisch präsent, wie es häufig in systemisch ausgerichteter Arbeit der Fall ist: Ihre Sichtweise wird in der Diskussion, in Vorträgen aber auch in Rollenspielen mit eingebracht. Hinsichtlich der *Phase im Trennungsverlauf* sind die Kursinhalte so angelegt, dass sowohl Eltern, die erst kurz getrennt sind, als auch Eltern in chronischen Umgangskonflikten, deren Trennung schon viele Jahre her ist, davon profitieren können. Vermutlich ist jedoch der Kurs für frisch getrennte Eltern besonders wirkungsvoll, da sie ihr Verhalten im Verlauf der Trennung am Gelernten ausrichten können. Nicht so sehr geeignet ist der Kurs für Eltern in der Ambivalenzphase, da er die Möglichkeit des Zusammenbleibens nicht einbezieht. Somit setzt die Teilnahme eine Trennung der Eltern voraus. Diese muss allerdings nicht räumlich vollzogen sein, es genügt vielmehr, wenn beide Seiten die Trennung als erfolgt ansehen.

Besonders schwierig für die Entwickler des Kurses war die *Frage nach der Konfliktintensität und dem Kooperationsniveau* der Eltern als Voraussetzung für den Kurs. In den USA wird vielfach bereits eine Unterteilung nach hochstrittigen und weniger strittigen Familien vorgenommen, die allerdings eine eingehende Eingangsdiagnostik voraussetzt (vgl. Abschnitt 3.4.2). Bislang legen die Erfahrungen aus der Kursdurchführung von **Kinder im Blick** eher nahe, dass eine große Bandbreite von Eltern von dem Kurs profitieren kann:

- *sehr kooperationsbereite* Eltern, indem sie in ihrer Haltung bestärkt werden, zusätzliche praktische Kooperations- und Erziehungshilfen erhalten und die Möglichkeit haben, ihre gute Zusammenarbeit zu festigen
- Eltern mit einem *mittleren Konfliktniveau* („midrange"), die sich bereits in Konflikten befinden und somit persönliches „Anschauungsmaterial" mitbringen, indem sie für die Folgen ihres Tuns sensibilisiert werden und Methoden zur Veränderung ihres Verhaltens sowie andere Attributions- und Kognitionsmöglichkeiten erlernen

- Eltern mit einem *hohen Konfliktniveau*, die über die Beziehungspflege zu ihrem Kind und die Einbeziehung der Perspektive des Kindes sowie die Anregungen der Gruppe möglicherweise neue Denkanstöße für ihre Situation erhalten.

Es ist wichtig zu betonen, dass **Kinder im Blick** für Eltern in chronischen Trennungskonflikten lediglich als Zusatzangebot zu einer (Zwangs-)Beratung sinnvoll sein kann, während der Kurs Eltern in einer akuten, aber weniger strittigen Trennungslage auch als Einzelmaßnahme darin nützlich sein kann, die Trennung für ihre Kinder möglichst erträglich gestalten zu können. Somit hat er für Letztere eher präventiven Charakter, während er für erstere als Teil eines umfassenderen Interventionsprogramms angelegt ist. Inhaltlich sind nur wenige Unterschiede je nach Konfliktintensität zu beachten, die vor allem die Kommunikation der Eltern untereinander betreffen Diese Unterschiede wurden in Abschnitt 4.2.4 beschrieben. Bei **Kinder im Blick** wird das Thema des unterschiedlichen Eskalationsniveaus offen thematisiert, und die Eltern können selbst überlegen, wo sie sich einordnen und welches Maß an Kommunikation für ihre Situation geeignet und hilfreich ist.

Ansonsten sind es nicht so sehr inhaltliche Aspekte, sondern vielmehr Aspekte im Umgang mit den Teilnehmern, die eine Herausforderung bei der Mischung unterschiedlicher Konfliktpopulationen darstellen. Dies betonen auch Cowan und Mitarbeiter (1998) und weisen auf die Notwendigkeit von Erfahrung und Qualifikation der Kursleiter bei schwieriger Klientel hin. Sind die Kursleiter im Umgang mit hochstrittiger Klientel erfahren, ist es vermutlich immer noch leichter, eine gemischte Gruppe zu leiten, als eine, die nur aus hochstrittigen Eltern besteht, allein schon wegen der Herstellung einer positiven Gruppenatmosphäre.[58] Seine Grenzen hinsichtlich der Zielgruppe findet der Kurs also zum einen in der Ausbildung und Erfahrung der Gruppenleiter. Bislang wurde **Kinder im Blick** durch sehr erfahrene Kursleiter durchgeführt, so dass die Grenze hier nicht eng gezogen werden musste. Ein klares Ausschlusskriterium für eine Teilnahme liegt allerdings bei den Eltern vor, die dauerhaft keinen Kontakt zu ihrem Kind haben. Ein großer inhaltlicher Fokus liegt auf der Beziehungspflege zum Kind – ist diese dauerhaft und auch für absehbare Zeit nicht möglich, können die erlernten Fertigkeiten nicht in die Praxis umgesetzt werden. Auch emotional sind Eltern-Kind-Rollenspiele für Eltern, die ihre Kinder nicht sehen, äußerst schwierig.

Andererseits liegt gerade die besondere Chance von **Kinder im Blick** für die hochstritttige Zielgruppe darin, dass die Beziehungspflege zum Kind nicht ausgeklammert wird, wie es in vielen spezifischen Programmen für Hochstrittige in den USA der Fall ist. Dort und auch in den meisten Beratungssettings wird eine Veränderung ausschließlich über Kommunikation und Konfliktverhalten angestrebt. Vielmehr wird die Auffassung vertreten, dass Eltern oft auch dann ein positives

58 Was es für die Atmosphäre in einer Gruppe bedeutet, wenn sie im Zwangskontext stattfindet und nur hochstrittige Teilnehmer umfasst, konnte die Autorin dieser Arbeit in San Jose, Kalifornien, beim gerichtlich angeordneten Gruppenprogramm des „Center of Healthy Development“ beobachten – das Kursklima ist erwartungsgemäß von Unwillen zur Mitarbeit, Misstrauen und Bitterkeit geprägt.

und zuwendendes Erziehungsverhalten gegenüber ihren Kindern an den Tag legen können, wenn sie selbst miteinander nicht kooperieren können. Somit würde ein wichtiger Pfad und „Pufferfaktor" gegen die elterlichen Konflikte ausgelassen, wenn dies sich nicht auch in den Kursinhalten niederschlüge.

Eine weitere Grenze des Kurses ist mit der Persönlichkeit der Eltern gegeben. Vermitteln diese bei der Anmeldung oder in der Beratung den Eindruck, dass sie persönlichkeitsbedingt nicht in der Lage sind, sich in die Gruppe einzufügen und auch anderen Teilnehmern Raum zu lassen, ist eine Teilnahme nicht sinnvoll. Um möglichst vielen hochstrittigen Eltern die Teilnahme zu ermöglichen, wird die getrennte Teilnahme von Eltern an verschiedenen Abenden zur Bedingung gemacht. Es ist häufig vor allem die direkte Interaktion mit dem ehemaligen Elternteil, die ein Gruppensetting im hochstrittigen Fall „sprengen" würde. Umso wichtiger ist es, dass sich diese Eltern möglichst parallel in einer auf den Kurs abgestimmten Beratung befinden, da es ihnen allein vermutlich schwer fallen würde, den Transfer des Gelernten in den Alltag zu leisten. Ebenfalls wünschenswert ist es, dass *beide* Eltern in parallelen Gruppen an dem Kurs teilnehmen – allein schon aus Gründen der subjektiv empfundenen Fairness und um das Argument hinsichtlich der mangelnden Veränderungsbereitschaft des anderen Elternteils entkräften zu können.

4.3.3 Rahmen

Werden Interventionen nach ihren Merkmalen eingeordnet, wird diese Unterteilung meist nach Direktivität bzw. Kontrolle, emotionaler Intensität oder Inhalt des Angebotes vorgenommen. Anhand der ersten beiden Dimensionen lassen sich Rahmen und Struktur von **Kinder im Blick** beschreiben, auf die Inhalte wird im nächsten Abschnitt eingegangen.

Direktivität / Kontrolle: Mit seinem breiten Fokus auf Eltern mit niedriger, mittlerer und hoher Konfliktintensität ist **Kinder im Blick** besonders für die Praxis von Beratungsstellen gut geeignet, die in der Regel mit Eltern aller Konfliktniveaus befasst sind. Die Teilnehmer können sowohl aus den aktuellen Beratungsklienten der Institutionen als auch über freie Werbung (z.B. Internet, Flyer, persönliche Empfehlung) rekrutiert werden. Damit befindet sich der Kurs derzeit noch im freiwilligen Bereich. Es steht jedoch zu vermuten, dass Richter und Gutachter den Kurs bei weiterer Verbreitung – ähnlich wie auch bei Zwangsberatung – zukünftig für hochstrittige Eltern zur Auflage machen oder zumindest nachdrücklich „empfehlen" werden, wodurch er sich in den Bereich von Zwang und Kontrolle hineinentwickeln könnte bzw. eine gemischte Klientel aus freiwilligen und zwangsrekrutierten Eltern aufweisen würde. Zahlen aus US-amerikanischen Studien zeigen, dass die Zufriedenheit und Effektivität dieser Kurse nicht an die Freiwilligkeit geknüpft sind, sondern auch bei mandatorischen Programmen gute Ergebnisse erzielt werden können (Geasler & Blaisure, 1999).

Emotionale Intensität: Neben dem breiten Fokus hinsichtlich der Zielgruppe ist insbesondere das Gruppensetting mit der damit einhergehenden emotionalen Intensität für Trainer und Teilnehmer charakteristisch für **Kinder im Blick**. Es stellt auch gleichzeitig eine Schwierigkeit dar, da die psychologische Hürde, sich vor einer Gruppe von Menschen zu offenbaren, größer ist als die, dies in Einzel- oder Paarberatung zu tun. Gelingt es jedoch, Eltern in Trennung zu einer Teilnahme zu bewegen, stellt das Gruppensetting eine Ressource dar: „We suspect that groups for parents experiencing similar life transitions or similar child-focused problems can be powerful in creating a supportive intervention environment" (Cowan et al., 1998, S. 50). Weitere Vorteile des Gruppensettings liegen darin, dass es eine Einübung der Inhalte durch Rollenspiele ermöglicht, den Perspektivenwechsel durch den Austausch in der Gruppe erleichtert (besonders, wenn diese sowohl Männer als auch Frauen umfasst), und die Inhalte durch Übungen, Austausch und Diskussion während der Gruppe, aber auch zwischendurch besser verankert werden können. So wählen die Eltern in der ersten Sitzung einen so genannten Tandem-Partner, einen Lernpartner, mit dem sie sich bei der Umsetzung gelernter Inhalte während der Woche austauschen können.

Es wurde eine mittlere Kursdauer gewählt (6 Sitzungen mit jeweils drei Stunden), um einerseits die Eltern eine gewisse Zeit lang begleiten zu können, was für das Einüben neuer Verhaltensweisen im Alltag wichtig ist, andererseits aber Eintrittsbarrieren für interessierte Eltern möglichst gering zu halten. Aus demselben Grund wird parallel zum Kurs eine Kinderbetreuung angeboten. Es ist angestrebt, dass jeweils beide Elternteile teilnehmen, dies jedoch in unterschiedlichen, gemischtgeschlechtlichen Gruppen. Die Gruppengröße ist klein gehalten (sieben bis zehn Personen), um einen intensiven Austausch zu ermöglichen und sicher zu stellen, dass jeder Teilnehmer an den Übungen teilnimmt und durch die Trainer angemessen betreut werden kann. Es wird empfohlen, dass die Kursleitung aus zwei Trainern, einem Mann und einer Frau besteht, die Erfahrungen und Qualifikationen im Umgang mit Eltern in Trennungskonflikten aufweisen. Hinsichtlich der emotionalen Intensität lässt sich **Kinder im Blick** zwischen Level 3 „Gefühle und Fertigkeiten" und Level 4 „vertiefter Fokus" von Blaisure und Geaslers (2000) „Divorce Education Intervention Model" verorten (vgl. Abschnitt 3.4.1). Es werden Informationen vermittelt, jedoch vor allem neue Verhaltensweisen in der Gruppe eingeübt, wodurch die emotionale Intensität der Beteiligten höher ist als bei reiner Informationsvermittlung. Dies entspricht Level 3. Während der Diskussion, in Reflexionsübungen und in den Rollenspielen besteht auch die Möglichkeit, eigene und persönliche Themen einzubringen und zu bearbeiten. Dies entspricht Level 4, wobei diese Möglichkeit aus zeitlichen Gründen nur begrenzt gegeben ist.

4.3.4 Didaktik

Kinder im Blick wurde bislang durch zwei gemischtgeschlechtliche Trainerpaare des Familien-Notrufs in den Räumlichkeiten der Beratungsstelle durchgeführt. Alle Trainer sind in den Bereichen Mediation und Familientherapie ausgebildet. Ab 2008 werden bundesweit Kursleiter/innen für **Kinder im Blick** ausgebildet, um das Kursangebot einem breiten Publikum zugänglich zu machen. Durchführende Kursleiter können auf ein ausführliches Manual sowie Trainermaterial (Poster, Kärtchen, Motto-Blätter) und eine Elternmappe zurückgreifen.

In den sechs Sitzungen von **Kinder im Blick** sollen die Teilnehmer nicht nur Informationen über Möglichkeiten der kindzentrierten Elternschaft in dieser oft sehr belastenden Zeit erhalten, sondern vor allem entsprechende Verhaltensweisen mit Unterstützung der Kursleiter/innen direkt einüben. Da diese praktischen Übungen in Kleingruppen einen wesentlichen Wirkfaktor des Programms darstellen und auch einen großen Teil der Zeit in Anspruch nehmen, ist die Trainermethodik hier von großer Bedeutung. Das Ziel der Rollenspiele ist es schließlich, neue, positive Erfahrungen zu machen, die sich im Alltag umsetzen lassen und bewähren. Daher erhalten die Eltern sehr konkrete Regelanweisungen zu den einzelnen Situationen und werden intensiv von den Trainern in der Rollenspielsituation unterstützt. Um Erfolgserlebnisse der Kursteilnehmer sicher zu stellen, wird jede Übung detailliert vorbereitet und durch gezielte Trainerinterventionen begleitet. Die Trainer fokussieren hierbei vor allem auf Erfolge und würdigen gelungene Sequenzen, geben konkrete Tipps an „riskanten Stellen“ oder Stockungen und entlasten die Eltern bei größeren Schwierigkeiten. Gegenseitiges Feedback der Übenden wird angeregt, wobei die Kursleiter durch gezielte Fragen insbesondere die positiven Aspekte des Rollenspiels hervorheben.

Grundsätzlich gliedert sich jede Einheit in zwei Schwerpunkte. Am Anfang steht die Besprechung der Umsetzung des Gelernten im häuslichen Alltag, für die es jeweils konkrete Anregungen („GehHeim-Tipps“) gibt und der im Laufe der Woche gemachten Erfahrungen. Dann werden durch ca. zehnminütige Kurzvorträge Inhalte vermittelt und gleich in konkreten Übungen, Diskussionen, Rollenspielen und Reflexionen vertieft. Abschließend werden neue Anregungen für Zuhause gegeben, um die Umsetzung in die gelebte Praxis anzuregen.

4.3.5 Inhalte

Die Inhalte von **Kinder im Blick** leiten sich aus den drei sekundären Zielen des Programms ab (vgl. Abschnitt 4.3.1) und drehen sich stets um das Zusammenspiel von

- ICH (Wie kann ich als Betroffener konstruktiv mit der Trennungssituation umgehen? → *Ebene des Individuums*)
- KIND (Was ist für mein Kind besonders wichtig und wie kann ich die Beziehung zu meinem Kind stärken? → *Ebene der Eltern-Kind-Dyade*) und
- WIR (Wo und wie müssen wir als Eltern zusammenarbeiten? Wie umgehen wir die Fallstricke, in denen wir die Paarebene mit der Elternebene vermischen? → *Ebene der Eltern-Dyade bzw. der Triade*).

Abbildung 9 gibt einen Überblick über die Inhalte der Sitzungen:

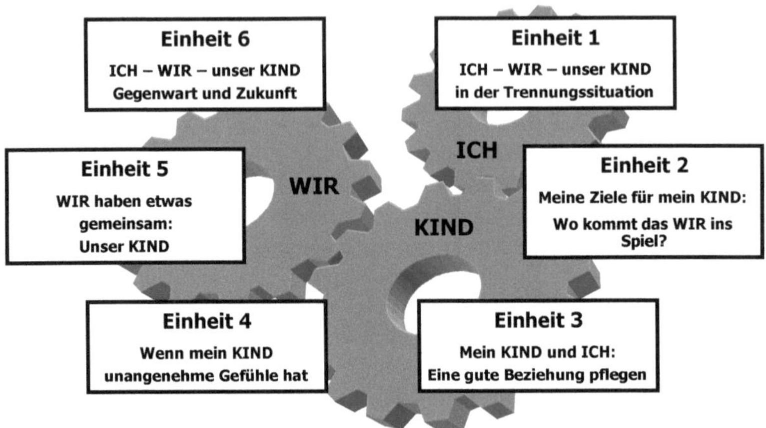

Abbildung 9: Inhalte des Elternkurses „Kinder im Blick“

Tabelle 34 zeigt, wie sich aus den in Abschnitt 4.2 dargelegten Spezifikationen für Familien in Trennung Teilaspekte für jeden der drei Bereiche ableiten lassen. In Klammern ist dargestellt, in welchem Modul des Elternkurses **Kinder im Blick** sich der jeweilige Aspekt wiederfindet.

Die Struktur der Sitzungen und ihr Verlauf werden im Folgenden kurz beschrieben, genauere Informationen befinden sich im unveröffentlichten Trainerleitfaden. Vor allem für nähere Informationen zu den Inhalten der Einheiten 3 und 4 wird auf Graf (2005) verwiesen.

1. Einheit: In der ersten Einheit können sich Kursleitung und Teilnehmer kennen lernen. Es wird ein Überblick über Ziele und Inhalte des gesamten Kurses gegeben. Im ersten Abschnitt werden Konflikte mit dem anderen Elternteil angesprochen. Die Bedeutung der Selbstfürsorge in Zeiten von Krise und Stress wird betont, und die Eltern überlegen, was sie für sich selbst in solchen Situationen tun können. Im Mittelpunkt des zweiten Abschnitts stehen die Fragen, was Kinder in der Trennungssituation besonders belastet und was sie von ihren Eltern brauchen. Die Eltern diskutieren in Kleingruppen aktuelle Schwierigkeiten und Bedenken. Sie erarbeiten mit den Trainern und den anderen Teilnehmern Ideen, was sie selbst für ihre Kinder tun können. Der Transfer in den Alltag soll durch einen Lernpartner („Tandem-Partner“) unterstützt werden, den die Eltern zum Abschluss der ersten Sitzung wählen.

2. Einheit: Im ersten Abschnitt der zweiten Einheit wird den Eltern durch eine Imaginationsübung, eine Reise in ihre Zukunft, ein Anstoß gegeben, sich über ihre eigenen Werte und Ziele in ihrer Erziehung und die Auswirkungen ihres Verhaltens in der jetzigen Situation auf ihr Kind bewusster zu werden. Im zweiten Abschnitt wird vermittelt, dass diese Werte auch dann leitend sein können, wenn es um den anderen Elternteil geht. Kinder haben Informations- und Sicherheitsbedürfnisse, und die „WIR“-Ebene kommt ins Spiel, wenn Eltern ihre Fragen beantworten. Ein respektvoller Umgang mit den Bedürfnissen aller Beteiligten, insbesondere der Kinder, heißt auch, den ehemaligen Partner nicht „schlecht zu machen“. Die Eltern sollen für die Situationen sensibilisiert werden, in denen dies unterschwellig geschieht, und erfahren durch gespielte Sequenzen, dass eine Abwertung des anderen Elternteils auch eine Respektlosigkeit gegenüber dem Kind bedeutet.

Tabelle 34: Theoretische Grundlagen für die Inhalte des Elternkurses „Kinder im Blick“

ICH	*KIND*	*WIR*
	Familiensystemische Perspektive	
Eigene Werte in der Erziehung benennen, Einfluss der Herkunftsfamilie erkennen (2)	Stärkung der Eltern-Kind-Dyade, die durch Trennungskonflikte in Mitleidenschaft gezogen wird (3/4)	Abgrenzung / Reorganisation der Eltern hin zur elterlichen Kooperation, die sich auf das Kind auswirkt (6)
Trennen können zwischen eigenen Bedürfnissen und denen des Kindes (1)	Klare Grenzen zwischen Kind und selbst ziehen, damit Allianzdruck und Parentifizierung reduziert werden (1)	Destruktive Muster in Elternkonflikten erkennen (5)
	Erziehungskompetenz und Emotionale Kompetenz	
Selbstfürsorge betreiben als Grundlage für die Zuwendung zum Kind (1)	Verstärkte Zuwendung zum Kind als „Puffer“ vor Trennungskonflikten (3,4)	Verbesserung der Beziehung zum anderen Elternteil durch differenziertere Wahrnehmung der eigenen Gefühle und der Gefühle des anderen Elternteils (5)
„Normalisierung“ elterlicher Schuldgefühle und dadurch Rückkehr zu konsistentem Erziehungsverhalten (1)	Emotionscoaching als Grundlage für effektives erzieherisches Handeln (4)	
Reflexion von Meta-Emotionen und Emotionen als Grundlage für einen sorgsamen Umgang mit sich selbst und eigenen negativen Gefühlen (1,4)	Emotionscoaching als Grundlage für bessere Selbstregulation des Kindes und Hilfe im Umgang mit negativen Gefühlen in der Trennungssituation (4)	
	Eigener Umgang mit Emotionalität als Modell für das Kind (4)	
	Kommunikation und Konflikt	
Ungünstige Attributionen und Kognitionen wahrnehmen und hilfreiche Alternativen aufzeigen (1,5)	Schutz des Kindes durch Beschränkung des Konfliktes auf die Eltern-Dyade (2,5)	Eigene Anteile und Wechselseitigkeit im Konflikt erkennen können (1,5)
Impulskontrolle: Innehalten und die Situation reflektieren mit dem Pausenknopf (1,4,5)	Vermeidung der Vermittlerrolle durch direktes Ausdiskutieren (5)	Interessengeleitetes / bedürfnisorientiertes Verhandeln – Erforschen der Interessen des anderen (5)
		Entschärfung des Konflikts durch Aktives Zuhören und Ich-Botschaften (5)
		Bei Hochstrittigkeit: Eindämmung des Konfliktes durch Empfehlung klarer Regeln und strukturierter Kommunikation (5,6)

3. Einheit: Die dritte Einheit führt dann weg vom Trennungsthema und stellt ganz allgemein die Beziehungspflege zum Kind in den Vordergrund – auch als wirksames Heilmittel in schwierigen Zeiten. Die Teilnehmer werden darüber informiert, dass es wichtig ist, „wertvolle Zeit" mit ihrem Kind zu haben. Sie werden angeregt, diese „Zweierzeit" auch durch „Meine Zeit" zu ergänzen, im Sinne der Selbstfürsorge aus Einheit 1. In der Übung „Beschreibend loben" können die Teilnehmer dann ausprobieren, wie sie das Positive an ihrem Kind wertschätzen und so „Einzahlungen" auf das emotionale Bankkonto des Kindes machen. In der Rolle des Kindes können sie die Wirkung des beschreibenden Lobs erleben. Der Bezug zur Trennungssituation bleibt durch die Wahl entsprechender Praxisbeispiele erhalten. Der wohlwollende Blick auf das Kind soll geschärft werden, indem die Teilnehmer auch zuhause ihr Kind bei positiven Verhaltensweisen „erwischen" und beschreibend loben. Die Erfolge bei diesem GehHeim-Tipp können wieder schriftlich festgehalten werden, so dass auch das „Sich-Selbst-loben" geübt wird.

4. Einheit: Im Mittelpunkt der vierten Einheit steht das Emotionscoaching. Nach der Besprechung der GehHeim-Tipps wird zunächst der übliche Umgang mit Gefühlen in Familien thematisiert. Nachdem die Eltern für die unterschiedlichen Möglichkeiten zum Umgang mit Gefühlen sensibilisiert sind, wird die Vorgehensweise des „Emotionscoachings" anhand einer Trainerdemonstration eingeführt. Zentral ist hierbei der feinfühlige Umgang mit negativen bzw. unangenehmen Gefühlen des Kindes wie Angst, Ärger, Trauer, wobei Eltern lernen, diese Gefühle des Kindes zu erkunden und zu benennen und den Entstehungskontext zu verstehen, ohne das Kind zu bedrängen. In der Übung „Auf die Gefühle des Kindes eingehen" können die Eltern dies im Anschluss üben. Sie lernen, in der Phase Problemklärung die unangenehmen Gefühle des Kindes wahrzunehmen, zu akzeptieren und dem Kind zu helfen, dafür Worte zu finden. In der anschließenden Problemlösungsphase unterstützen die Eltern das Kind, selbst Lösungsideen zu entwickeln und in einen konkreten Plan umzusetzen. Durch dieses Vorgehen soll langfristig die Selbständigkeit des Kindes, dessen Kompetenzüberzeugung sowie die Fähigkeit zur Emotionsregulation gefördert werden. Die Eltern werden angeregt, das Emotionscoaching im Alltag auszuprobieren.

5. Einheit: Im Mittelpunkt der fünften Einheit steht der Umgang mit dem anderen Elternteil. Die Eltern werden dafür sensibilisiert, wie ein destruktiver und konfliktgeladener Umgang der Eltern das Klima, in dem ein Kind aufwächst, regelrecht „vergiften" kann. Sie lernen anhand des „Gefühlsstrudels" und der „Eskalationsstufen", wie Konflikte sich ausweiten und werden zur Reflexion darüber eingeladen, wo sie selbst derzeit stehen. Den Schwerpunkt der fünften Einheit stellen Strategien dar, die zur Konflikt-Deeskalation beitragen können. Unter dem Motto „Aussteigen aus der Achterbahn" vertiefen die Teilnehmer zunächst, wie sie den „Pausenknopf" drücken und sich selbst mit hilfreichen inneren Kommentaren beruhigen können. Dann werden ihnen klare Kommunikationsregeln vermittelt, mit deren Hilfe sie eskalierende Situationen vermeiden können. In der Übung „Schwierige Gespräche führen“ können Eltern diese Art der Kommunikation erlernen. Sie werden angeregt, in ihrem Alltag den „Ausstieg aus der Achterbahn“ zu üben.

6. Einheit: In der sechsten Einheit werden die Inhalte der letzten Sitzungen verankert und die Eltern werden dazu eingeladen, eine Zukunftsperspektive für sich und Ihre Familie zu entwickeln. Sie werden dafür sensibilisiert, dass die Bildung eines Elternteams auch für ihre persönliche Zukunft wichtig ist, nämlich zur Überwindung der Verstrickung, in der viele Ex-Partner stecken bleiben. In diesem Zusammenhang sind klare Absprachen von Bedeutung. Die beiden Elternmodelle „kooperative Elternschaft“ und „parallele Elternschaft“ werden vorgestellt und diskutiert. Anschließend können die Teilnehmer in kleinen Gruppen überlegen, was für sie besonders wichtige und dringliche Themen sind, die sie angehen möchten, sei es mit dem ehemaligen Partner, sei es mit dem Kind. In der Übungssituation können sie sich erarbeiten, wie sie diese Themen angehen können und welche Kursinhalte dafür relevant sind. Im anschließenden Austausch vergegenwärtigen sich die Teilnehmer anhand ihrer Erfahrungen aus den Übungen noch einmal die Inhalte der einzelnen Einheiten und überlegen, was sie vom Gelernten für sich als besonders hilfreich erachten. Den Abschluss bildet die Reflexion des Gesamtkurses.

4.4 Erste Befunde aus der formativen Evaluation

4.4.1 Datenerhebung

Die ersten Aussagen zur formativen Evaluation stammen von den Teilnehmern der ersten vier **Kinder im Blick**-Kurse, die im Familien-Notruf München durchgeführt wurden. Der erste Kurs wurde von November 2006 – Januar 2007 durchgeführt, der zweite Kurs fand von März 2007 bis Mai 2007 statt, der dritte von September bis November 2007 und der vierte von Januar bis Februar 2008. Prinzipiell wurden die Sitzungen im Ein-Wochen-Turnus durchgeführt, aus diesem wurde jedoch in allen Kursen aufgrund von Feiertagen und Urlaubszeit bei ein bis zwei Sitzungen ein Zwei-Wochen-Turnus.

Die Termine der beiden Kursgruppen, die von unterschiedlichen Trainern des Familien-Notrufs geleitet wurden, waren mittwochs, 16:30 bis 19:30 Uhr sowie donnerstags, 19:00 bis 22:00 Uhr. Durch die unterschiedlichen Uhrzeiten sollte sowohl voll berufstätigen Eltern als auch Eltern, die vor allem mit der Kinderbetreuung befasst waren, die Teilnahme ermöglicht werden. Dadurch kam – entgegen der eigentlichen Planung – beim ersten Kurs eine reine Aufteilung nach Männern und Frauen zustande (die Frauen kamen zum früheren Termin am Mittwoch, die Männer zum späteren Termin am Donnerstag). Bei allen anderen Gruppen konnten gemischte Gruppen, wie eigentlich vorgesehen, gebildet werden. Der erste Kurs war für die Teilnehmer kostenlos, danach wurde ein Unkostenbeitrag von € 60,- erhoben. Insgesamt umfasste jeder Kurs zwölf bis 15 Personen, die sich in zwei Gruppen trafen. Die Gruppengrößen schwankten zwischen sechs und zehn Teilnehmern.

37 Personen nahmen an allen Kurseinheiten teil, nur vier Personen fehlten bei zwei oder mehr Einheiten.

Zur formativen Evaluation des Angebotes füllten die Teilnehmer am Ende der letzten Sitzung einen Fragebogen aus, der allgemeine Fragen zum Kurs, Fragen zur Kursdurchführung, -inhalten und –leitung, Fragen zur Wirkung des Kurses und zur Zufriedenheit mit dem Kurs sowie offene Fragen zur Gesamtbeurteilung beinhaltete. In Ausnahmefällen konnte der Fragebogen auch nach Hause mitgenommen und dem Familien-Notruf zugesandt werden. Insgesamt wurden 27 geschlossene und neun offene Fragen gestellt. Die soziodemographischen Angaben stammen aus dem Fragebogen zur summativen Evaluation (Dissertation Mari Krey, in Vorb.). Aufgrund eines Codes sind die Fragebögen einander zuordbar. Die statistischen Berechnungen wurden auch hier mit dem SPSS-Programmpaket (Version 14.0) durchgeführt.

4.4.2 Charakteristika der Stichprobe

An den bislang durchgeführten vier Kursdurchläufen mit jeweils zwei Kursabenden nahmen in Summe 55 Personen teil, die alle befragt werden konnten, darunter 25 Männer und 30 Frauen. Darunter befanden sich 17 Paare und 21 Einzelpersonen, so dass bei 62 Prozent der Personen der Partner / die Partnerin ebenfalls (in der anderen Gruppe) anwesend war. Bis auf eine Ausnahme liegen für alle Befragten auch soziodemographische Daten vor, so dass die Stichprobe vor der Ergebnisdarstellung zunächst kurz beschrieben werden kann:

Die Teilnehmer waren im Schnitt 42 Jahre alt, der Altersrange reichte von 32 bis 57 Jahren (SD = 4.60). Wie bei der Stichprobe der Untersuchung in Kapitel 3 ist der akademische Anteil hoch: 67 Prozent verfügen über einen Hochschulabschluss, 78 Prozent haben die (Fach-)Hochschulreife erworben. Das durchschnittliche Haushaltsnettoeinkommen liegt bei € 3.051 (Männer: € 3.504, Frauen: € 2.664). Vor der Trennung waren die Eltern im Schnitt 13 Jahre in einer Beziehung, wobei es in der Beziehungsdauer eine große Bandbreite, nämlich von fünf Monaten bis 22 Jahren gibt (SD = 5.02). 93 Prozent waren entweder geschieden oder noch verheiratet, d.h. der Anteil an niemals verheiraten Eltern ist sehr gering (sieben Prozent). Auch die Zeit seit der Trennung stellt sich sehr unterschiedlich dar, im Schnitt waren die Teilnehmer seit einem Jahr getrennt (Range: < 1 Monat – 10 Jahre, SD = 24.48), allerdings waren 61 Prozent erst seit sechs Monaten oder kürzer getrennt, 22 Prozent davon waren sogar erst seit maximal einem Monat getrennt. 41 Prozent haben einen neuen Partner, wobei hier die Diskrepanz im Geschlecht (Männer: 58 Prozent, Frauen 27 Prozent) erwähnenswert ist.

40 Teilnehmer (73 Prozent) befanden sich parallel zum Elternkurs in Beratung beim Familien-Notruf, 15 Teilnehmer (acht Männer, sieben Frauen) hatten durch das Internet, aus der Zeitung, über andere Beratungsstellen oder Bekannte vom Kurs erfahren, darunter befanden sich fünf Einzelpersonen und fünf Paare. Elf Teilnehmer aus dem Familien-Notruf (20 Prozent der Gesamtgruppe, sechs Männer

und fünf Frauen) wurden laut Expertenurteil als hochstrittig klassifiziert, die übrigen 39 Teilnehmer aus dem Familien-Notruf waren Mediations- bzw. Scheidungsberatungsklienten. Für die 15 Teilnehmer von außen liegt keine Klassifikation vor, von ihnen sind aber 80 Prozent (zwölf Personen) erst sieben Monate oder kürzer getrennt, so dass es eher unwahrscheinlich ist, dass sich noch viele Hochstrittige unter diesen Personen befinden. Auch die freiwillige Teilnahme an diesem Kurs spricht eher gegen eine Hochstrittigkeit. Somit ist ein Anteil an hochstrittigen Eltern von ca. einem Fünftel (bis maximal einem Viertel, wenn man doch davon ausgeht, dass einige Teilnehmer von außen hochstrittig waren) zu verzeichnen.

Der Schnitt der Kinderzahl liegt bei 1,72 Kindern (es gab max. drei Kinder in einer Familie). Das Geschlecht des ältesten Kindes ist gleichmäßig verteilt, 52 Prozent der ältesten Kinder waren männlich, 48 Prozent weiblich. Nur zwei Prozent der ältesten Kinder war zum Zeitpunkt der Kursteilnahme jünger als drei Jahre, 44 Prozent waren zwischen drei und acht Jahren und 54 Prozent älter als acht Jahre. Der Altersschnitt des ältesten Kindes liegt bei 9 Jahren (Range 2-18 Jahre, SD = 4.06).

4.4.3 Ergebnisse

Im Folgenden wird *erstens* die Bewertung des Kurses berichtet, unterteilt nach den Bereichen

(1) Generelle Zufriedenheit mit dem Angebot
(2) Beurteilung des Inhalts der einzelnen Kurseinheiten
(3) Bewertung von Methoden und Durchführung.

Zweitens wird die selbst eingeschätzte Wirkung des Kurses dargestellt. Es wird jeweils getestet, ob sich die Aussagen von Männern und Frauen sowie von Personen, die paarweise sowie von Personen, die einzeln den Kurs besuchen, signifikant unterscheiden. Außerdem wird untersucht, ob sich die Einschätzungen der HCs signifikant von denen der NHCs unterscheiden.

Drittens werden Zusammenhänge zwischen der Kursbewertung und der selbst eingeschätzten Wirkung des Kurses getestet und viertens Zusammenhänge zwischen der Wirkungseinschätzung der Mütter und der dazu gehörigen Väter (wo Partnerdaten vorhanden sind) geprüft.

Bewertung des Kurses

Insgesamt fällt die *Gesamtbeurteilung des Kurses* positiv aus (vgl. Tabelle 35), alle Mittelwerte liegen in der Gesamtbeurteilung zwischen gut und sehr gut (auf einer 5-stufigen Skala). Am optimistischsten wird die Frage beantwortet, ob die Teilnehmer den Kurs anderen Eltern weiterempfehlen würden (M_{ges}=4.6). Auffallend ist, dass die Frauen den Kurs durchweg besser beurteilen, auch wenn die Männer ebenfalls positive Einschätzungen vergeben. In der letzten Spalte der folgenden Tabellen sind die Werte der T-Tests und die dazugehörigen Freiheitsgrade dargestellt und es zeigt sich an dieser Stelle, dass alle Unterschiede statistisch signifikant sind. Im Rang unterscheiden sich Frauen und Männer jedoch nicht, bei beiden erhält die Frage „Würden Sie den Kurs anderen Eltern weiterempfehlen" die besten Bewertungen, die Frage danach ob sie die erwartete Hilfe bekommen haben, erhält die im Vergleich schlechteste Bewertung. Der bedeutsamste Unterschied in den Bewertungen von Männern und Frauen liegt in der Frage nach der Zufriedenheit mit dem Kurs (Signifikanzniveau ≤.001).

Tabelle 35: Zufriedenheit der Teilnehmer mit dem Kursangebot[59]

ZUFRIEDENHEIT	**Gesamt M (SD)**	**Männer M (SD)**	**Frauen M (SD)**	**M/F T (df)**
Bewertung des Kursangebotes insgesamt	4.3 (0.70)	4.0 (0.73)	4.6 (0.56)	-3,20 (53)**
Haben Sie die Hilfe bekommen, die Sie erwartet haben?	4.0 (0.84)	3.8 (0.93)	4.2 (0.71)	-2,00 (53)+
Wie zufrieden sind Sie insgesamt mit dem Kurs?	4.3 (0.64)	4.0 (0.65)	4.6 (0.50)	-3,89 (53)***
Würden Sie den Kurs anderen Eltern weiterempfehlen?	4.6 (0.56)	4.4 (0.65)	4.8 (0.38)	-3,10 (37,23)**

Beim Vergleich der Aussagen von Einzelpersonen und Paaren[60] zeigt sich nur bei der Frage nach der Zufriedenheit mit dem Kurs ein signifikanter Unterschied: Einzelpersonen sind tendenziell zufriedener mit dem Kurs (T[df] = -1,83[53]+). Da hier dyadische Effekte möglich sind, die zu einer Überschätzung dieses Befunds führen könnten, wurde der T-Test noch einmal unterteilt nach Männern und Frauen durchgeführt, auch wenn hier kleine Gruppengrößen die Interpretierbarkeit des Ergebnisses einschränken (Männer: 17 Personen mit Partnerdaten, 9 ohne Partnerdaten; Frauen: 17 Personen mit Partnerdaten, zwölf ohne Partnerdaten). In diesem Geschlechtervergleich wurde der Unterschied in der Zufriedenheit nur noch bei den Frauen signifikant (M_{Paar}[SD] = 4.4[0.49]; M_{Einzel}[SD] = 4.8[0.45]; T[df] = -2,21[27]*). Kein signifikanter Unterschied zeigte sich zwischen hochstrittigen und weniger strittigen Eltern.

Die *inhaltliche Bewertung der einzelnen Kurseinheiten* ist in Tabelle 36 dargestellt (Bewertung nach Schulnoten). Insgesamt liegt die Bewertung des Gesamtkurses im guten bis sehr guten Bereich (M_{ges} = Note 1,6). Am besten schnitten dabei die Einheiten ab, die auf die Beziehung zum Kind abzielten (Einheit 3 und Einheit 4). Aber auch die Einheiten, die auf die Beziehung zum anderen Elternteil abzielen (Einheit 2 und vor allem Einheit 5 / Einheit 6) wurden gut aufgenommen. Das Schlusslicht in der Bewertung bildet die erste Einheit (M_{ges} = Note 2,1). Unterteilt nach Männern und Frauen ist wieder der Unterschied im Bewertungsnieau auffallend, die Frauen bewerten wieder durchgehend besser und dieser Unterschied wird für die Einheiten 2, 3, 4, 6 und für die Gesamtbewertung signifikant. Die Rangfolge in der Bewertung ist wiederum für beide Geschlechter nahezu gleich. Interessan-

59 Für die Tabellen 35, 37, 38 gilt: Skalen von 1 = sehr schlecht / sehr unzufrieden / überhaupt nicht bis 5 = sehr gut / sehr zufrieden /völlig; Signifikanzniveaus: +<.1, *≤.05, **≤.01, ***≤.001; Geschlecht kodiert als Mann = 1, Frau = 2

60 Mit Paaren sind hier und im Folgenden natürlich getrennte Paare gemeint, die sich aber als Mutter und Vater einander zuordnen lassen. Die Daten sind als 1 = Partnerdaten vorhanden, 2 = Partnerdaten nicht vorhanden kodiert.

terweise sind es neben der einführenden Einheit vor allem die Einheiten, die die Konflikte mit dem anderen Elternteil thematisieren (Einheit 5 und 6), in der die Bewertungen nicht signifikant oder nur tendenziell signifikant divergieren, während der Unterschied bei stark kindbezogenen Themen deutlicher ist.

Die Bewertungen der Kurseinheiten unterscheiden sich an keiner Stelle signifikant zwischen Paaren und Einzelpersonen, genauso wenig zwischen HCs und NHCs.

Tabelle 36: Bewertung der Einheiten des Kursangebotes[61]

BEWERTUNG DER KURSEINHEITEN (Schulnoten)	**Gesamt M (SD)**	**Männer M (SD)**	**Frauen M (SD)**	**M/F T (df)**
Einheit 1: ICH, WIR, unser KIND	2,1 (0,89)	2,1 (0,89)	2,0 (0,90)	n.s.
Einheit 2: Meine Ziele für mein Kind / Wo kommt das WIR ins Spiel?	1,9 (0,88)	2,3 (0,89)	1,6 (0,78)	2,87 (50)**
Einheit 3: Mein KIND und ICH - Aufmerksamkeit und Beachtung in meiner Beziehung zum Kind	1,4 (0,63)	1,7 (0,70)	1,2 (0,5)	2,68 (36,16)*
Einheit 4: Wenn mein Kind unangenehme Gefühle hat	1,4 (0,52)	1,7 (0,56)	1,1 (0,33)	4,04 (34,19) ***
Einheit 5: WIR haben etwas gemeinsam: unser KIND	1,7 (0,70)	1,8 (0,71)	1,5 (0,69)	n.s.
Einheit 6: Gegenwart und Zukunft	1,8 (0,67)	2,0 (0,72)	1,6 (0,59)	1,94 (50)+
KURS INSGESAMT	1,6 (0,62)	1,9 (0,66)	1,3 (0,45)	3,66 (52)***

Tabelle 37 gibt Aufschluss über die Einschätzung der Teilnehmer im Hinblick auf Methoden und Durchführung des Kurses. Auch hier fällt das Urteil im Großen und Ganzen positiv aus, die Bewertung der Kurzvorträge, der Rollenspiele, der Kursleitung und der Kursatmosphäre fällt sogar gut bis sehr gut aus, und hier sind besonders die Übungen und der Faktor „Mensch“ (Gruppe und Kursleitung) hervorzuheben. Etwas kritischer fällt das Urteil im Hinblick auf die Zeit für Austausch und Üben sowie die Umsetzung der Hausaufgaben („GehHeim-Tipps“) aus. Hier lohnt sich bei der Interpretation ein Blick auf genauere Aussagen der Teilnehmer zur Kursdauer und -länge, worauf in der Diskussion in Abschnitt 4.5.1 eingegangen wird. Auch hier zeigen sich wieder Niveauunterschiede in der Bewertung von Männern und Frauen, wobei diese nicht überall auftreten, nämlich nicht bei den eben genannten, etwas kritischer bewerteten Bereichen. Signifikant sind sie jedoch wieder in der Beurteilung der Kurvorträge, der Übungen, der Kursleitung und der Kursatmosphäre.

Unterschiede in der Bewertung der Methoden und der Durchführung zwischen Paaren und Einzelpersonen wurden ebenfalls getestet. Es zeigten sich signifikante Unterschiede in der Bewertung des Faktors „Mensch“. Die Einzelpersonen waren sowohl mit der Betreuung durch die Kursleitung zufriedener (T[df] = -2,80[52,92]**) als auch mit der Kursatmosphäre (T[df] = -2,59[53]*). Eine Auftei-

61 Skalen von 1 = sehr gut bis 6 = sehr schlecht (Schulnoten); Signifikanzniveaus: +<.1, *≤.05, **≤.01, ***≤.001; Geschlecht kodiert als Mann = 1, Frau = 2

lung der Daten nach Männern und Frauen ergab, ähnlich wie bei der Kurszufriedenheit, wiederum nur signifikante Effekte bei den Frauen (man beachte aber wieder die kleinen Gruppengrößen, s.o.), und zwar im Hinblick auf die Kursleitung (M_{Paar}[SD]=4.4[0.52]; M_{Einzel}(SD)=4.8[0,22]; T[df]=-3,39[23,22]**) und die Kursatmosphäre (M_{Paar}[SD]=4.4[0.49]; M_{Einzel}[SD]=4.8[0,45]; T[df]=-2,21[27]*). Keine signifikanten Unterschiede zeigten sich bei der Bewertung zwischen HCs und NHCs.

Tabelle 37: Bewertung der Methoden und der Durchführung des Kursangebotes

METHODEN UND DURCHFÜHRUNG	Gesamt M (SD)	Männer M (SD)	Frauen M (SD)	M/F T (df)
Waren die Kurzvorträge informativ?	4.2 (0.61)	4.0 (0.58)	4.4 (0.57)	-2,80 (50,93)**
Waren die Rollenspiele / Übungen hilfreich?	4.4 (0.76)	4.1 (0.76)	4.6 (0.72)	-2,06 (40)*[62]
Gab es ausreichend Zeit, Inhalte einzuüben?	3.7 (0.82)	3.6 (0.77)	3.7 (0.87)	n.s.
War genug Zeit, sich über Inhalte auszutauschen?	3.6 (0.90)	3.4 (0.91)	3.7 (0.87)	n.s.
Konnten Sie die GehHeim-Tipps umsetzen?	3.3 (0.67)	3.3 (0.75)	3.3 (0.61)	n.s.
War die Kursleitung kompetent und empathisch?	4.5 (0.55)	4.3 (0.62)	4.6 (0.43)	-2,30 (41,31)*
War die Atmosphäre im Kurs gut?	4.5 (0.57)	4.2 (0.60)	4.7 (0.48)	-2,94 (53)**

Bewertung der Wirkung des Kurses

Ein guter Kurs ohne jegliche Wirkung bleibt nutzlos, deshalb ist die Einschätzung der Wirkung von **Kinder im Blick** besonders interessant, auch wenn diese im Rahmen der noch ausstehenden summativen Evaluation mit einer Vorher-Nachher-Messung und Kontrollgruppendesign noch wesentlich ausführlicher untersucht wird (Dissertation Mari Krey, in Vorb.). Wie angesichts der komplexen Problemlage der teilnehmenden Familien zu erwarten ist, fallen die Bewertungen an dieser Stelle zurückhaltender aus als die Kursbeurteilung. Sie liegen jedoch alle noch im mittleren bis guten Bereich (vgl. Tabelle 38). Dabei wird die Wirkung auf das Selbstvertrauen der eigenen Person und den eigenen Umgang mit schwierigen Gefühlen am besten beurteilt (M_{ges}=3.9), ebenso die Auswirkung auf die Eltern-Kind-Beziehung (M_{ges}=3.8). Einen weniger deutlichen Zusammenhang sehen die Eltern zwischen der Kursteilnahme und positiven Veränderungen bei Kind selbst (M_{ges}=3.4). Am geringsten wird die Auswirkung des Kurses auf die Kommunikation mit dem anderen Elternteil eingeschätzt (M_{ges}=3.1).

Auf der Ebene der beiden Geschlechter sind wieder die Niveauunterschiede in der Bewertung zu beobachten, die nur bei der Frage nach der Wirkung auf die elterliche Kommunikation nicht signifikant werden. Im Gegensatz zu den bisherigen Befunden sind hier auch Rangfolgenunterschiede zwischen Männern und Frauen zu beobachten – für die Männer ist der Kurs für den Umgang mit sich selbst und mit

62 Hier ist die Stichprobe kleiner, da diese Frage erst ab dem zweiten Kurs aufgenommen wurde.

dem Kind in fast gleicher Weise hilfreich (M_{Mann}= 3.6 und 3.7), während die Frauen die Wirkung auf den Umgang mit dem Kind als etwas schwächer einschätzen (M_{Frau}= 4.1 und 3.9). Die Wirkung auf die Kommunikation mit dem anderen Elternteil wird von beiden als ungefähr gleich stark eingeschätzt.

Tabelle 38: Einschätzung der Wirkung des Kursangebotes durch die Teilnehmer

SELBSTEINGESCHÄTZTE WIRKUNG	Gesamt M (SD)	Männer M (SD)	Frauen M (SD)	M/F T (df)
Umgang mit eigenen Gefühlen verbessert und Selbstvertrauen gewonnen?	3.9 (0.77)	3.6 (0.94)	4.1 (0.51)	-2,21 (35,49)*
Umgang mit Kind / Kindern verbessert?	3.8 (0.62)	3.7 (0.67)	3.9 (0.56)	-1,68 (53)+
Positive Veränderungen beim Kind / den Kindern selbst?	3.4 (0.82)	3.2 (0.83)	3.4 (0.82)	-2,08 (51)*
Kommunikation mit dem anderen Elternteil verbessert?	3.1 (1.15)	3.0 (1.27)	3.1 (1.15)	n.s.

Nur im Bereich der Kommunikation mit dem anderen Elterteil ist auch ein Unterschied zwischen Einzelpersonen und Paaren zu konstatieren, und zwar erwartungsgemäß in umgekehrter Richtung zu den bisherigen Befunden (in denen die Einzelpersonen sich zufriedener zeigten): Paare schätzten die Wirkung auf die elterliche Kommunikation als erheblich besser ein als Einzelpersonen (T[df]=3,06[52]**). Trotz kleiner Gruppengrößen erwies sich dieser Befund auch bei getrennter Betrachtung der Geschlechter sowohl bei den Männern (MPaar[SD]=3.4 [1.11]; MEinzel[SD]=3.0 [1.25]; T[df]=2,02[24]+) als auch bei den Frauen (MPaar[SD]=3.5[0.94]; MEinzel[SD]=2.6[1.12]; T[df]=-2,27(26)*) als statistisch signifikant, wobei die deskriptive Divergenz der Mittelwerte zwischen den Frauen ohne und mit anderem Elternteil noch wesentlich größer ausfällt als bei den Männern. Der einzige signifikante Unterschied zwischen HCs und NHCs – erstere schätzen die Wirkung auf die Kommunikation mit den Eltern tendenziell kritischer ein (T[df]= 1,77 [12,29]+) – ist mit diesem Befund konfundiert, denn unter den 11 HCs befinden sich nur zwei Paare.

Zusammenhang zwischen Kursbewertung und Wirkung

Um festzustellen, inwieweit die Einschätzung der einzelnen Teilnehmer im Hinblick auf die Kurs*wirkung* mit der Bewertung des Kurs*angebotes* zusammenhängt, wurde eine globale Variable „Kursbewertung“ gebildet. Diese setzt sich aus den vier Items zur Kurszufriedenheit (vgl. Tabelle 40) sowie der Schulnote gesamt (Skala umgedreht und von sechsfacher Stufung in fünffache Stufung umgewandelt) zusammen ($M[SD]_{Gesamt}$ = 4.3[0.54]; $M[SD]_{Männer}$ = 4.1[0.59]; $M[SD]_{Frauen}$ = 4.6[0.39]; T[df] = -3,63[53]***).

Tabelle 39 gibt Aufschluss über die intraindividuellen Zusammenhänge der Kursbewertung mit der Kurswirkung.

Tabelle 39: Korrelationen zwischen der Kursbewertung und der Wirkung des Kurses[63]

Korrelationen Kursbewertung – selbst eingeschätzte Wirkung	**Globale Kursbewertung**		
	Männer (N=25)	Frauen (N=29-30)	Z-Wert
Umgang mit eigenen Gefühlen verbessert und Selbstvertrauen gewonnen?	.48**	.61***	n.s.
Umgang mit Kind / Kindern verbessert?	.62***	.60***	n.s.
Positive Veränderungen beim Kind / den Kindern selbst?	.52**	.61***	n.s.
Kommunikation mit dem anderen Elternteil verbessert?	.53**	.21	1.30+

Wie erwartet, zeigen sich bei beiden Geschlechtern signifikante Zusammenhänge der Kursbewertung mit der selbst eingeschätzten Wirkung. Bei den Männern sind alle Indikatoren, also sowohl der Zugewinn im Umgang mit dem Kind und den eigenen Gefühlen, als auch positive Veränderungen beim Kind und die Verbesserung der Kommunikation mit dem anderen Elternteil stark mit der Kursbewertung verknüpft. Auch bei den Frauen zeigen sich deutliche Zusammenhänge zur Wirkung auf die eigene Person, zur Wirkung auf den Umgang mit dem Kind sowie zu Veränderungen beim Kind, wohingegen es keinen Zusammenhang zwischen der elterlichen Kommunikation und der Kursbewertung gibt – ein deutlicher Unterschied zu den Männern, der auch statistisch signifikant wird (Z = 1.30+).

Interkorrelationen der Aussagen beider Elternteile

Abschließend wurde getestet, ob sich für die 17 Paare Interkorrelationen zwischen den Einschätzungen der Frauen und Einschätzungen der Männer im Hinblick auf Beurteilung und Wirkung des Kurses ergeben (einseitige Testung). Hierbei muss allerdings berücksichtigt werden, dass die Elternteile stets an unterschiedlichen Gruppen teilnahmen, so dass nicht exakt der gleiche Kurs bewertet wird. Abbildung 10 zeigt die Interkorrelationen im Überblick.

Die Wirkung des Kurses auf die eigene Person hängt zwischen den Elternteilen zusammen (r = .45*), ebenso die Wirkung auf die Kommunikation mit dem anderen Elternteil (r= .42*) und die globale Kursbewertung (r= .34+). Außerdem geht die Kursbewertung der Männer mit einer positiven Bewertung der Veränderung beim Kind (r= .44*) und der Verbesserung der elterlichen Kommunikation (r= .63**) durch die Frauen einher, sowie mit einer positiven Einschätzung der Frauen hinsichtlich der Wirkung auf sich selbst (r= .67**) und den Umgang mit dem Kind (r= .58**). Bei den Frauen gibt es keine weiteren Zusammenhänge zur Kursbewertung (außer zu den eigenen Aussagen, vgl. Tabelle 39).

63 Produkt-Moment-Korrelationen, einseitige Testung; Signifikanzniveaus: +<.1, *≤.05, **≤.01, ***≤.001

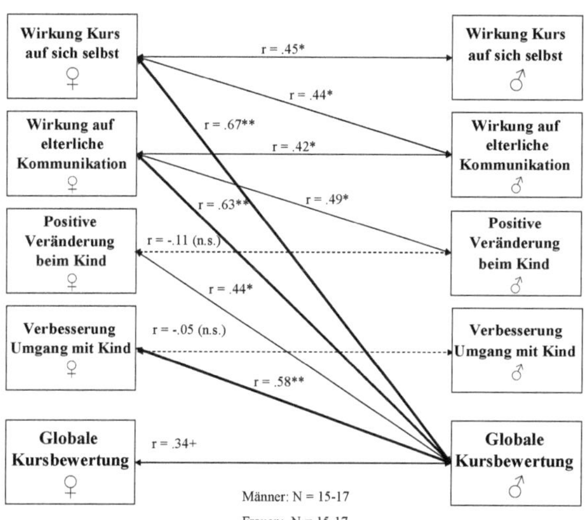

Abbildung 10: Interkorrelationen der elterlichen Einschätzung zur Wirkung des Kurses „Kinder im Blick“

Schließlich wurde untersucht, ob die Verbesserung der *elterlichen Kommunikation* noch mit anderen Variablen beim jeweils anderen Elternteil korreliert, besonders vor dem Hintergrund, dass diese bei der Mutter *nicht* mit ihrer eigenen Kursbewertung korreliert. Stattdessen hängt sie, wie oben berichtet bei den Frauen sehr stark mit der globalen Kursbewertung durch die Männer zusammen (r = .63**), sowie mit einer positiven Einschätzung der Männer was die Veränderung beim Kind angeht (r = .49*). Bei den Männern hängt die Einschätzung der elterlichen Kommunikation bis auf den oben berichteten Zusammenhang zur globalen Kursbewertung nur mit einer positiven Einschätzung der Wirkung auf sich selbst seitens der Frau (r = .44*) zusammen.

4.5 Diskussion der Befunde und abschließende Beurteilung

4.5.1 Bewertung des Kurses

Allgemein

Das Angebot **Kinder im Blick** erhält durchweg gute Beurteilungen im Hinblick auf die allgemeine Zufriedenheit der Teilnehmer, die Kurseinheiten, die Methoden und Durchführung des Kurses sowie die Kursatmosphäre und -leitung. Dies ist umso positiver zu beurteilen, als die Eltern sich emotional in einer schwierigen Situation befinden und **Kinder im Blick** auch unangenehme Themen, wie z.B. die Symptomatik von Kindern in der Trennungssituation, die Beeinträchtigung der kindlichen

Entwicklung durch Koalitionsdruck oder offene Konflikte der Eltern sowie die eigenen Anteile jeder Person im Konflikt anspricht. So ist es auch nicht verwunderlich, dass die Gesamtbeurteilung insgesamt leicht unter der des Familienteams, in dessen Evaluation ähnliche Fragen verwendet werden (Walper et al., 2005) liegt (Salewski, B., 2008, persönliche Mitteilung). Durch die aktuelle Krise der Eltern, an die diese im Kurs ständig erinnert werden, bleibt die Gesamtstimmung im Allgemeinen etwas getrübt. In diesen Situationen kann eine derartige Hilfe oft nur „einen Tropfen auf dem heißen Stein" darstellen (Emery, 2001), was die Linderung der Probleme angeht (man denke z.B. an finanzielle Schwierigkeiten, die gar nicht thematisiert werden), so dass es umso erfreulicher ist, wie gut die Bewertung insgesamt ausfällt.

Bei differenzierter Betrachtung der Kursbewertung fällt auf, dass die Bewertung zur Frage, ob die Eltern „Hilfe, die sie erwartet haben" erhalten habe, am schlechtesten ausfällt. Ein möglicher Grund ist darin zu sehen, dass die Vorstellungen der Teilnehmer von der Realität der Kursdurchführung abwichen. Vielfach findet sich in den Antworten auf die offenen Fragen des Evaluationsbogens der Wunsch nach mehr Austausch in der Gruppe und mehr Eingehen auf persönliche Probleme und Situationen, was aus Zeitmangel oft zu kurz kommt. Manchmal wird hier aber, besonders bei „Vielrednern" auch bewusst durch die Kursleitung unterbunden (vgl. Abschnitt 4.2.4). Eine weitere Anregung, die häufig kam, war der Wunsch einer stärkeren Thematisierung des Bereiches „neue Partner". Hier ist möglicherweise eine Erweiterung des Kurses notwendig, wobei die Schwierigkeit in der fehlenden Relevanz für *alle* Teilnehmer zu sehen ist (in dieser Stichprobe hatten z.B. nur 41 Prozent einen neuen Partner bzw. eine neue Partnerin, und viele waren ganz frisch getrennt).

Dennoch haben die Eltern insgesamt vom Angebot profitiert – vielleicht auch gerade in unerwarteter Weise – denn die Zufriedenheit ist sehr hoch und fast alle würden den Kurs anderen Eltern in der gleichen Situation weiterempfehlen. Auffallend ist die durchweg kritischere Einschätzung seitens der Männer, was die Zufriedenheit mit dem Kurs anbelangt. Mögliche Ursachen könnten in der geringeren Zufriedenheit mit den *Inhalten*, der *Methodik / Durchführung* oder der *Wirkung* des Kurses liegen, so dass die Fragen zu diesen Bereichen, die nun näher betrachtet werden eventuell Aufschluss über dieses Phänomen geben können.

Kursinhalte

Die Gesamtbewertung der Kursinhalte liegt im guten bis sehr guten Bereich. Ein differenzieller Blick auf die einzelnen Einheiten zeigt bei Frauen wie Männern eine besonders positive Bewertung der kindbezogenen Einheiten. Bei den Frauen schneidet vor allem die Einheit 1 schlechter ab, was daran liegen könnte dass hier zunächst viele Probleme angesprochen werden (z.B. die Symptomatik) bei den Kindern, ohne dass schon verstärkt Lösungen angeboten werden. Ein zusätzlicher Effekt könnte daraus entstehen, dass die erste Einheit eines Kurses durch das Sich-

Fremd-Sein der Teilnehmer schwieriger für den Austausch ist als darauf folgende Einheiten.

Bei den Männern fällt Einheit 2 etwas ab, die stark durch einen allgemeinen Teil zu Erziehungszielen geprägt ist. Diese sind für Männer möglicherweise weniger relevant als für Frauen, weil die Kinder in der Regel bei den Frauen wohnen und die gemeinsam mit dem Kind verbrachte Zeit im Schnitt geringer und weniger geprägt von Alltags- und Erziehungspflichten ist. Neben der Relevanz für den Alltag ist dieser Teil auch noch nicht konkret auf die Trennung bezogen und wird daher vielleicht für zu allgemein gehalten (einige kritische Anmerkungen der Männer bei den offenen Fragen monieren die Tatsache, dass nicht alle Inhalte direkt trennungsbezogen sind). Überdies wird die Methode der Fantasiereise, in der stark mit inneren Zukunftsbildern und Emotionen gearbeitet wird, von häufig etwas rationaler geprägten Männern vielleicht schlechter angenommen.[64]

Die Einheiten zum Umgang mit dem Kind werden von beiden Geschlechtern am besten benotet, wohl, weil sie eine konkrete Methodik bieten, die direkt erprobt werden kann und der Übungsanteil in der Sitzung gleichzeitig am höchsten ist. Dazu kommt, dass Veränderungen im Umgang mit dem Kind leichter umzusetzen sein könnten als Veränderungen im Umgang mit dem anderen Elternteil, so dass hier auch schneller erste Erfolge sichtbar werden. Diese wiederum schaffen schnell Entlastung für die Eltern, die nach eigener Aussage häufig von Schuldgefühlen gegenüber den Kindern verfolgt werden. Gerade frisch getrennten Männern, für die der Umgang mit den Kindern ohne Anwesenheit der Mütter vielleicht noch ungewohnt ist, können praktische Hilfestellungen zugute kommen.

Die wiederum deutlich kritischere Einschätzung der Männer, die bei den kindbezogenen Einheiten besonders signifikant wird, könnte damit zusammen hängen, dass die in den Einheiten vorgestellten Methoden zur Gestaltung der Beziehung zu den Kindern (Beschreibend Loben, Emotionscoaching) stark auf emotionale Kompetenz abzielen, während Männer oft mehr zu kognitiven und lösungsorientierten Strategien neigen. Es sollte daraus jedoch nicht der Schluss gezogen werden, dass sie nicht von diesen Kompetenzen profitieren, vielmehr macht hier eine kleine Veränderung für die Kinder vielleicht schon einen großen Unterschied aus. Gerade beim Emotionscoaching stellten Gottman und DeClaire (1997) fest, dass der Einfluss der Väter auf die Kinder besonders groß war (vgl. Abschnitt 4.2.3).

Methoden und Durchführung

Kinder im Blick erhält sehr gute Bewertungen sowohl im Hinblick auf Kursleitung und Kursatmosphäre, als auch in Bezug auf die Rollenspiele, die Übungen und die Kursvorträge. Deutlich skeptischer sind beide Geschlechter im Hinblick auf die Hausaufgaben („GehHeim-Tipps“), und auch die Fragen nach der Zeit zum Austausch und zum Einüben der Inhalte werden etwas kritischer beantwortet. Hier ist es für die Interpretation hilfreich, als ergänzende Information die Fragen zur zeitli-

64 Wobei dies nicht heißt, dass sie nicht andererseits gerade hier durch ihren anderen Zugang besonders wirkungsvoll sein könnte.

chen Struktur des Kurses heranzuziehen, die sich ebenfalls im Fragebogen befanden: Die *Dauer des Kurses* empfanden 69 Prozent als genau richtig, 31 Prozent bewerteten sie als zu kurz. Die *Sitzungslänge* empfanden 73 Prozent als genau richtig, 15 Prozent erlebten sie als zu kurz, 12 Prozent als zu lang. Die *Zeiträume zwischen den Sitzungen* schätzten 81 Prozent als genau richtig ein, 17 Prozent empfanden sie als zu kurz, und 2 Prozent als zu lang. Somit erscheint es nicht sehr sinnvoll, die Sitzungen deutlich zu verlängern – der überwiegende Anteil erlebte beides als genau richtig. Ein etwas größerer Teil der Eltern hätte sich eine längere Kursdauer gewünscht, aber auch hier ist der überwiegende Teil mit der Kursdauer zufrieden. Somit scheint vor allem das Mischungsverhältnis zwischen Vorträgen und Übungen noch Raum für Verbesserung zu bieten.

Auch hier sind die Männer fast durchweg kritischer als die Frauen. Eine mögliche Erklärung wäre, dass ihnen die Rollenspiele und Übungen weniger gefallen, als den Frauen, weil sie, wie oben bereits erwähnt, häufig eine kognitive Herangehensweise bevorzugen. Dies könnte auch auf die Bewertung der Kursleitung und der Kursatmosphäre abstrahlen, die vielleicht ebenfalls einen zu großen Schwerpunkt auf emotionale Themen legen. Andererseits werden gerade die praktischen Anteile auch in den offenen Anmerkungen von den Männern sehr gelobt, ebenso wie auch das Einfühlungsvermögen der Kursleitung und die offene Atmosphäre. Dass die Männer bisher an fast allen Stellen auffallend kritischer bewerten als die Frauen legt eher grundsätzliche Ursachen nahe, z.B. dass der Kurs durch die Erziehungsinhalte insgesamt besser auf die Bedürfnisse der Frauen abgestimmt ist. Für diese These würde sprechen, dass auch die Männer, die am „Familienteam" teilgenommen haben, den Kurs in vielen Indikatoren kritischer einschätzen als die Frauen (Salewski, B., 2008, persönliche Mitteilung). Zudem könnte auch die Trennungssituation speziell bei den Männern zu einer kritischeren Bewertung beitragen.

4.5.2 Bewertung der Wirkung des Kurses

Die Wirkung des Kurses wird etwas verhaltener bewertet als der Kurs selbst. Die Werte liegen jedoch immer noch durchweg im mittleren bis guten Bereich. Beide Geschlechter schätzen die Wirkung auf sich selbst und den Umgang mit eigenen Gefühlen sowie auf den Umgang mit dem Kind als höher ein als positive Veränderungen beim Kind und beim Umgang mit dem anderen Elternteil. Diese werden vermutlich weniger wahrgenommen, weil sie zum einen nicht so schnell zu erzielen sind und zum anderen beide auch nur bedingt der eigenen Kontrolle unterliegen – sowohl das Wohlbefinden der Kinder als auch die elterliche Kommunikation sind z.B. auch vom anderen Elternteil und den äußeren Umständen abhängig.

Insgesamt profitieren beide Elternteile in ähnlicher Weise von dem Kurs, bis auf die Frage zum Umgang mit den eigenen Gefühlen liegen ihre Einschätzungen nicht besonders weit auseinander. Auch der Zusammenhang zwischen ihrer Kursbewertung und der selbst eingeschätzten Wirkung ist ähnlich stark und geht in dieselbe Richtung, bis auf einen wesentlichen Unterschied: Bei den Männern hängen alle vier Wirkungsindikatoren (Umgang mit sich selbst, dem Kind, positive Veränderungen beim Kind, Verbesserung der Kommunikation mit dem anderen Elternteil) in fast gleicher Stärke mit der Kursbeurteilung zusammen, bei den Frauen hängt die Verbesserung der elterlichen Kommunikation *nicht* mit der eigenen Kursbewertung zusammen.

Dies deutet auf unterschiedliche *Erwartungen* an den Elternkurs hin, die wiederum durch die unterschiedlichen Lebenssituationen bedingt sein könnten: Die Frauen könnten sich von dem Kurs vor allem Unterstützung beim Umgang mit ihren Kindern erwartet haben, z.B. weil Erziehungsprobleme besonders spürbar sind, wenn nur noch ein Elternteil den Hauptanteil der Betreuung übernimmt, so wie es in der Trennungssituation der Fall ist. Wenn diese Erwartungen erfüllt sind, fällt auch die Kursbewertung gut aus, die Kommunikation mit dem anderen Elternteil fällt nicht so sehr ins Gewicht. Bei den Männern hingegen könnte stärker die Erwartung vorherrschen, dass sich auch die elterliche Kooperation durch **Kinder im Blick** ändert. Die Eltern stellen hier zwar auch eine teilweise Verbesserung fest, jedoch ist diese nicht so stark, braucht länger Zeit, bis sie spürbar wird und ist noch von den oben genannten weiteren Faktoren abhängig.

Wenn der erwartete Gewinn hier also nicht so groß ausfällt wie erwartet, erklärt sich auch die grundlegend kritischere Bewertung durch die Männer. Dazu kommt, dass die Väter im Schnitt viel weniger Zeit mit den Kindern verbringen und eine Verbesserung des Umgangs mit dem Kind somit weniger zu ihrem „Gesamterleben“ der Situation beiträgt wie bei den Müttern, bzw. erst nach längerer Zeit spürbar wird. Dagegen kann die elterliche Kooperation wiederum ausschlaggebend dafür sein, wie häufig der Kontakt zwischen dem getrennt lebenden Elternteil (meist: der Vater) und dem Kind überhaupt stattfindet (vgl. Abschnitt 1.4.3). Somit sind die Väter, auch was den Kontakt zu den Kindern geht, stärker von der elterlichen Zusammenarbeit abhängig als die Mütter und sie erleben sich im Hinblick auf den Kontakt möglicherweise hilfloser.

Die Interkorrelationen zwischen den Elternteilen deuten in eine ähnliche Richtung: Sie hängen vor allem beim Umgang mit sich selbst (der sich auch auf die elterliche Kommunikation auswirken dürfte) und dem ehemaligen Partner zusammen und zeigen so die Reziprozität von Veränderungen im Familiensystem auf, während das Erleben in der Eltern-Kind-Beziehung und beim Kind selbst individueller ist. Während die Gesamtbewertung des Kurses durch die Frauen lediglich mit der eigenen Einschätzung der Kurswirkung korreliert, zeigen sich bei den Vätern starke Zusammenhänge zur Einschätzung durch die Mütter: Berichten diese von guten Entwicklungen bei den Kindern, einem positiveren Umgang mit den Kindern, vor allem aber einem verbesserten Selbstgefühl und einer Erleichterung in der Kommunikation mit dem anderen Elternteil, fällt auch die Kursbewertung durch die Väter besser aus. Vorsicht ist hier jedoch bei kausalen Erklärungen geboten, denn da es sich um Querschnittsdaten handelt, kommen hier gleich vier mögliche Erklärungen für dieses Phänomen in Frage:

(1) Es liegt ein Partnereffekt vor: Wenn es den Frauen besser geht, spüren dies auch die Männer und erleben den Kurs somit als „wirkungsvoll“. Diese Erklärung korrespondiert mit der häufigen Beobachtung, dass Frauen eher die „Pflege“ von Beziehungen (auch Ex-Beziehungen!) übernehmen und die Qualität in diesen Beziehungen stark von ihnen abhängt.

(2) Auch ein Partnereffekt in umgekehrter Richtung ist aber denkbar: Wenn die Männer den Kurs als positiv beurteilen, spüren das die Frauen und erleben ihr eigenes Handeln im Umgang mit dem anderen Elternteil und das Wohlbefinden des Kindes als verbessert, was wiederum zur Verbesserung ihres eigenen Wohlbefindens beiträgt.

(3) Beide Effekte könnten gleichzeitig auftreten und sich gegenseitig im Sinne zirkulärer Wirkungsmechanismen verstärken (vgl. Abschnitt 4.2.1).

(4) Andere Umstände könnten die Einschätzungen beider Eltern beeinflussen, z.B. ein generelles Profitieren von der begleitenden Beratung oder andere Faktoren, die den Umgang miteinander erleichtern.

Schließlich stellt sich noch die Frage, warum Einzelpersonen, die den Kurs besuchen, und hier insbesondere die Frauen, mit dem Kurs zufriedener sind als Paare, insbesondere in der allgemeinen Bewertung und der Zufriedenheit mit Kursleitung und -atmosphäre. Lediglich im Hinblick auf die Kommunikation mit dem anderen Elternteil sind beide Geschlechter deutlich unzufriedener, was einerseits für die Wirkung des Kurses auf die elterliche Kooperation spricht, andererseits dafür, dass die Nicht-Teilnahme des anderen Elternteils besonders angesichts der Tatsache, dass viele Paare unter den Teilnehmer sind, besonders spürbar und möglicherweise enttäuschend ist.

Wenn die Tatsache, dass der andere Elternteil den Kurs nicht besucht, auf wenig Kooperation zwischen den Eltern hindeutet, und der teilnehmende Elternteil, der durch das Aufsuchen des Kurses selbst viel Initiative gezeigt hat, vom anderen Elternteil in dieser Hinsicht besonders enttäuscht ist, ist es verständlich, dass diese Einzelpersonen besonders von der Empathie und dem Zuhören der Kursleitung und der Gruppe profitieren. Darüber hinaus sind ihre Erwartungen an den Kurs möglicherweise niedriger als die der Personen, deren Ex-Partner den Kurs ebenfalls besuchen, so dass die Freude darüber, was auch bereits allein im Umgang mit dem Kind bewirkt werden kann, eine größere Gesamtzufriedenheit bewirken könnte.

4.5.3 Abschließende Beurteilung des Gruppenangebotes „Kinder im Blick“

Insgesamt stimmt die Bewertung der bisherigen Kursdurchläufe von **Kinder im Blick** optimistisch: Der Kurs wird insgesamt gut aufgenommen und positiv bewertet. Es gab wenig Fehlzeiten und Absprünge, die Eltern berichten von Verbesserung in allen Bereichen, auf die **Kinder im Blick** abzielt und bei den teilnehmenden Paaren sind hier auch Zusammenhänge zu erkennen, obwohl (oder gerade weil?) sie an unterschiedlichen Kursen teilnahmen.

Verbesserungspotenzial ist vor allem im Hinblick auf die Durchführung des Kurses, besonders auf ausreichende Zeit zum praktischen Üben und zum Austausch zu sehen, hier wünschen sich viele Teilnehmer mehr Raum. Da jedoch die Theorie nach Auffassung der Kursentwickler auch Voraussetzung für das Verständnis der Übungen ist, besteht die Herausforderung darin, die Inhalte noch kompakter und gebündelter zu vermitteln, da die Mehrzahl der Teilnehmer weder die Sitzungs- noch die Kurslänge für erweiterungsbedürftig halten. Auch die Frage nach dem Thema „Neue Partner" bleibt offen, hier ist ein optionales inhaltliches Modul für ein Nachtreffen der Eltern – wo gewünscht – in Planung. Offen bleibt auch die Frage, ob den Erwartungen der männlichen Teilnehmer an den Kurs besser entsprochen werden könnte, wenn die Kommunikation mit dem anderen Elternteil einen größeren Raum einnähme, oder ob eine Verbesserung an dieser Stelle möglicherweise einfach länger dauert und daher noch nicht in vollem Maße in die Kursbewertung einfließen kann. Des Weiteren stellt sich auch die Frage, inwieweit die Kurswirkung auch bei den Kindern der Teilnehmer spürbar und nachhaltig ist – zwischen den Einschätzungen der Eltern war hier keine Übereinstimmung zu verzeichnen – und ob das Angebot somit sein primäres Ziel, nämlich eine Verbesserung der kindlichen Situation, erreichen kann. Dies aufzuklären wird eine Aufgabe der summativen Evaluation (Mari Krey, in Vorb.) sein.

Nach Schneewind (2005, zit. in Petermann & Petermann, 2006) sind Programme zur Förderung von Erziehungskompetenz sind dann besonders effektiv, wenn sie (a) von professionellem Personal geleitet werden, (b) in Elterngruppen durchgeführt werden, (c) die Eltern von anderen Eltern unterstützt wurden, (d) auch auf der Kindebene interveniert wurde, vor allem wenn dies frühzeitig geschah und (d) das Kinderprogramm auch eine Komponente zur Selbstentwicklung der Eltern enthielt. Während **Kinder im Blick** die Kriterien (a) bis (d) erfüllt, stellt sich die Frage, ob eine parallele Intervention bei den Kindern zusätzliche Wirkung bringen würde. So stellten Soper und Mitautoren (Soper, Wolchik, Sandler, Tein & Lustig, 2007) fest, dass die kindlichen Bewertungen der elterlichen Trennung ihr Wohlbefinden über die Zeit moderierten. Auch Bühler und Mitautoren (Buehler, Lange & Franck, 2007) stellen die Bedeutung ungünstiger Kognitionen und Emotionen als Mediator zwischen feindseliger elterlicher Interaktion und kindlichen Verhaltensproblemen heraus. Eine Arbeit an trennungsbezogenen ungünstigen Kognitionen der Kinder könnte somit eine wichtige Bewältigungshilfe darstellen.

Zwar zeigte sich, wie bereits erwähnt, in der Arbeitsgruppe um Wolchik kein zusätzlicher Effekt einer an einen Elternkurs angegliederten Kindergruppe (Dawson-McClure et al., 2004; Wolchik et al., 2000), dies könnte jedoch auch methodische Gründe haben. Andere Gruppen zeigen sehr wohl positive Auswirkungen auf die Kinder (vgl. Abschnitt 3.3.3). Somit wäre es eine Überlegung wert, inwieweit ein paralleles Angebot für Kinder möglich, von den Eltern gewünscht und auch in der Durchführung praktikabel wäre und wie dieses ausgestaltet sein könnte. In der begleitenden Beratung fand diese Einbeziehung ohnehin an vielen Stellen statt, z.B. indem die Kinder zu Einzelgesprächen eingeladen wurden oder an Mediationssitzungen teilnahmen. Im Rahmen der Evaluation, bei der Durchführung der Kinderinterviews, war allerdings häufig ein nicht unerheblicher Widerstand der Eltern zu beobachten, der oft mit der Begründung einherging, die Kinder hätten schon „genug mit dem Thema Trennung zu tun".

Interessant wäre es auch zu beobachten, inwieweit auch Teilnehmer, die den Kurs nicht freiwillig, sondern als gerichtliche Auflage besuchen, von dem Angebot profitieren könnten. Die Ergebnisse aus den USA hierzu sind ermutigend (vgl. Abschnitt 3.3.4), jetzt bleibt es abzuwarten, inwieweit die Idee auch unter Richtern und Gutachtern Anhänger gewinnt. Kurse, die in größerem Umfang auch im Zwangskontext stattfinden, stehen vor allem vor den Herausforderungen (vgl. auch Walker, 1993), dass (1) Zeit zum Austausch persönlicher Probleme vonnöten ist, ohne dass Schuldzuweisungen an den anderen Elternteil zuviel Raum einnehmen, (2) Probleme mit den Kindern sich häufig nicht isoliert von anderen Schwierigkeiten (z.B. Finanzen) betrachten lassen, wie auch die Befunde in Kapitel 3 dieser Arbeit zeigen, sowie (3) zwischen Eltern differenziert werden muss, die vielleicht wieder besser miteinander kommunizieren lernen können („cooperative parenting"), und Eltern, für die es zunächst oder dauerhaft hilfreicher wäre, wenn sie dies gar nicht mehr tun würden („parallel parenting"). Hier sind das Geschick und die soziale und fachliche Kompetenz der Kursleiter/innen besonders gefordert und zwar sowohl im Umgang mit den Teilnehmern als auch im Hinblick auf eine mögliche Vorauswahl nicht geeigneter Teilnehmer (vgl. auch Abschnitt 4.3.2).

Vieles spricht jedenfalls dafür, dass das Angebot **Kinder im Blick** eine neue und passende Ergänzung für die Beratungsarbeit mit Trennungsfamilien sein kann, wie auch das rege Interesse seitens einiger Beratungsstellen und Institutionen an der geplanten Ausbildung zeigt. Durch die Ausweitung des Angebotes auf andere Kontexte, Bevölkerungsschichten und Orte ist auch eine umfangreichere Evaluation möglich, auf deren Basis **Kinder im Blick** auch in der Zukunft erweitert und verbessert werden kann.

5. Schlussbetrachtung

Selbst im Trennungsstreit haben viele Eltern, so die Erfahrung der Autorin, noch ein gutes Gespür für die Bedürfnisse ihrer Kinder. Nach einer krisenhaften Phase der Veränderung finden diese Familien zu einem neuen Gleichgewicht. Angebote wie der Elternkurs **Kinder im Blick** können sie in diesem Prozess unterstützen, indem sie ihre Beziehungs- und Erziehungskompetenzen stärken, sie auf ungenutzte Ressourcen hinweisen, sie für mögliche Fallstricke im Trennungsprozess sensibilisieren und so bereits in einem möglichst frühen Stadium einer Chronifizierung der Konflikte vorbeugen. Anders stellt sich die Situation bei Eltern dar, die nicht in dieses Gleichgewicht zurück finden, die augenscheinlich die Fähigkeit verloren haben, zum Wohl ihrer Kinder zu handeln und das Rechtssystem nutzen, um ihre Konflikte auszutragen. Gerichte „schicken" diese Eltern mit dem berechtigten Hinweis, dass es hier wohl kaum um objektives „Recht" geht, zu Gutachtern, Psychologen und Beratern, und drängen auf einvernehmliche Lösungen. Die Arbeit mit diesen Klienten gestaltet sich jedoch ausgesprochen schwierig, wie folgendes Zitat zeigt:

> „Wir sind gefordert, mit Menschen Dialoge zu führen und sie in Dialoge zu bringen, die sich häufig in ihrer Identität und Integrität verletzt fühlen und durch ihre Erfahrungen überzeugt sind, dass Dialoge nicht möglich sind, und deren Weltbild sich aus innerer Not heraus darauf begrenzt hat, dafür zu kämpfen, dass nur eine Sicht- und Handlungsweise richtig ist. Für diese Eltern bedeutet die Anforderung, sich der Kinder wegen zu begegnen und auseinander zu setzen, immer wieder die Aktualisierung eines krisenähnlichen Zustands, den sie durch den Kontaktabbruch zum ehemaligen Partner beenden und bewältigen wollen." (Loschky & Nölke-Hartz, 2006, S. 250/251)

Es wird deutlich, dass es schwer ist, das Handeln dieser Eltern zu *verstehen*, die mit harten Bandagen kämpfen, ihr Umfeld polarisieren, ihre Kinder instrumentalisieren und auch den Berater attackieren. Fast unmöglich erscheint es, diese Situation im Sinne des Kindeswohls zu *verändern*, wenn schon die Beratung selbst von den Eltern als Kontrolle und Zwang erlebt wird, wenn keinerlei Einsicht bezüglich der Notwendigkeit einer Verhaltensänderung besteht und das Argument der „Folgen für die Kinder" nicht greift, weil die Hochstrittigen davon überzeugt zu sein scheinen, im Sinne und zum Schutz ihrer Kinder zu handeln.

Mit der vorliegenden Arbeit wurde das Ziel verfolgt, einen Beitrag zum *Verstehen und zum Verändern* von strittigen Trennungskonflikten zu leisten, indem zum einen Entstehungsfaktoren von Hochstrittigkeit empirisch untersucht wurden, zum anderen eine neue Intervention für Eltern in konfliktbelasteten Trennungssituationen entwickelt, erprobt und – formativ – evaluiert wurde. Beide Teile der Arbeit wurden bereits in den Abschnitten 2.6, 2.7 sowie 4.5 jeweils diskutiert und bewertet. An dieser Stelle wird nun ein abschließendes Fazit zum Beitrag dieser Arbeit gezogen.

Der Beitrag dieser Arbeit zum Verstehen hochstrittiger Trennungskonflikte
Wie der empirische Teil der Arbeit zeigen konnte, stecken Hochstrittige in ihren Trennungskonflikten fest. Dies wurde bislang vielfach behauptet, jedoch umso seltener quantitativ erforscht. Dabei weisen die Daten nicht so sehr auf unterschiedliche Zusammenhänge hin als vielmehr auf ein „Mehr-von-Allem". So zeichnen sich Eltern mit chronifizierten Konflikten im Vergleich zu Eltern mit Konflikten in der akuten Trennungssituation durch ein höheres Niveau der Konfliktintensität, größere Verletzungen und Ressentiments gegenüber dem ehemaligen Partner sowie eine schlechtere elterliche Kooperation aus. Besonders auffallend ist das hohe Maß nicht nur an destruktivem Kommunikationsstil, sondern vor allem an negativen Gedanken und Schuldzuschreibungen gegenüber dem ehemaligen Partner. Im Licht dieses Feindbilds werden der Konflikt, die elterliche Kooperation und teilweise auch das kindliche Wohlbefinden betrachtet.

Obwohl kein Beweis dafür geliefert wurde, dass Hochstrittige in ihrer Persönlichkeit tatsächlich vulnerabler sind, gibt es Hinweise darauf, dass dies der Fall ist – wenn sich z.T. über Jahre ein auffallend rigides Feindbild halten kann, muss dies auch innere Gründe haben, zumal der andauernde Konflikt, selbst wenn die emotionale Verletzbarkeit am Anfang noch nicht so groß war, zur inneren Verletzung beigetragen haben wird. Noch deutlicher wird allerdings die besondere Konfliktdynamik der Polarisierung zwischen dem positiven Selbstbild und dem negativen Fremdbild – so deutet die Tatsache, dass Eltern sich bei besonders negativem Bild des anderen ein besonders positives Erziehungsverhalten zuschreiben, auf die Notwendigkeit hin, die eigenen Erziehungskompetenzen, die im Rechtsstreit angezweifelt werden, zu idealisieren und dadurch eine andauernde Abwertung durch den anderen auszugleichen. Wer Hochstrittigen also ein ausgeprägtes Schwarz-Weiß-Denken vorhält, muss auch bedenken, dass dies unter Umständen – möglicherweise aufgrund des Zusammenspiels von Verletzbarkeit und Verletzung – auch eine Folge des Konflikts ist, und nicht nur die Ursache.

Obwohl die Sichtweisen der Eltern auf das Kind sich in den Daten unterscheiden, sind doch auch Gemeinsamkeiten und Zusammenhänge feststellbar. Es gibt also in Teilen durchaus eine gemeinsame Meinung zum Kind. Die Unterschiede in der Ansicht über das kindliche Wohlbefinden resultieren zum einen, wie die Daten zeigen, aus den unterschiedlichen Lebenslagen der Elternteile, zum andern, so kann vermutet werden, aus der Notwendigkeit, zur Nutzung des Rechtssystems zwangsweise unterschiedlicher Meinung sein zu müssen. So kann man die Behauptung wagen, dass zwar um das Kind gekämpft wird, es aber in vielen Fällen eigentlich nicht um das Kind geht, sondern um anderen Dinge, beispielsweise um Selbstwert, ungelöste Paarthematik, Kränkung o.ä., und dass diese Themen wiederum aus inneren Quellen stammen müssen. Somit wird das Kind zwar im Kampf gegen den Partner instrumentalisiert, allerdings nicht in böser Absicht dem Kind gegenüber. Stattdessen stellen betroffene Kinder einen weitgehend unbemerkten „Kollateralschaden" eines anderen Kampfes der Eltern dar, die kindliche Bedürfnisse, wie die vorliegende Untersuchung nahe legt, nur ungenügend von den eigenen Lebensthemen trennen können.

Der Beitrag dieser Arbeit zum Verändern hochstrittiger Trennungskonflikte
Folgende Schlussfolgerungen können aus diesem Verständnis und den bisherigen Erfahrungen aus der Kursdurchführung von **Kinder im Blick** für Hilfen zur Veränderung gezogen werden:

1. Veränderung beginnt im Kopf: Es erscheint unwahrscheinlich, dass ein Umdenken im Beratungssetting mit beiden Eltern möglich ist, wenn negative Attributionen und destruktive Konfliktstile gegenseitig die Eskalation steigern. Bei akutem Rechtfertigungsdruck gegenüber dem anderen Elternteil und vor Gericht werden die Eltern erst recht eine innere Notwendigkeit verspüren, an unrealistischen Fremd- und Selbsteinschätzungen festzuhalten. Erst durch eine wertschätzende und ressourcenorientierte anderweitige Unterstützung, die sich aber nicht für den Konflikt instrumentalisieren lässt, kann ein realistischerer Blick auf sich selbst und den anderen gewagt werden.

2. Egoismus als Argument: Der Auftrag der Beratung ist es, dafür zu sorgen, dass die Eltern sich zum Wohle ihrer Kinder einigen. Dabei wird oft der Egoismus hochstrittiger Klienten beklagt. In Einzelgesprächen oder im Gruppensetting könnte aber überlegt werden, wie dieser Egoismus sinnvoll eingesetzt werden könnte. So kann dem mutmaßlich schwierigen Selbstwert der Klienten dadurch entgegengekommen werden, dass sie geradezu dazu aufgefordert werden, für sich selbst zu sorgen, allerdings nicht im Sinne eines Kampfes, sondern im Sinne eines Abwendens vom Kampf und eines Hinwendens zur Zukunft.

3. Es geht häufig nicht um das Kind, auch wenn es den Anschein hat. Solange die Hilfe von den Eltern im Kontext des juristischen Streits gesehen wird, kann und darf das Kind aus ihrer Sicht nicht unabhängig von der Konfliktthematik gesehen werden, weil sonst die ganze Argumentationskette vor Gericht zusammenbricht. Die Berater sind als durch das Gericht Beauftragte auch immer Vertreter dieser Institutionen und werden entsprechend wahrgenommen, obwohl sie sich bemühen, sich als „Helfer“ darzustellen. Allein durch die Kooperation der Professionen werden sie Teil des Zwangskontextes. Somit wäre in einigen Fällen eine „Gewaltenteilung“ zu empfehlen, in der im Paargespräch an den zu klärenden Themen gearbeitet wird, aber auch – evtl. vorgeschaltet – in einem Einzelsetting die inneren Gründe für den Konflikt bearbeitet werden können, damit diese ein anderes Ventil finden.

4. Gefahrloser(rer) Perspektivenwechsel: Indem kein Einigungsdruck auf die Eltern ausgeübt wird und keine explizite Agenda im Hinblick auf den Paarkonflikt existiert, kann ein Gruppenangebot, sogar wenn es vom Gericht angeordnet wäre, einen unverbindlicheren Rahmen für innere Veränderungen bieten. Durch die Unterstützung und Korrektur friedfertigerer Gruppenteilnehmer wird ein Perspektivenwechsel leichter, so dass gerade eine Mischung im Konfliktniveau der Teilnehmer nützlich sein könnte.

5. Weg vom Streit, hin zum Kind: Indem im Gruppenangebot den Fokus auf die Beziehung zwischen Eltern und Kindern und konkrete Möglichkeiten zur Verbesserung der Erziehungskompetenz gelegt werden, sind die Eltern gezwungen, ihren Blick weg von ihrem Paarkonflikt und hin auf das Kind mit seinen konkreten Bedürfnissen zu richten.

6. Stigmatisierung reduzieren: In stark chronifizierten Konflikten ist es auch für Berater schwer, noch nach möglichen Ressourcen zu suchen und keine Defizitperspektive hinsichtlich der Familie einzunehmen, zumal die Eltern sich durch den Zwangskontext ohnehin stigmatisiert fühlen dürften. Befinden sie sich in einer Maßnahme, an der auch viele Freiwillige teilnehmen, können diese in ihrer Unbefangenheit den Weg zurück aus der Konfliktspirale durchlässiger erscheinen lassen.

7. Druckfreier Zwang: Es wäre naiv zu fordern, dass kein Druck mehr auf die Eltern ausgeübt werden soll, schließlich soll zum Wohl des Kindes eine Befriedung des Konflikts erreicht werden. Ganz im Gegenteil erscheint es sinnvoll, zusätzlich zum – eher mäßig erfolgreichen Einigungsdruck – die Eltern zur Teilnahme an Kursen wie **Kinder im Blick** oder zu einer Einzeltherapie zu zwingen, dabei aber eine „Lösungsvorgabe" zu unterlassen. Schon allein durch die Abwesenheit des anderen Elternteils könnten die Eltern solche Hilfsangebote zu einer inneren Stärkung und Orientierung nutzen, was langfristig auch den Kindern zugute käme. Sollten mittlerweile im Sinne der Kinder kurzfristige Entscheidungen zu treffen sein, könnte das Gericht durchaus detaillierte Entscheidungen im Hinblick auf den Kontakt treffen, da die Eltern aktuell dazu ohnehin nicht in der Lage erscheinen. Diese könnten vorläufig sein und nur darauf ausgerichtet, die Lage zunächst zu klären, aber darauf abzielen, dass die Eltern baldmöglichst wieder selbst Verantwortung für ihr Handeln übernehmen.

8. Wie hochstrittig sind Sie? Im Sinne einer Eingangsdiagnostik, wie sie im US-amerikanischen Raum eingesetzt wird, könnte zukünftig schon bei der Überweisung an einer Beratungsstelle erfasst werden, welche Stufe der Strittigkeit vorliegt. Somit wird verhindert, dass alle Hochstrittigen als „hoffnungslose Fälle" angesehen werden, und eine gezielte Zuordnung zu verschiedenen Maßnahmen (Beratung, Einzelgespräche, Therapie, Gruppensetting, Verfahrens- oder Umgangspfleger) wird ermöglicht.

Eltern bleiben Eltern, auch in konfliktbelasteten Trennungssituationen und mit allen Konsequenzen, die dies für die betroffenen Kinder hat. Den Eltern diese Würde und Autonomie zu lassen, ohne das Wohl der Kinder aus den Augen zu verlieren, stellt auch zukünftig eine Gratwanderung für alle dar, die mit Hilfen für Familien in Trennung befasst sind.

Zusammenfassung

Die vorliegende Arbeit stellte theoretische, empirische und konzeptuelle Grundlagen des Gruppenangebots **Kinder im Blick** vor, das sich an konfliktbelastete Eltern in Trennung richtet. Sie besteht aus zwei Teilen mit unterschiedlichen inhaltlichen Schwerpunkten:

Teil A befasst sich sowohl theoretisch als auch empirisch mit den *Merkmalen strittiger Trennungskonflikte* und ihren Auswirkungen auf die betroffenen Familienmitglieder. Damit legt sie die theoretische und empirische Basis für Interventionen in diesem Bereich. Dabei wurde auf der Grundlage der bisherigen Forschung zu Trennung und Scheidung, zur Genese und Auswirkung elterlicher Konflikte sowie des Modells „Determinants of Parenting“ von Belsky davon ausgegangen, dass das elterliche Erziehungsverhalten und die Kooperation der Eltern in Erziehungsfragen nach der Trennung von Persönlichkeitsfaktoren, Kontextfaktoren und der Elternbeziehung geprägt sind und dass die Wirkung dieser Einflüsse auf das Wohlbefinden betroffener Kinder vor allem durch die Elternallianz und das Erziehungsverhalten vermittelt wird. Weiterhin wurde angenommen, dass sich Personen, die laut Expertenurteil als „hochstrittig“ bezeichnet werden, angesichts ihrer chronifizierten Konflikte im Hinblick auf die obenstehenden Merkmale von anderen Eltern in Trennung unterscheiden.

Anhand einer Stichprobe konfliktbelasteter Eltern in Trennung (N = 94), unter denen sich ehemalige Paare, aber auch Einzelpersonen befanden, wurden diese Annahmen überprüft. Vor allem ein dysfunktionaler Konfliktstil, verbunden mit negativen Attributionen gegenüber dem anderen Elternteil, wirkte sich ungünstig auf die Elternallianz aus, während die Rolle andauernder Verbundenheit eher ambivalent zu sehen ist – für das Wohlbefinden der Eltern ist sie eher ungünstig, für die elterliche Kooperation kann sie eine Ressource darstellen. Bei den Frauen zeigte sich darüber hinaus noch ein starker Einfluss der ökonomischen Knappheit auf die Elternallianz. Die Befunde für das Erziehungsverhalten waren weniger eindeutig: Während sich die eskalierten Konflikte zwischen den Eltern, wie erwartet, negativ auf das Erziehungsverhalten auswirkten, schrieben sich Personen mit ausgeprägten negativen Attributionen gegenüber dem anderen Elternteil selbst besonders gute Erziehungskompetenzen zu, was als mögliche Wahrnehmungsverzerrung gesehen und diskutiert wird.

Im Hinblick auf die kindliche Entwicklung zeigte sich in der Einschätzung der Frauen die Bedeutung der Elternallianz, aber auch finanzieller Versorgung, während bei den Vätern negativen Attributionen mit kindlichen Problemen einhergingen. Die „hochstrittigen“ Eltern unterschieden sich von den „weniger strittigen“ Eltern in fast allen genannten Merkmalen. Die Befunde weisen auf die Bedeutung negativer Kognitionen und ihre Rolle in chronischen Trennungskonflikten hin und unterstreichen die Vermischung von finanziellen Konflikten mit Sorge- und Umgangsstreitigkeiten. Sie zeigen außerdem Mechanismen der Entstehung und Verfestigung unterschiedlicher Sichtweisen im Konflikt je nach Lebenssituation des Beurteilenden auf.

Diese Erkenntnisse werden im Teil B aufgegriffen, der das Gruppenangebot **Kinder im Blick** vorstellt und in bestehende Interventionsangebote einordnet. Das Angebot wurde in Kooperation mit der Beratungsstelle „Familien-Notruf München“ entwickelt und knüpft an das bestehende Elterntraining „Familienteam“ an. Gleichzeitig ist es aber auf die Bedürfnisse und Fragestellungen von Teilnehmer in Trennung zugeschnitten. Es ist ausgesprochen praxisorientiert und basiert auf theoretischen und empirischen Erkenntnissen zur systemischen Familientherapie, zu Erziehungskompetenzen und der Entwicklung emotionaler Kompetenzen bei Kindern sowie kommunikations- und konflikttheoretischen Überlegungen. Der Elternkurs kann als Einzelangebot von interessierten Eltern in Trennung wahrgenommen werden, oder im strittigen Bereich als Zusatzmaßnahme zu einer Beratung durchgeführt werden, wobei hier einige Besonderheiten für Eltern in hocheskalierten Konflikten zu beachten sind, die entsprechend diskutiert werden.

Da das Angebot bereits in der Praxis erprobt wurde, können erste Befunde aus der formativen Evaluation (N=55) berichtet werden, die ermutigend sind: Der Kurs wird gut aufgenommen und positiv bewertet. Die Eltern berichten von Verbesserungen in allen Bereichen, auf die **Kinder im Blick** abzielt, d.h. in der eigenen Trennungsbewältigung, dem Umgang mit dem Kind, im kindlichen Wohlbefinden und eine positive Veränderung elterlicher Kommunikation. Am wenigsten optimistisch sind allerdings die Einschätzungen hinsichtlich des letzten Punktes. Trotzdem sind bei den teilnehmenden Paaren auch hier Zusammenhänge zwischen den Einschätzungen zu erkennen – obwohl (oder gerade weil) sie an unterschiedlichen Abenden am Kurs teilnahmen.

Bezieht man die Befunde aus Teil A mit ein, so könnten diese guten Ergebnisse damit zusammenhängen, dass das Gruppensetting den Perspektivenwechsel und den Abbau von Feindbildern gerade dadurch fördert, dass die Eltern nicht in der direkten Auseinandersetzung miteinander stehen, sondern im Austausch mit anderen Betroffenen Unterstützung, aber auch Korrektur erhalten.

Literaturverzeichnis

Abidin, R. R. & Brunner, J. F. (1995). Development of a parenting alliance inventory. *Journal of Clinical Child Psychology, 24*(1), 31-40.

Adamson, J. L. & Thompson, R. A. (1998). Coping with interparental conflict by children exposed to spouse abuse and children from nonviolent homes. *Journal of Family Violence, 13*(3), 213-231.

Ahrons, C. (1981). The continuing parental relationship between divorced spouses. *American Orthopsychiatric Association, 51*(3), 415-428.

Alberstötter, U. (2004). Hocheskalierte Elternkonflikte – professionelles Handeln zwischen Hilfe und Kontrolle. *Kind-Prax, 3*, 90-99.

Alberstötter, U. (2006a). Kooperation als Haltung und Strategie bei hoch strittigen Elternkonflikten. In M. Weber & H. Schilling (Hrsg.), *Eskalierte Elternkonflikte. Beratungsarbeit im Interesse des Kindes bei hoch strittigen Trennungen* (S. 177-198). München: Juventa.

Alberstötter, U. (2006b). Wenn Eltern Krieg gegeneinander führen. Zu einer neuen Praxis der Beratungsarbeit mit hoch strittigen Eltern. In M. Weber & H. Schilling (Hrsg.), *Eskalierte Elternkonflikte. Beratungsarbeit im Interesse des Kindes bei hoch strittigen Trennungen* (S. 29-51). München: Juventa.

Alberstötter, U. (2007). Kinder zwischen Beziehungskontinuität und Kontaktverweigerung. Fallkonstellationen bei Umgangskontakten in hochstrittigen Elternkonflikten. *Kindschaftsrecht und Jugendhilfe, 4*, 132-137.

Allen, J. P., McElhaney, K. B., Land, D. J., Kuperminc, G. P., Moore, C. M., O'Beirne-Kelley, H. et al. (2003). A secure base in adolescence: Markers of attachment security in the mother-adolescent relationship. *Child Development, 74*(1), 294-307.

Allison, P. D. & Furstenberg, F. F. (1989). How marital dissolution affects children: variations by age and sex. *Developmental Psychology, 25*, 540-549.

Alt, C. (2003). Wandel familialer Lebensverhältnisse minderjähriger Kinder in Zeiten der Pluralisierung. In W. Bien & J. H. Marbach (Hrsg.), *Partnerschaft und Familiengründung. Ergebnisse der dritten Welle des Familien-Surveys* (S. 219-244). Opladen: Leske + Budrich.

Amato, P. R. (1996). Explaining the Intergenerational Transmission of Divorce. *Journal of Marriage and the Family, 58*, 628-640.

Amato, P. R. (2000). The consequences of divorce for adults and children. *Journal of Marriage and the Family, 62*, 1269 -1287.

Amato, P. R. (2001). Children of Divorce in the 1990s: An Update of the Amato and Keith (1991) Meta-Analysis. *Journal of Family Psychology, 15*(3), 355-370.

Amato, P. R. (2006). Marital Discord, Divorce, and Children's Well-Being. Results from a 20-Year Longitudinal Study of Two Generations. In A. Clarke-Stewart & J. Dunn (Eds.), *Families Count. Effects on Child and Adolescent Development* (pp. 179-202). Cambridge: University Press.

Amato, P. R. & Afifi, T. D. (2006). Feeling Caught Between Parents: Adult Children's Relations With Parents and Subjective Well-Being. *Journal of Marriage and Family, 68*, 222-235.

Amato, P. R. & Booth, A. (1997). *A generation at risk: growing up in an era of family upheaval*. Cambridge: Harvard University Press.

Amato, P. R. & Cheadle, J. (2005). The Long Reach of Divorce: Divorce and Child Well-Being Across Three Generations. *Journal of Marriage and Family, 67*, 191-206.

Amato, P. R. & DeBoer, D. D. (2001). The transmission of marital instability across generations: Relationship skills or commitment to marriage? *Child Development, 63*(4), 1038-1051.

Amato, P. R. & Gilbreth, J. G. (1999). Nonresident fathers and children's well-being: A meta-analysis. *Journal of Marriage and the Family, 61*, 557-573.

Amato, P. R. & Hohmann-Marriott, Bryndl. (2007). A Comparison of High- and Low-Distress Marriages That End in Divorce. *Journal of Marriage and Family, 69*, 621-638.

Amato, P. R. & Keith, B. (1991). Parental divorce and the well-being of children: A metaanalysis. *Psychological Bulletin, 110*, 26-46.

Amato, P. R. & Rezac, S. J. (1994). Contact with nonresident parents, interparental conflict, and children's behavior. *Journal of Family Issues, 15*(2), 191-207.

Andreß, H. P. & Güllner, M. (2002). Einkommensverluste, aber Zufriedenheitsgewinne? Die unterschiedlichen Folgen von Trennung und Scheidung für Männer und Frauen. *Bielefeld, WTS-Arbeitspapier Nr. 10.*

Andritzky, W. (2002). Verhaltensmuster und Persönlichkeitsstruktur entfremdender Eltern: Psychosoziale Diagnostik und Orientierungskriterien für Interventionen. *CIP Medien. Themenheft: Hirnforschung und Psychotherapie. Verfügbar unter http://www.cip-medien.com/html/heft_2_-_2002.html [01.03.2008].*

Arbuthnot, J. & Kramer, K. (1998). Effects of Divorce Education on Mediation Process and Outcome. *Mediation Quarterly, 15*(3), 199-214.

Asendorpf, J. B. (2005). Umwelteinflüsse auf die Entwicklung aus entwicklungsgenetischer Sicht. *Zeitschrift für Soziologie der Erziehung und Sozialisation, 25*, 118-132.

Baris, M. A., Coates, C. A., Duvall, B. B., Garity, C. B., Johson, E. T. & La-Crosse, E. R. (2001). *Working with high-conflict families of divorce. A guide for professionals*. New Jersey: Aronson.

Bastine, R., Weinmann-Lutz, B. & Wetzel, A. (1999). *Unterstützung von Familien in Scheidung durch Familien-Mediation. Abschlußbericht*. Stuttgart: Sozialministerium Baden-Württemberg.

Bastine, R., Decker, F., Haid-Loh, A., Mayer, S. & Normann-Kossak, K. (2005). *Zusammenfassung zum Projekt der BAFM „Evaluation der Familienmedatiation in der Institutionellen Beratung". Bericht zum Fachtag „Familienmediation in der institutionellen Beratung" am 05.09.2005, Berlin.*

Baum, N. (2004). Typology of Post-Divorce Parental Relationships and Behaviors. *Journal of Divorce & Remarriage, 41*(3/4), 53-79.

Baumrind, D. (1971). Current patterns of parental authority. *Developmental Psychology, 4*, 1-103.

Baumrind, D. (1988). Rearing competent children. In W. Damon (Ed.), *Child development today and tomorrow* (pp. 349-378). San Francisco, CA: Jossey-Bass.

Baumrind, D. (1996). The discipline controversy revisited. *Family Relations, 45*, 405-414.

Bauserman, R. (2002). Child adjustment in joint custody versus sole-custody arrangements: A meta-analytic review. *Journal of Family Psychology, 16*(1), 91-102.

Beck, A. T., Rush, A. J., Shaw, B. F. & Emery, G. (1979). *Cognitive Therapy of Depression*. New York: Guilford Press.

Beckh, K. (submitted). *Bindung, soziale Kognition und die Balance von Autonomie und Verbundenheit in den Liebesbeziehungen junger Paare*: Unveröffentlichte Dissertation. Ludwig-Maximilians-Universität München.

Beckh, K. & Walper, S. (2002). Stiefkinder und ihre Beziehung zu den Eltern: Ein Fokus auf die Rolle von leiblichem und Stiefvater. In W. Bien, A. Hartl & M. Teubner (Hrsg.), *Stieffamilien in Deutschland. Eltern und Kinder zwischen Normalität und Konflikt*. Opladen: Leske + Budrich.

Beham, M., Haller, R., Werneck, H., Wilk, L. & Zartler, U. (2002). Scheidung und Trennung im Erleben von Kindern, Frauen und Männern – Zusammenfassung und vergleichende Darstellung. In U. Zartler, L. Wilk & R. Kränzl-Nagl (Hrsg.), *Ursachen und Folgen von Scheidung/Trennung für Kinder, Frauen und Männer* (S. 434-471). Wien: Europäisches Zentrum für Wohlfahrtspolitik und Sozialforschung.

Behrenbruch-Walz, C. (2006). Familiensitzungen mit Kindern bei der Beratung hoch strittiger Eltern. In M. Weber & H. Schilling (Hrsg.), *Eskalierte Elternkonflikte. Beratungsarbeit im Interesse des Kindes bei hoch strittigen Trennungen* (S. 145-162). München: Juventa.

Belsky, J. (1984). The determinants of parenting: A process model. *Child Development, 55*(83-96).

Benjamin, M. & Irving, H. H. (1995). Research in Family Mediation, Review and Implications. *Mediation Quarterly, 13*(1), 53-82.

Berman, W. H. (1988). The role of attachment in the post-divorce experience. *Journal of Personality and Social Psychology, 54*, 496-503.

Bernhardt, H. & Winograd, B. (2004). Entwicklung der Familien-Mediation: Anwendungen, Arbeitsstile und Modelle. *Perspektive Mediation, 1*, 67-71.

Bickerdike, A. J. & Littlefield, L. (2000). Divorce Adjustment and Mediation: Theoretically Grounded Process Research. *Mediation Quarterly, 18*(2), 181-201.

Birnbaum, R. & Alaggia, R. (2006). Supervised Visitation: A call for a second generation of research. *Family Court Review, 44*(1), 119-134.

Blaisure, K. R. & Geasler, M. J. (2000). The divorce education intervention model. *Family and Conciliation Courts Review, 38*(4), 501-513.

Blaisure, K. R. & Geasler, M. J. (2006). Educational Interventions for Separating and Divorcing Parents and Their Children. In M. A. Fine & J. H. Harvey (Eds.), *Handbook of Divorce and Relationship Dissolution* (pp. 575-602). Mahwah, NJ: Lawrence Erlbaum.

Blanciak, P. (2002). Reframing: The Essence of Mediation. Verfügbar unter: *http://www.mediate.com/articles/blanciak.cfm [15.07.2004].*

Block, J., Block, J. H. & Gjerde, P. F. (1988). Parental functioning and the home environment in families of divorce. Prospective and concurrent analyses. *Journal of the American Academy of Child and Adolescent Psychiatry, 27*, 207-213.

Block, J. H., Block, J. & Morrison, A. (1981). Parental agreement – disagreement on child-rearing orientations and gender-related personality correlates in children. *Child Development, 52*, 965-974.

Bodenmann, G. (2002). Hilfestellungen für Geschiedene als präventive Massnahmen nach der Scheidung. In B. Röhrle (Hrsg.), *Prävention und Gesundheitsförderung. Band II.* (S. 113-130). Tübingen: DGVT.

Bodenmann, G. & Cina, A. (1999). Der Einfluss von Stress, individueller Belastungsbewältigung und dyadischem Coping auf die Partnerschaftsstabilität: Eine 4-Jahres-Längsschnittstudie. *Zeitschrift für Klinische Psychologie, 28*, 130-139.

Bodenmann, G. & Cina, A. (2000). Stress und Coping als Prädiktoren für Scheidung: Eine 5-Jahres prospektive Längsschnittstudie. *Zeitschrift für Familienforschung, 12*, 5-20.

Booth, A. & Amato, P. R. (2001). Parental Predivorce Relations and Offspring Postdivorce Well-Being. *Journal of Marriage and Family 63*(1), 197-212.

Booth, A. & Edwards, J. N. (1989). Transmission of marital and family quality over the generations: The effect of parental divorce and unhappiness. *Journal of Divorce, 13*(2), 41-58.

Bowlby, J. (1969). *Attachment and Loss, Volume 1: Attachment. (Dt. Bindung, 1975/2006).* London: Tavistock Publications.

Bowlby, J. (1973). *Attachment and Loss, Volume 2: Separation – Anxiety and Anger. (Dt. Trennung. Angst und Zorn, 1976/2006).* London: Tavistock Publications.

Bowlby, J. (1980). *Attachment and Loss, Volume 3: Loss – Sadness and Depression. (Dt. Verlust. Trauer und Depression, 1983/2006).* London: Tavistock Publications.

Boyan, S. & Termini, A. M. (2004). *The Psychotherapist as Parent Coordinator in High-Conflict Divorce: Strategies and Techniques.* Atlanta, GA: Haworth Clinical Practice Press.

Bradbury, T., Rogge, R. & Lawrence, E. (2000). Reconsidering the role of conflict in marriage. In A. Booth, A. C. Crouter & M. Clements (Eds.), *Couples in Conflict* (pp. 59-81). Hillsdale, NJ: Lawrence Erlbaum.

Brähler, E. (1992). *Gießener Beschwerdebogen für Kinder und Jugendliche (GBB-KJ). Handanweisung*. Bern: Hans Huber.

Braver, S. L. & Griffin, W. A. (2000). Engaging fathers in the post-divorce family. *Marriage and Family Review, 29*(4), 247-267.

Braver, S. L., Griffin, W. A. & Cookston, J. T. (2005). Prevention Programs for Divorced Nonresident Fathers. *Family Court Review, 43*(1), 81-96.

Braver, S. L., Salem, P., Pearson, J. & DeLusé, S. R. (1996). The content of divorce education programs. Results of a survey. *Family Court Review, 34*(1), 41-59.

Breidenbach, S. (1995). *Mediation: Struktur, Chancen und Risiken von Vermittlung im Konflikt*. Köln: O. Schmidt.

Buchanan, C., Maccoby, E. & Dornbusch, S. (1991). Caught between parents: Adolescents' experience in divorced homes. *Child Development, 62*, 1008-1029.

Buchholz-Graf, W. (2001). Wie kommt Beratung zu den Scheidungsfamilien? Neue Formen der interdisziplinären Zusammenarbeit für das Kindeswohl. *Praxis der Kinderpsychologie und Kinderpsychiatrie 50*(4), 293-310.

Buchholz-Graf, W., Caspary, C., Keimeleder, L. & Straus, F. (1998). *Familienberatung bei Trennung und Scheidung. Eine Studie über Erfolg und Nutzen gerichtsnaher Hilfen*. Freiburg: Lambertus.

Buchholz-Graf, W. & Vergho, C. (2001). *Beratung für Scheidungsfamilien. Das neue Kindschaftsrecht und professionelles Handeln der Verfahrensbeteiligten.* Weinheim und München: Juventa Verlag.

Buchholz-Graf, W. & Vergho, C. (2005). Wie Eltern den begleiteten Umgang bewerten. *Kind-Prax, 8*(2), 43-52.

Buehler, C., Lange, G. & Franck, K. L. (2007). Adolescents' Cognitive and Emotional Responses to Marital Hostility. *Child Development, 78*(3), 775-789.

Bumpass, L. L., Martin, T. C. & Sweet, J. A. (1991). The impact of family background and early marital factors on marital disruption. *Journal of Family Issues, 12*(1), 22-42.

Bundesjustizministerium. (2008). Pressemitteilung, 11. Februar 2008: Besserer Schutz für Kinder: Das neue Verfahren in Familiensachen. *Verfügbar unter: http://www.bmj.bund.de [23.03.2008].*

Bundesministerium f. Familie, Senioren, Frauen u. Jugend. (2005). *Familie zwischen Flexibilität und Verlässlichkeit. Perspektiven für eine lebenslaufbezogene Familienpolitik. Siebter Familienbericht.*

Burns, A. & Dunlop, R. (2000). Parental divorce, personal characteristics, and early adult intimate relationships: A longitudinal Australian study. *Journal of Divorce and Remarriage, 2000*(33), 99-109.

Büttner, C. (2005). Mediation als außergerichtliches Lösungsmodell bei Scheidungspaaren. *Unveröffentlichte Magisterarbeit, Ludwig-Maximilians-Universität München.*

Butz, P. & Boehnke, K. (1999). Problemverhalten im Kontext familiärer Veränderungen durch Trennung und neue Partnerschaft der Eltern. In S. Walper & B.

Schwarz (Hrsg.), *Was wird aus den Kindern? Chancen und Risiken für die Entwicklung von Kindern aus Trennungs und Stieffamilien* (S. 171-189). Weinheim: Juventa.

Camara, K. & Resnick, G. (1989). Styles of Conflict Resolution and Cooperation between Divorced Parents: Effects on Child Behavior and Adjustment. *American Journal of Orthopsychiatry, 59*(4), 556-575.

Cassidy, J. & Shaver, P. R. (1999). *Handbook of attachment: theory, research, and clinical applications* New York: Guilford Press.

Chase-Lansdale, P. L., Cherlin, A. J. & Kiernan, K. E. (1995). The long-term effects of parental divorce on the mental health of young adults: A developmental perspective. *Child Development, 66*, 1614-1634.

Cherlin, A. J., Furstenberg, F. F., Chase-Lansdale, J. P. L., Kiernan, K. E., Robins, P. K., Morrison, D. R. et al. (1991). Longitudinal Studies of Effects of Divorce on Children in Great Britain and the United States. *Science, 252*, 1386-1389.

Collins, W. A., Hennighausen, K. C., Schmit, D. T. & Sroufe, L. A. (1997). Developmental Precursors of Romantic Relationships: A Longitudinal Analysis. In S. Shulman & W. A. Collins (Eds.), *Relationships in Adolescence: Developmental Perspectives* (pp. 69-83). San Francisco: Jossey- Bass Publishers.

Conger, R. D., Conger, K. J., Elder, G. H., Lorenz, F., Simmons, R. & Whitbeck, L. (1992). A family process model of economic hardship and adjustment of early adolescent boys. *Child Development, 63*, 526-541.

Conger, R. D., Conger, K. J., Elder, G. H., Jr., Lorenz, F. O., Simons, R. L. & Whitbeck, L. B. (1993). Family economic stress, and adjustment of early adolescent girls. *Developmental Psychology, 29*, 206-219.

Conger, R. D., Cui, M., Bryant, C. M. & Elder, G. H. (2000). Competence in Early Adult Romantic Relationships: A Developmental Perspective on Family Influ

Conger, R. D., Ge, X., Elder, G. H., Jr., Lorenz, F. O. & Simons, R. L. (1994). Economic stress, coercive family process, and developmental problems of adolescents. *Child Development, 65*, 541-561.

Conger, R. D., Rueter, M. A. & Elder, G. H. Jr. (1999). Couple resilience to economic pressure. *Journal of Personality and Social Psychology, 76* (1), 54-71.

ences. *Journal of Personality and Social Psychology, 79*(2), 224-237.

Cowan, P. (1991). Individual and family life transitions. In P. Cowan & E. M. Hetherington (Eds.), *Family Transitions* (pp. 3-30). Hillsdale, NJ: Lawrence Erlbaum.

Cowan, P. A., Powell, D. & Cowan, C. P. (1998). Parenting interventions: A family systems perspective. In W. Damon, I. Sigel & K. A. Renninger (Eds.), *Handbook of child psychology, Vol. 4 Child psychology in practice* (5. ed., pp. 3-72). New York: Wiley.

Cox, M. J., Paley, B. & Harter, K. (2001). Interparental conflict and parent-child relations. In J. H. Grych & F. Fincham (Eds.), *Interparental conflict and child development* (pp. 337-362). New York: Cambridge University Press.

Cummings, E. M., Ballard, M., El-Sheikh, M. & Lake, M. (1991). Resolution and children's responses to interadult anger. *Developmental Psychology, 27*, 462-470.

Cummings, E. M. & Davies, P. T. (1994). *Children and marital conflict: The impact of family dispute and resolution.* New York: Guilford Press.

Cummings, E. M., Zahn-Waxler, C. & Radke-Yarrow, M. (1981). Young children's responses to expressions of anger and affection by others in the family. *Child Development, 52*, 1274-1282.

Cummings, J. S., Pellegrini, D. S., Notarius, C. I. & Cummings, E. M. (1989). Children's responses to angry adult behavior as a function of marital distress and history of interparental hostility. *Child Development, 60*, 1035-1043.

Dahl, G. B. & Moretti, E. (2004). The demand for sons: evidence from divorce, fertility, and shotgun marriage. *NBER Working Paper No. W10281.*

Davies, P. T., Harold, G. T., Goeke-Morey, M. C., Cummings, E. M., Shelton, K. & Rasi, J. A. (2002). Child emotional security and interparental conflict. *Monographs of the Society for Research in Child Development, 67*(3), 1-115.

Dawson-McClure, S. R., Sandler, I. N., Wolchik, S. A. & Millsap, R. E. (2004). Risk as a moderator of the effects of prevention programs for children from divorced families: A six-year longitudinal study. *Journal of Abnormal Child Psychology, 32*, 175-190.

Deci, E. L. & Ryan, R. M. (2002). *Handbook of self determination research.* Rochester, NY: University of Rochester Press.

Department of Justice, Canada. (2004). *Voice and support: Programs for children experiencing parental separation and divorce.* Canada: Department of Justice.

Depner, C. E., Cannata, K. V. & Simon, M. B. (1992). Building a uniform statistical reporting system: A snapshot of California Family Court Services. *Family and Conciliation Courts Review, 30*, 185-206.

Diefenbach, H. (2000). *Intergenerationale Scheidungstransmission in Deutschland. Die Suche nach dem „missing link" zwischen Ehescheidung in der Elterngeneration und Ehescheidung in der Kindgeneration.* Würzburg: Ergonverlag.

Dietrich, P. S. & Paul, S. (2006a). Hoch strittige Elternsysteme im Kontext von Trennung und Scheidung. In M. Weber & H. Schilling (Hrsg.), *Eskalierte Elternkonflikte. Beratungsarbeit im Interesse des Kindes bei hoch strittigen Trennungen* (S. 13-28). München: Juventa.

Dietrich, P. S. & Paul, S. (2006b). Interventionsansätze bei hoch eskalierten Trennungskonflikten. In M. Weber & H. Schilling (Hrsg.), *Eskalierte Elternkonflikte. Beratungsarbeit im Interesse des Kindes bei hoch strittigen Trennungen* (S. 73-90). München: Juventa.

Diez, H., Krabbe, H. & Thomsen, C. S. (2002). *Familien-Mediation und Kinder. Grundlagen. Methodik, Technik.* Köln: Bundesanzeiger Verlag.

Dingwall, R., Greatbatch, D. & Ruggerone, L. (1998). Gender and Interaction in Divorce Mediation. *Mediation Quarterly, 15*(4), 277-285.

Division, Family Justice Services. (2003). *Children's programs on Divorce and Separation*. British Columbia: Ministry of Attorney General, Justice Services Branch.

Doherty, W. (1995). Boundaries between parent and family education and family therapy: The levels of family involvement model. *Family Relations, 44*, 353-358.

Doolittle, D. B. & Deutsch, M. (1999). Children and high-conflict divorce: Theory, research and intervention. In R. M. Galatzer-Levy & L. Kraus (Eds.), *The scientific basis of child custody decisions* (pp. 425-433). New York: Wiley.

Duffy, M. E., Thomas, C. & Trayner, C. (2002). Women's reflections on divorce: 10 years later. *Health Care for Women International, 23*(6-7), 550-560.

Eidelson, R. J. & Epstein, N. (1982). Cognition and relationship maladjustment: Development of a measure of dysfunctional relationship beliefs. *Journal of Consulting and Clinical Psychology, 50*, 715-720.

El-Sheikh, M., Harger, J. & Whiston, S. M. (2001). Exposure to Interparental Conflict and Children's Adjustment and Physical Health: The Moderating Role of Vagal Tone. *Child Development, 72*(6), 1617-1636.

Elder, G. H., Jr., Conger, R. D., Foster, E. M. & Ardelt, M. (1992). Families under economic pressure. *Journal of Family Issues, 13*, 5-37.

Ellenbogen, M. & Hodgins, S. (2004). The impact of high neuroticism in parents on children's psychosocial functioning in a population at high risk for major affective disorder: A family-environmental pathway of intergenerational risk *Development and Psychopathology, 16*, 113-136.

Emery, R. E. (1982). Interparental Conflict and the Children of Discord and Divorce. *Psychological Bulletin, 92*(2), 310-330.

Emery, R. E. (1994). *Renegotiating Family relationships: Divorce, child custody, and mediation*. New York: Guilford.

Emery, R. E. (2001). Interparental Conflict and Social Policy. In J. H. Grych & F. D. Fincham (Eds.), *Interparental conflict and child development: Theory, research, and applications* (pp. 417-439). New York (NY, US): Cambridge University Press.

Emery, R. E. (2004). *The Truth About Children and Divorce*. New York: Viking.

Emery, R. E., Laumann-Billings, L., Waldron, M. C., Sbarra, D. A. & Dillon, P. (2001). Child Custody Mediation and Ligitation: Custody, Contact, and Coparenting 12 Years After Initial Dispute Resolution. *Journal of Consulting and Clinical Psychology, 69*(2), 323-332.

Emery, R. E., Matthews, S. & Kitzmann, K. (1994). Child custody mediation and litigation: Parents' satisfaction and functioning a year after settlement. *Journal of Consulting and Clinical Psychology, 62*, 124-129.

Erel, O. & Burman, B. (1995). Interrelatedness of marital relations and parent-child-relations: a meta-analytic review. *Psychological Bulletin, 118*(1), 108-132.

Faschingbauer, T., Zisook, S. & DeVaul, R. (1987). The Texas revised inventory of grief. In S. Zisook (Ed.), *Biopsychosocial Aspects of Bereavement* (pp. 111-124). Washington D.C.: American Psychiatric Press, Inc.

Fegert, J. M. (2003). Schnittstellen unterschiedlicher fachlicher und administrativer Zuständigkeiten, Verknüpfung und Vernetzung. In J. M. Fegert & U. Ziegenhain (Hrsg.), *Hilfen für Alleinerziehende* (S. 20-35). Münster: Votum.

Feinberg, M. E., Kan, M. L. & Hetherington, E. M. (2007). The Longitudinal Influence of Coparenting Conflict on Parental Negativity and Adolescent Maladjustment. *Journal of Marriage and the Family, 69*, 687-702.

Fend, H. (1998). *Eltern und Freunde. Soziale Entwicklung im Jugendalter*. Bern: Huber.

Fichtner, J. (2007). Konzeptionen und Erfahrungen zur Intervention bei hoch konflikthaften Trennungs- und Scheidungsprozessen. Expertise aus dem Projekt „Hochstrittige Elternschaft – aktuelle Forschungslage und Praxissituation." *Verfügbar unter: http://www.bke.de [23.03.2008].*

Figdor, H. (2004). *Kinder aus geschiedenen Ehen: Zwischen Trauma und Hoffnung (Psychoanalytische Pädagogik, Band 18)*. Gießen: Psychosozial-Verlag.

Fincham, F. D. (1998). Child development and marital relations. *Child Development, 69*(2), 543-574.

Fincham, F. D. & Beach, S. R. (1999). Marital conflict: Implications for working with couples. *Annual Review of Psychology, 50*, 47-77.

Fincham, F. D. & Bradbury, T. N. (1992). Assessing attributions in marriage: The Relationship Attribution Measure. *Journal of Personality and Social Psychology, 62*, 457-468.

Fisher, R., Ury, R. & Patton, B. (1991). *Getting To Yes: Negotiating Agreement Without Giving In* (2. ed.). New York: Penguin Books.

FocusConsultants. (2006). A review of the metrics and impact of separation and divorce. *Paper prepared for the Family Justice Services Branch. Verfügbar unter www.ag.gov.bc.ca/justice-services/publications/fjsd/divorce/metrics.pdf [02.03.2008].*

Frazee, H. E. (2005). Sensitizing Parent Education Programs to Domestic Violence Concerns: The Perspective of the New York State Parent Education Advisory Board. *Family Court Review, 43*(1), 124-135.

Freeman, H. S. & Newland, L. A. (2002). Family transitions during the adolescent transition: Implications for parenting. *Adolescence, 37*, 457-475.

Frick, P. J. (1991). The Alabama Parenting Questionnaire. *Unpublished Instrument, University of Alabama.*

Friedman, M. (2004). The So-Called High-Conflict Couple: A Closer Look. *The American Journal of Family Therapy, 55*, 101-117.

Frühpädagogik, Staatsinstitut für. (2001). Vorläufige deutsche Standards zum begleiteten Umgang. *Verfügbar unter: http://www.ifp.bayern.de/imperia/md/content/stmas/ifp/bu_standards.pdf [30.04.2008].*

Fthenakis, W. E. (1995a). Ehescheidung als Übergangsphase (Transition) im Familienentwicklungsprozess. In M. Perrez, J. L. Lambert, C. Ermert & B. Plancherel (Hrsg.), *Familie im Wandel*. Fribourg: Universitätsverlag.

Fthenakis, W. E. (1995b). Kindliche Reaktionen auf Trennung und Scheidung. *Familiendynamik, 20*, 127-154.

Fthenakis, W. E., Niesel, R. & Griebel, W. (1997). Scheidung als Reorganisationsprozess. Interventionsansätze für Kinder und Eltern. In K. K. Menne, H. H. Schilling & M. M. Weber (Hrsg.), *Kinder im Scheidungskonflikt. Beratung von Kindern und Eltern bei Trennung und Scheidung* (2. Aufl., S. 261-292). Weinheim: Juventa.

Fuhrmann, G. S. W., McGill, J. & O'Connell, M. E. (1999). Parent Education's Second Generation. Integrating Violence Sensitivity. *Family Court Review, 37*(1), 24-35.

Gabriel, B. & Bodenmann, G. (2006). Elterliche Kompetenzen und Erziehungskonflikte. Eine ressourcenorientierte Betrachtung von familiären Negativdynamiken. *Kindheit und Entwicklung, 15*(1), 9-18.

Garber, B. D. (2004). Directed Co-Parenting Intervention: Conducting Child-Centered Interventions in Parallel With Highly Conflicted Co-Parents. *Psychology Research and Practice, 35*(1), 55-64.

Gardner, R. A. (1987). *The parental alienation syndrome and the differentiation between fabricated and genuine child sex abuse*. Creskell, N. J.: Creative Therapeutics.

Gardner, R. A. (1998). *The parental alienation syndrome* (2. ed.). Creskell, N.J.: Creative Therapeutics.

Garrity, C. B. & Baris, M. A. (1994). *Caught in the Middle: Protecting the Children of High-Conflict Divorce*. San Francisco: Jossey-Bass.

Gately, D. & Schwebel, A. I. (1992). Favourable outcomes in children after parental divorce. *Journal of Divorce and Remarriage, 18*, 57-78.

Geasler, M. J. & Blaisure, K. R. (1998). A Review of Divorce Education Program Materials. *Family Relations, 47*(2), 167-175.

Geasler, M. J. & Blaisure, K. R. (1999). The 1998 nationwide survey of court-connected divorce education programs. *Family and Conciliation Courts Review 37*, 36-63.

Geelhoed, R., Blaisure, K. & Geasler, M. (2001). Status of Court-Connected programs for Children Whose Parents are Separating or Divorcing. *Family and Conciliation Courts Review, 39*(4), 393-404.

Gilmour, G. A. (2004). *High-conflict Separation and Divorce: Options for Consideration. Presented to: Family, Children and Youth Section*: Department of Justice, Canada.

Glasl, F. (1999). *Ein Handbuch für Führungskräfte, Beraterinnen und Berater*. Stuttgart: Verlag Freies Geistesleben.

Glasl, F. (2004). *Konfliktmanagement. Ein Handbuch für Führungskräfte und Berater (8. Auflage)*. Bern / Stuttgart: Haupt.

Goodman, M., Bonds, D., Sandler, I. N. & Braver, S. L. (2004). Parent psychoeducational programs and reducing the negative effects of interparental conflict following divorce. *Family Court Review, 42*(2), 263-279.

Goodman, R. & Scott, S. (1999). Comparing the Strengths and Difficulties Questionnaire and the Child Behaviour Checklist: Is small beautiful? *Journal of Abnormal Child Psychology, 27*(1), 17-24.

Gordon, T. (1989a). *Familienkonferenz in der Praxis. Wie Konflikte mit Kindern gelöst werden*. München: Heyne.

Gordon, T. (1989b). *Familienkonferenz. Eine Lösung von Konflikten zwischen Eltern und Kind (2. Auflage)*. München: Heyne.

Gottman, J. M. (1994). *What predicts divorce? The relationship between marital processes and marital outcomes*. Hillsdale (NJ): Lawrence Erlbaum Associates.

Gottman, J. M. (1998). Psychology and the study of marital processes. *Annual Review of Psychology, 49*, 169-197.

Gottman, J. M. & DeClaire, J. (1997). *Kinder brauchen emotionale Intelligenz. Ein Praxisbuch für Eltern*. München: Heyne.

Gottman, J. M., Katz, L. F. & Hooven, C. (1997). *Meta-emotion: How families communicate emotionally*. Mahwah (NJ): Lawrence Erlbaum.

Gottman, J. M. & Krokoff, L. J. (1989). Marital interaction and satisfaction: a longitudinal view. *Journal of Consulting and Clinical Psychology, 57*(1), 47-52.

Graf, J. (2002). *Wenn Paare Eltern werden*. Weinheim: Verlagsgruppe Beltz.

Graf, J. (2004). Unsere Familie – ein starkes Team. In W. E. Fthenakis & M. R. Textor (Hrsg.), *Online-Familienhandbuch. Verfügbar unter http://www.familienhandbuch.de/cmain/f_Fachbeitrag/a_Familienforschung/s_1312.html [24.05.2007].*

Graf, J. (2005). *FamilienTeam – das Miteinander stärken. Das Geheimnis glücklichen Zusammenlebens*. Freiburg: Herder.

Graf, J. & Frank, R. (2001). Parentifizierung: Die Last als Kind die eigenen Eltern zu bemuttern. In S. Walper & R. Pekrun (Hrsg.), *Familie und Entwicklung. Aktuelle Perspektiven der Familienpsychologie* (S. 314-341). Göttingen: Hogrefe.

Griebel, W. (2001). *Bewältigungshilfen für Scheidungskinder: Von der Individualtherapie zu Gruppenangeboten*. Beitrag zur 2. Münchner Tagung für Familienpsychologie „Familien heute: Herausforderungen an Partnerschaft und Elternschaft“ am 16. und 17.02.2001 in München.

Grützner, W., Kulisch, E. & Langenmayr, A. (1997). Gruppenpsychotherapie bei Kindern aus Scheidungsfamilien und ihren Eltern. Ein integratives Modell auf personzentrierter Basis. In Boeck-Singelmann, C., Ehlers, B., Hensel, T. H., Kemper, F. & Monden-Engelhardt, C. (Hrsg.), *Personzentrierte Psychotherapie mit Kindern und Jugendlichen. Bd 2: Anwendung und Praxis.* Göttingen: Hogrefe.

Grych, J. H. (2002). Marital Relationships and Parenting. In M. H. Bornstein (Ed.), *Handbook of Parenting* (2. ed., pp. 203-226). Mahwah, NJ: Erlbaum.

Grych, J. H. (2005). Interparental Conflict as a Risk Factor for Child Maladjustment. Implications for the Development of Prevention Programs. *Family Court Review, 43*(1), 97-108.
Grych, J. H. & Fincham, F. D. (1990). Marital conflict and children's adjustment: A cognitive-contextual framework. *Psychological Bulletin, 108*, 267-290.
Grych, J. H. & Fincham, F. D. (1992). Interventions for children of divorce: Toward greater integration of research and action. *Psychological Bulletin, 111*, 434-454.
Grych, J. H. & Fincham, F. D. (1993). Children's appraisals of marital conflict: Initial investigations of the cognitive-contextual framework. *Child Development, 64*, 215-230.
Grych, J. H., Seid, M. & Fincham, F. D. (1992). Assessing marital conflict from the child's perspective: The children's perception of interparental conflict scale. *Child Development, 63*, 558-572.

Hahlweg, K. (1996). *Fragebogen zur Partnerschaftsdiagnostik*. Göttingen: Hogrefe.
Halford, W. K., Sanders, M. R. & Behrens, B. C. (2000). Repeating the Errors of Our Parents? Family-of-Origin Spouse Violence and Observed Conflict Management in Engaged Couples. *Family Process, 39*, 219-235.
Hanson, T. L., McLanahan, S. S. & Thomson, E. (1998). Windows on divorce: Before and after. *Social Science Research, 27*, 329-349.
Harold, G. T., Osborne, L. N. & Conger, R. D. (1997). Mom and Dad are at it again: Adolescent perceptions of marital conflict and adolescent psychological distress. *Developmental Psychology, 33*, 333-350.
Haynes, J., Bastine, R., Link, G. & Mecke, A. (2002). *Scheidung ohne Verlierer*. München: Kösel.
Healy, J. M., Jr., Stewart, A. J. & Copeland, A. P. (1993). The role of self-blame in children's adjustment to parental separation. *Personality and Social Psychology Bulletin, 19*(3), 279-289.
Herzog, M. & Cooney, T. M. (2002). Parental divorce and perceptions of Past Interparental conflict: Influences on the communication of young adults. *Journal of Divorce & Remarriage, 36*(3/4), 89-109.
Hetherington, E. M. (1999). Should we stay together for the sake of the children? In E. M. Hetherington (Ed.), *Coping with divorce, single parenting, and remarriage. A risk and resilience perspective* (pp. 93-116). Mahwah: Lawrence Erlbaum Associates.
Hetherington, E. M. (2006). The Influence of Conflict, Marital Problem Solving and Parenting on Children's Adjustment in Nondivorced, Divorced, and Remarried Families. In A. Clarke-Stewart & J. Dunn (Eds.), *Families count: effects on child and adolescent development* (pp. 203-237). Cambridge: Cambridge University Press.

Hetherington, E. M., Cox, M. & Cox, R. (1978). The aftermath of divorce. In J. H. Steven, Jr. & M. Matthews (Eds.), *Mother child, father child relations* (pp. 149-176). Washingtion, D.C.: Naeyc.

Hetherington, E. M., Cox, M. & Cox, R. (1982). Effects of divorce on parents and children. In M. E. Lamb (Ed.), *Nontraditional families: Parenting and child development* (pp. 233-288). Hillsdale, N. J.: Lawrence Earlbaum.

Hetherington, E. M. & Jodl, K. M. (1994). Stepfamilies as settings for child development. In A. Booth & J. Dunn (Eds.), *Stepfamilies. Who benefits? Who does not?* (pp. 55-79). Hillsdale, NJ: Erlbaum.

Hetherington, E. M. & Kelly, J. (2003). *Scheidung. Die Perspektiven der Kinder.* Weinheim: Beltz.

Hetherington, E. M. & Stanley-Hagan, M. (1999). The adjustment of children with divorced parents: a risk and resiliency perspective. *Journal of Child Psychology and Psychiatry, 40*(1), 129-140.

Hilton, J. M. & Kopera-Frye, K. (2004). Patterns of Psychological Adjustment Among Divorced Custodial Parents. *Journal of Divorce & Remarriage, 41*(3/4), 1-30.

Hinger, O. & Meixner, B. (2006). Gruppen-Interventions-Programm für Scheidungskinder. GIPS: Ein Unterstützungsangebot zur Meinungsbildung und Meinungsäußerung. In M. Weber & H. Schilling (Hrsg.), *Eskalierte Elternkonflikte. Beratungsarbeit im Interesse des Kindes bei hoch strittigen Trennungen* (S. 163-174). München: Juventa.

Homrich, A. M., Muenzenmeyer Glover, M. & Blackwell White, A. (2004). Program Profile. The Court Care Center for Divorcing Families. *Family Court Review, 41*(1), 141-161.

Hopper, J. (2001). The Symbolic Origins of Conflict in Divorce. *Journal of Marriage and Family, 63*, 430-445.

Irving, H. H. & Benjamin, M. (1992). An Evaluation of Process and Outcome in a Private Mediation Service. *Mediation Quarterly, 10*(1), 35-55.

Jaede, W., Wolf, J. & Zeller, B. (1996). *Gruppentraining mit Kindern aus Trennungs- und Scheidungsfamilien.* Weinheim: Juventa.

Jaquet, S. E. & Surra, C. A. (2001). Parental Divorce and Premarital Couples: Commitment and other Relationship Chararcteristics. *Journal of Marriage and Family, 63*, 627-638.

Jocklin, V., McGue, M. & Lykken, D. T. (1996). Personality and divorce: A genetic analysis. *Journal of Personality and Social Psychology, 71*(2), 288-299.

Johnston, J. R. (1994). High-Conflict Divorce. *The Future of Children, 4*(1), 165-182.

Johnston, J. R. (1999). *Developing and Testing Group Interventions for Families at Impasse.* Judicial Council of California, San Francisco: Report to the State-wide Office of Family Court Services, AOC, Unpublished.

Johnston, J. R. (2001). Rethinking Parental Alienation and Redesigning Parent-Child Access Services for Children who Resist or Refuse Visitation, *Paper presented at the International Conference on Supervised Visitation.* Munich: Staatsinstitut für Frühpädagogik.

Johnston, J. R. (2002). Modelle fachübergreifender Zusammenarbeit mit dem Familiengericht in hochkonflikthaften Scheidungsfällen. *Das Jugendamt, 9,* 378-386.

Johnston, J. R., Campbell, E. G. & Tall, M. (1985). Impasses to the Resolution of Custody and Visitation Disputes. *American Journal of Orthopsychiatry, 55*(1), 112-129.

Johnston, J. R. & Campbell, L. E. G. (1988). *Impasses of Divorce: The Dynamics and Resolution of Family Conflict*. New York: Free Press.

Johnston, J. R., Kline, M. & Tschann, J. (1989). Ongoing Post-divorce Conflict: Effects on Children of Joint Custody and Frequent Access. *American Journal of Orthopsychiatry, 59*(4), 576-592.

Johnston, J. R. & Roseby, V. (1997). *In the name of the child: a developmental approach to understanding and helping children of conflicted and violent divorce*. New York (NY): The Free Press.

Jouriles, E. N., Murphy, C. M., Farris, A. M., Smith, D. A., Richters, J. E. & Waters, E. (1991). Marital adjustment, parental disagreements about child rearing, and behavior problems in boys: Increasing the specifity of the marital assessment. *Child Development, 62,* 1424-1433.

Kalicki, B. (2002). Entwicklung und Erprobung des Fragebogens zu Attributionen in Partnerschaften (FAP). *Diagnostica, 48*(1), 37-47.

Karney, B. R. & Bradbury, T. (1995). The Longitudinal Course of Marital Quality and Stability: A Review of Theory, Method and Research. *Psychological Bulletin, 118*(1), 3-34.

Karney, B. R. & Bradbury, T. N. (1997). Neuroticism, marital interaction, and the trajectory of marital satisfaction. *Journal of Personality and Social Psychology, 72*, 1075-1092.

Katz, L. F. & Gottman, J. M. (1996). Spillover Effect of Marital Conflict: In Search of Parenting and Coparenting Mechanisms. *New Directions for Child Development, 74*, 57-76.

Katz, L. F. & Low, S. M. (2004). Marital Violence, Co-Parenting, and Family-Level Processes in Relation to Children's Adjustment. *Journal of Family Psychology, 18*(2), 373-382.

Kelly, E. L. & Conley, J. J. (1987). Personality and compatibility: A prospective analysis of marital stability and marital satisfaction. *Journal of Personality and Social Psychology, 52*(1), 27-40.

Kelly, J. B. (2001). Legal and educational interventions for families in residence and contact disputes. *Australian Journal of Family Law, 15*(2), 92-113.

Kelly, J. B. (2003). Parents with Enduring Child Disputes: Multiple Pathways to Enduring Disputes. *Journal of Family Studies, 9*(1), 37-50.

Kelly, J. B. (2004). Family Mediation Research: Is There Empirical Support for the Field? *Conflict Resolution Quarterly, 22*(1-2), 3-35.

Kelly, J. B. & Gigy, L. (1989). Divorce Mediation: Characteristics of Clients and Outcomes. In K. Kressel, D. G. Pruitt & Associates (Eds.), *Mediation Research: The Process and Effectiveness of Third-Party Interventions.* San Franisco: Jossey-Bass.

Kelly, J. B. & Johnston, J. R. (2001). A Reformulation of the Parental Alienation Syndrome (PAS). *Family Court Review, 39(3),* 249-266.

Kibler, S., Sanchez, E. & Baker-Jackson, M. (1994). Pre-contept/contemnors group diversion counseling program. *Family and Conciliation Courts Review, 32*, 62-71.

Kitson, G. C. (1982). Attachment to the spouse in divorce: A scale and its applications. *Journal of Marriage and the Family, 43*, 379-393.

Kitson, G. C. & Morgan, L. A. (1990). The multiple consequences of divorce: A decade review. *Journal of Marriage and the Family, 52*, 913-924.

Kitzmann, K. M. & Emery, R. E. (1994). Child and Family Coping One Year After Mediated and Litigated Child Custody Disputes. *Journal of Family Psychology, 8*(2), 150-159.

Klein, R. C. A. & Johnson, M. P. (1997). Strategies of couple conflict. In S. Duck (Ed.), *Handbook of personal relationships: Theory, research, and interventions* (2. ed., pp. 469-487). New York: Wiley.

Kodjoe, U. (1997). Scheidung aus Sicht der Kinder. Vortrag, gehalten am 18.12.1997 in der Hofstatt in Gipf-Oberfrick.

Kosfelder, J., Langenmayr, A. & Akasmou, S. (2002). Perspektive Getrennt. Evaluation einer zeitlich begrenzten psychologischen Intervention zur Prävention von Scheidungsfolgen für Kinder und Eltern. *Psychotraumatologie 37*(3).

Kramer, K. M., Arbuthnot, J., Gordon, D. A., Rousis, N. J. & Hoza, J. (1998). Effects of skill-based versus information-based divorce education programs on domestic violence and parental communication. *Family and Conciliation Courts Review, 36*, 9-31.

Kressel, K. & Pruitt, D. C. (1989). *Mediation research: the process and effectiveness of third-party intervention.* San Francisco (CA): Jossey-Bass.

Krishnakumar, A. & Buehler, C. (2000). Interparental conflict and parenting behaviors. A meta-analytic review. *Family Relations, 49*, 25-44.

Kübler-Ross, E. (1971). *Interviews mit Sterbenden.* Stuttgart: Kreuz-Verlag.

Kunkel, G. (1997). *Die Beziehungsdynamik im Familienrechtskonflikt. Untersuchung der Streitmuster bei strittiger elterlicher Sorge und Umgangsregelung. Unveröffentlichte Dissertation.* Eberhard-Karls-Universität, Tübingen.

Kurdek, L. A. (1981). An integrative perspective on children's divorce adjustment. *American Psychologist, 36*, 856-866.

Kurdek, L. A. (1993). Predicting marital dissolution: A 5-year prospective longitudinal study of newlywed couples. Journal of Personality and Social Psychology, 64, 221-242.

Kurdek, L.A. (1994). Conflict resolution styles in gay, lesbian, heterosexual non-parent, and heterosexual parent couples. *Journal of Marriage and the Family, 56*, 705-722.

Kurdek, L. A., Blisk, D. & Siesky, A. E. (1981). Correlates of children's long-term adjustment to their parents' divorce. *Developmental Psychology, 17*, 565-579.

Lande, J. & Herman, G. (2004). Fitting the forum to the family fuss. Choosing mediation, collaborative law, or cooperative law for negotiating divorce cases. *Family Court Review, 42*(2), 280-291.

Lang, F. R. & Lüdtke, O. (2005). Der Big Five-Ansatz der Persönlichkeitsforschung: Instrumente und Vorgehen. *Verfügbar unter: http://www.politik.uni-mainz.de/cms/Lang_Luedtke_2005.doc [25.02.2008].*

Lansford, J. E., Malone, P. E., Castellino, D. R., Dodge, K. A., Bates, J. E. & Pettit, G. S. (2006). Trajectories of Internalizing, Externalizing, and Grades for Children Who Have and Have Not Experienced Their Parents' divorce or separation. *Journal of Family Psychology, 20*(2), 292-301.

Laumann-Billings, L. & Emery, R. (2000). Distress among Young Adults From Divorced Families. *Journal of Family Psychology, 14*(4), 671-681.

Lazarus, R. S. (1991). *Emotion and adaptation*. Oxford: Oxford University Press.

Lebow, J. (2003). Integrative Family Therapy for Disputes Involving Child Custody and Visitation. *Journal of Family Psychology, 17*(2), 181-192.

Leventhal, H. (1984). A perceptual motor theory of emotion. In K. R. Scherer & P. Ekman (Eds.), *Approaches of emotion* (pp. 271-291). Hillsdale, NJ: Lawrence Erlbaum.

Liemandt, T. (2004). Kinder in der Mediation. Das Stufenmodell der sukzessiven Integration. *Zeitschrift für Konfliktmangement, 5*, 222-226.

Lindahl, K. M., Malik, N. M. & Bradbury, T. N. (1997). The longitudinal course of couple relationships. In K. Halford & H. Markman (Eds.), *Clinical handbook of marriage and couple interventions* (pp. 203-223). Chichester: Wiley & Sons.

Loschky, A. & Nölke-Hartz, B. (2006). Bitte anseilen, es kann mehr als unübersichtlich werden! Essentials der Beratungsarbeit mit hoch strittigen Familiensystemen. In M. Weber & H. Schilling (Hrsg.), *Eskalierte Elternkonflikte. Beratungsarbeit im Interesse des Kindes bei hoch strittigen Trennungen* (S. 243-257). München: Juventa.

Lutz, V. L. & Gady, C. E. (2004). Necessary measures and logistics to maximise the safety of victims of domestic violence attending parent education programs. *Family Court Review, 42*(2), 363-374.

Maccoby, E. E., Depner, C. E. & Mnookin, R. H. (1990). Coparenting in the Second Year after Divorce. *Journal of Marriage and the Family, 52*(1), 141-155.

Maccoby, E. E. & Mnookin, R. H. (1992). *Dividing the Child: Social and Legal Dilemmas of Custody*. Cambridge (MA): Harvard University Press.

Madden-Derdich, D., Leonard, S. & Christopher, S. F. (1999). Boundary Ambiguity and Coparental Conflict after Divorce: An Empirical Test of a Family Systems Model of the Divorce Process. *Journal of Marriage and the Family, 61*, 588-589.

Mähler, G. & Mähler, H.-G. (2000). Familienmediation. In S. K. Sulz, D. Revenstorf & L. Schindler (Hrsg.), *Paartherapien. Von unglücklichen Verstrickungen zu befreiter Beziehung* (S. 305-320). München: CIP-Medien.

Malone, P. S., Lansford, J. E., Castellino, D. R., Berlin, L. J., Dodge, K. A., Bates, J. E., et al. (2004). Divorce and child behavior problems: Applying latent change score models to life event data. *Structural Equation Modeling, 11*, 401-423.

Margolin, G., Oliver, P. & Medina, A. (2001). Conceptual issues in understanding the relation between inter-parental conflict and child adjustment: integrating developmental psychopathology and risk/resilience perspectives. In J. Grych & F. Finchham (Eds.), *Interparental conflict and child development* (pp. 9-38). New York: Cambridge University Press.

Masheter, C. (1997). Healthy and unhealthy friendship and hostility between ex-spouses. *Journal of Marriage and the Family, 59*, 463-475.

Mathis, R. D. (1998). Couples from Hell: Undifferentiated Spouses in Divorce Mediation. *Mediation Quarterly, 16*(1), 37-49.

Mathis, R. D. & Yinling, L. (1990). Family Functioning Level and Divorce Mediation Outcome. *Mediation Quarterly, 8*(1), 3-13.

Mayer, S. & Normann, K. (2006). *Kinder in der Mediation. Das Praxismodell des Familien-Notruf München zum Einbezug der Kinder in die Mediation.*

McGue, M. & Lykken, D. T. (1992). Genetic influence on divorce. *Psychological Science, 3*, 368-373.

McHale, J. P. & Rasmussen, J. L. (1998). Coparental and family group-level dynamics during infancy: Early family precursors of child and family functioning during preschool. *Development and Psychopathology, 10*, 39-59.

McIntosh, J. (2003). Enduring conflict in parental separation: pathways of impact on child development. *Journal of Family Studies, 9*(1), 63-80.

McIsaac, H. & Finn, C. (1999). Parents Beyond Conflict. A cognitive restructuring model for high-conflict families in divorce. *Family and Conciliation Courts Review, 37*(1), 74-82.

McKenzie, B. & Bacon, B. L. (2002). Parent education after separation: Results from a national study. *Canadian Journal of Community Mental Health, Herbst 2002*, 73-88.

McLanahan, S. & Bumpass, L. (1988). Intergenerational consequences of family Disruption. *American Journal of Sociology, 94*, 130-152.

McLanahan, S. & Sandefur, G. (1994). *Growing up in a single-parent family: What helps, what hurts*. Cambridge, MA: Harvard University Press.

Merten, J. (2003). *Einführung in die Emotionspsychologie*. Stuttgart: Kohlhammer.

Morrison, D. & Coiro, M. (1999). Parental Conflict and Marital Disruption: Do Children Benefit When High-Conflict Marriages are Dissolved? Journal of Marriage and the Family, 61, 626-637.

Näger, B., Liebald, R., Schmidt-Denter, U. & Beelmann, W. (2000). Gruppeninterventionsprogramm für Kinder aus Trennungs- und Scheidungsfamilien. *Verfügbar unter http://www.uni-koeln.de/phil-fak/psych/entwicklung/forschung /scheidung/intervention.html [23.08.2006].*

Napp-Peters, A. (1985). *Ein-Elternteil-Familien. Soziale Randgruppe oder neues familiales Selbstverständnis?* Weinheim: Juventa.

Neff, R. & Cooper, K. (2004). Parental Conflict Resolution. Six-, twelve, and fifteen-month follow-ups of a high conflict program. *Family Court Review, 42*(1), 99-114.

Neyer, F. J. (2003). Persönlichkeit und Partnerschaft. In I. Grau & H. W. Bierhoff (Hrsg.), *Sozialpsychologie der Partnerschaft* (S. 165-189). Berlin: Springer.

Niesel, R. (1995). Erleben und Bewältigung elterlicher Konflikte durch Kinder. *Familiendynamik, 20*, 155-170.

Offe, H. (1992). Empirische Scheidungsfolgen-Forschung. Ein Überblick über neuere Ergebnisse. In J. Hahn, B. Lomberg & H. Offe (Hrsg.), *Scheidung und Kindeswohl: Beratung und Betreuung durch scheidungsbegleitende Berufe* (S. 25-54). Heidelberg: Asanger.

Ostner, I. (1999). Ehe und Familie – Konvention oder Sonderfall? Ursachen, Probleme und Perspektiven des Wandels der Lebensformen. *Zeitschrift für Familienforschung, 1/1999*, 32-51.

Papousek, H. & Papousek, M. (1999). Symbolbildung, Emotionsregulation und soziale Interaktion. In W. Friedlmeier & M. Holodynski (Hrsg.), *Emotionale Entwicklung. Funktion, Regulation und sozialer Kontext von Emotionen* (S. 135-155). Heidelberg, Berlin: Spektrum Akademischer Verlag.

Paul, S. & Dietrich, P. S. (2006). Expertise A: Genese, Formen und Folgen „Hochstrittiger Elternschaft" - Nationaler und internationaler Forschungsstand. *München: Deutsches Jugendinstitut. Verfügbar unter: www.dji.de [23.03.2008].*

Pearson, J. & Thoennes, N. (1985). Mediation Versus the Courts In Child Custody Cases. *Negotiation Journal, July*, 235-243.

Pedro-Carroll, J. L. (1997). The children of divorce intervention program: fostering resilient outcomes for school-aged children. In *Primary Prevention Works. Issues in Children's and Families' Lives* (pp. 213-238). Thousand Oaks (CA): Sage Publications.

Pedro-Carroll, J. L. (2005). Forstering Resilience in the Aftermath of Divorce: The Role of Evidence Based Programs for Children. *Family Court Review, 43*(1), 52-64.

Petermann, F. & Wiedebusch, S. (2003). *Emotionale Kompetenz bei Kindern.* Göttingen: Hogrefe.

Petermann, U. & Petermann, F. (2006). Erziehungskompetenz. *Kindheit und Entwicklung, 15*(1), 1-8.

Pines, A. M., Gat, H. & Tal, Y. (2002). Gender Differences in Content and Style of Argument Between Couples During Divorce Mediation. *Conflict Resolution Quarterly, 20*(1), 23-50.

Preacher, K. J. (2006). Calculation for the Test of the Difference between Two Independent Correlation Coefficients. *Verfügbar unter http://www.psych.ku.edu /preacher/ [31.03.2008].*

Proksch, R. (2003a). Ergebnisse der Begleitforschung zur Kindschaftsrechtsreform. *Kind-Prax, 1*, 3-11.

Proksch, R. (2003b). Evaluation der Reform des Kindschaftsrechts. Notwendigkeit und Möglichkeit von Mediation. *Zeitschrift für Konfliktmanagement, 2/2003*, 66-69.

Pruett, M. K., Insabella, G. M. & Gustafson, K. (2005). The collaborative divorce project: A Court-Based Intervention for Separating Parents with Young Children. *Family Court Review, 43*(1), 38-51.

Pruett, M. K. & Pruett, K. D. (1998). Fathers, Divorce, and their Children. *Child and Adolescent Psychiatric Clinics of North America, 7*(2), 389-407.

Pruett, M. K., Williams, T. Y., Insabella, G. & Little, T. D. (2003). Family and Legal Indicators of Child Adjustment to Divorce Among Families With Young Children. *Journal of Family Psychology, 17*(2), 169-180.

Pryor, J. & Rodgers, B. (2001). *Children in changing families. Life after parental separation*. Oxford: Blackwell.

Purcell, D. W. & Kaslow, Florence. (1994). Marital discord in intact families. Sex differences in child adjustment. *American Journal of Family Therapy, 22*, 356-370.

Rammstedt, B. & John, O.P. (2005). Kurzversion des Big Five Inventory (BFI-K). Entwicklung und Validierung eines ökonomischen Inventars zur Erfassung der fünf Faktoren der Persönlichkeit. *Diagnostica, 51*, 195-206.

Rammstedt, B., Koch, K., Borg, I. & Reitz, T. (2004). Entwicklung und Validierung einer Kurzskala für die Messung der Big-Five-Persönlichkeitsdimensionen in Umfragen. *ZUMA-Nachrichten, 55*(28), 5-28.

Reichle, B. & Franiek, S. (2007). Erziehungsstil aus Elternsicht – Deutsche erweiterte Version des Alabama Parenting Questionnaire für Grundschulkinder (DEAPQ-EL-GS). *Verfügbar unter: http://psydok.sulb.uni-saarland.de/volltexte 2008/1141/ [30.4.2008].*

Reis, O. & Meyer-Probst, B. (1999). Scheidung der Eltern und Entwicklung der Kinder: Befunde der Rostocker Längschnittstudie. In S. Walper & B. Schwarz (Hrsg.), *Was wird aus den Kindern? Chancen und Risiken für die Entwicklung von Kindern aus Trennungs- und Stieffamilien* (S. 49-72). Weinheim: Juventa.

Reitz, K. (2003). *Die Behandlung des Sorgerechtskonfliktes nach elterlicher Trennung oder Scheidung aus systemischer Sicht.* Justus-Liebig-Universität, Fachbereich Rechtswissenschaften, Gießen.

Retzinger, S. & Scheff, T. (2000). Emotion, Alienation and Narratives: Resolving Intractable Conflict. *Mediation Quarterly, 18*(1), 71-85.

Riggio, H, R. (2004). Parental marital conflict and divorce, parent child relationships, social support, and relationship anxiety in young adulthood. *Personal Relationships, 11*(1), 99-114.

Rogers, C. (1942). *Counseling and psychotherapy*. Boston: Mifflin.

Rubin, J. Z. (1985). Third Party Intervention in Family Conflict. *Negotiation Journal, 1*(3), 269-281.

Rubin, J. Z., Pruitt, D. G. & Kim, S. H. (1994). *Social conflict: Escalation, stalemate, and settlement* (2. ed.). New York: McGraw-Hill.

Runciman, W. G. (1966). *Relative deprivation and social justice: a study of attitudes to social inequality in twentieth-century England.* Berkeley: University of California Press.

Rutter, M. (2006). The Promotion of Resilience in the Face of Adversity. In A. Clarke-Stewart & J. Dunn (Eds.), *Families Count. Effects on Child and Adolescent Development* (pp. 26-52). Cambridge, MA: University Press.

Ruwwe, F. (2005). *Klientzentriertes Gruppenpsychotherapie – Programm bei Belastungsstörung Trennung vom Partner (ICD10, F43.2). Eine empirische Untersuchung.* Dissertation, Universität Hamburg.

Ryan, R. M. & Deci, E. L. (2000). Self-Determination Theory and the Facilitation of Intrinsic Motivation, Social Development, and Well-Being. American Psychologist, 55, 68-78.

Saarni, C. (2002). Die Entwicklung von emotionaler Kompetenz in Beziehungen. In M. v. Salisch (Hrsg.), *Emotionale Kompetenz entwickeln* (S. 3-30). Berlin: Kohlhammer.

Salzgeber, J. (2001). *Familienpsychologische Gutachten. Rechtliche Vorgaben und sachverständiges Vorgehen (3., überarb. Auflage)*. München: Beck.

Sanders, M. R., Halford, K. & Behrens, B. C. (1999). Parental divorce and premarital couple communication. *Journal of Family Psychology, 13*(1), 60-74.

Sardon, J.-P. (2004). Recent demographic trends in developed countries. *Population, 59*(2), 263-314.

Sarrazin, J. & Cyr, F. (2007). Parental Conflicts and their Damaging Effects on Children. *Journal of Divorce and Remarriage, 47*(1/2), 77-93.

Sbarra, D. A.. & Emery, R. E. (2005). Coparenting Conflict, Nonacceptance, and Depression Among Divorced Adults: Results From a 12-Year Follow-Up Study of Child Custody Mediation Using Multiple Imputation. *American Journal of Orthopsychiatry, 17*(1), 63-75.

Scherer, K. R. (1984). On the nature and function of emotion: A component process approach. In K. R. Scherer & P. Ekman (Eds.), *Approaches to emotion* (pp. 293-317). Hillsdale, NJ: Lawrence Erlbaum.

Schick, A. (2002). Behavioral and emotional differences between children of divorce and children from intact famlies: Clinical significance and mediating processes. *Swiss Journal of Psychology, 61*, 5-14.

Schindler, L. (2000). Interventionsbereich Partnerschaft. In S. K. D. Sulz (Hrsg.), *Paartherapien. Von unglücklichen Verstrickungen zu befreiten Beziehungen* (S. 11-38). München: CIP-Medien.

Schindler, L., Hahlweg, K. & Revenstorf, D. (1998). *Partnerschaftsprobleme: Diagnose und Therapie. Therapiemanual* (2. Aufl.). Berlin, Heidelberg, New York: Springer.

Schleiffer, Roland. (1988). Das Kind als kollusives Partnersubstitut. *Zeitschrift für systemische Therapie, 6*(1), 13-22.

Schlippe, A. v. & Schweitzer, J. (2003). *Lehrbuch der systemischen Therapie und Beratung. 9. Auflage.* Göttingen: Vandenhoeck & Ruprecht.

Schmidt-Denter, U. (1997). Kindliche Reaktionen auf Trennung und Scheidung. Befunde aus der Kölner Langzeitstudie. *Familie, Partnerschaft, Recht, 3*(2), 57-59.

Schmidt-Denter, U. (2000a). Entwicklung von Trennungs- und Scheidungsfamilien: Die Kölner Längsschnittstudie. In K. A. Schneewind (Hrsg.), *Familienpsychologie im Aufwind. Brückenschläge zwischen Forschung und Praxis* (S. 203-221). Göttingen: Hogrefe.

Schmidt-Denter, U. (2000b). Entwicklung von Trennungs- und Scheidungsfamilien: Die Kölner Längsschnittstudie. In K. A. Schneewind (Hrsg.), *Familienpsychologie im Aufwind. Brückenschläge zwischen Forschung und Praxis* (S. 203-221). Göttingen: Hogrefe.

Schmidt-Denter, U. & Beelmann, W. (1995a). *Familiäre Beziehungen nach Trennung und Scheidung: Veränderungsprozesse bei Müttern, Vätern und Kindern. Forschungsbericht (Band 1).* Universität zu Köln, Psychologisches Institut.

Schmidt-Denter, U. & Beelmann, W. (1995b). Familiäre Beziehungen nach Trennung und Scheidung: Veränderungsprozesse bei Müttern, Vätern und Kindern. *Universität zu Köln: Unveröffentlichter Forschungsbericht an die DFG (2 Bände).*

Schmidt-Denter, U. & Beelmann, W. (1997). Kindliche Symptombelastungen in der Zeit nach der elterlichen Trennung – eine differentielle und längsschnittliche Betrachtung. *Zeitschrift für Entwicklungspsyhologie und Pädagogische Psychologie, 29*(1), 26-42.

Schmidt-Denter, U., Beelmann, W. & Trappen, I. (1991). Empirische Forschungsergebnisse als Grundlage für die Beratung in Scheidungsfamilien: Das Kölner Längsschnittprojekt. *Zeitschrift für Familienforschung, 3*(2), 40-51.

Schneewind, K. A. (1999). *Familienpsychologie (2. Aufl.).* Stuttgart: Kohlhammer.

Schneewind, K. A. (2002a). Freiheit in Grenzen – die zentrale Botschaft zur Stärkung elterlicher Erziehungskompetenz. In H.-G. Krüsselberg & H. Reichmann (Hrsg.), *Zukunftsperspektive Familie und Wirtschaft* (S. 393-404). Grafschaft: Vektor.

Schneewind, K. A. (2002b). Freiheit in Grenzen –Wege zu einer wachstumsorientierten Erziehung. In H.-G. Krüsselberg & H. Reichmann (Hrsg.), *Zukunftsperspektive Familie und Wirtschaft* (S. 213-262). Grafschaft: Vektor.

Schneewind, K. A. & Graf, J. (2000). Beziehungstraining – Wissen und Handeln im Kontext von Partnerschaft und Familie. In H. Mandl & J. Gerstenmaier (Hrsg.), *Die Kluft zwischen Wissen und Handeln: Empirische und theoretische Lösungsansätze* (S. 157-196). Göttingen: Hogrefe.

Schneewind, K. A. & Ruppert, S. (1995). *Familien gestern und heute. Ein Generationenvergleich über 16 Jahre*. München: Quintessenz.

Schneewind, K. A. & Ruppert, S. (1998). *Personality and Family Development: An Intergenerational Longitudinal Comparison*. Mahwah (NJ): Lawrence Erlbaum Associates.

Schneider, N. F. (1990). Woran scheitern Partnerschaften? Subjektive Trennungsgründe und Belastungsfaktoren bei Ehepaaren und nichtehelichen Lebensgemeinschaften. *Zeitschrift für Soziologie, 19*, 458-470.

Schwab, D. (2005). *Familienrecht. 13., neu bearbeitete Auflage*. München: Beck.

Schwabe-Höllein, M., Kindler, H. & August-Frenzel, P. (2001). Relevanz der Bindungen im neuen Kindschaftsrecht. *Praxis der Rechtspsychologie, 11*(2), 41-63.

Schwarz, B. (1999). *Die Entwicklung Jugendlicher in Scheidungsfamilien*. Weinheim: Beltz PVU.

Schwarz, B. & Gödde, M. (1998). Dokumentation der Erhebungsinstrumente der 2. Erhebung 1997. *Berichte aus der Arbeitsgruppe „Familienentwicklung nach der Trennung" # 29/1997.*

Schwarz, B. & Noack, P. (2002). Scheidung und Ein-Elternteil-Familien. In M. Hofer, E. Wild & P. Noack (Hrsg.), *Lehrbuch Familienbeziehungen. Eltern und Kinder in der Entwicklung* (S. 312-335). Göttingen: Hogrefe.

Schwarz, B., Walper, S., Gödde, M. & Jurasic, S. (1997). Dokumentation der Erhebungsinstrumente der 1. Haupterhebung (überarb. Version). *Berichte aus der Arbeitsgruppe „Familienentwicklung nach der Trennung" # 14/1997.*

Shaw, D. & Emery, R. (1987). Parental Conflict and Other Correlates of the Adjustment of School-Age Children Whose Parents Have Separated. *Journal of Abnormal Child Psychology, 15*(2), 269-281.

Siegel, J. C. (1996). Traditional MMPI-2 validity indicators and initial presentation in custody evaluations. *American Journal of Forensic Psychology 14*(3), 55-63.

Siegel, J. C. & Langford, J. S. (1998). MMPI-2 validity scales and suspected parental alienation syndrome. *American Journal of Forensic Psychology, 16*(4), 5-7.

Smyth, B. M. & Moloney, L. (2003). Therapeutic Divorce Mediation: Strengths, Limitations, and Future Directions. *Journal of Family Studies, 9*(2), 161-186.

Sommer, G. & Fydrich, T. (1991). Entwicklung und Überprüfung eines Fragebogens zur sozialen Unterstützung. *Diagnostica, 37*, 160-178.

Soper, A. C., Wolchik, S., Sandler, I., Tein, J.-Y. & Lustig, J. (2007). Predictors of Threats to Self-Appraisals for Children from Divorced Homes. *Journal of Divorce and Remarriage, 48*(1/2), 1-27.

Spengler, P. (2006). Wieder auf die Kinder schau'n. Arbeit mit dem Lebensflussmodell bei hoch strittigen Elternkonflikten. In M. Weber & H. Schilling (Hrsg.),

Eskalierte Elternkonflikte. Beratungsarbeit im Interesse des Kindes bei hoch strittigen Trennungen (S. 53-72). München: Juventa.

Spindler, M. (2002). Gerichtsnahe Beratung bei Trennung und Scheidung. Oder: Psychologische Beratung „wenn nichts mehr geht“? *Kind-Prax*(3), 80-88.

Spindler, M. (2003). Begleiteter Umgang bei hochkonflikthafter Trennung und Scheidung. *Kind-Prax, 2*, 53-57.

Stadler, M. (2001). Begleiteter Umgang aus forensisch-psychologischer Sicht – Kriterien und Erfahrungen aus US-Programmen. Referatbeitrag vom 07.12.2002.

Stahl, P. M. (1999). Personality Traits of Parents and Developmental Needs of Children in Conflict Families. *Academy of Certified Family Law Specialists Newsletter, 3*, 8-16.

Statistisches Bundesamt. (2006). Natürliche Bevölkerungsbewegung Fachserie 1 Reihe 01.01.2005. *Verfügbar unter: https://www-ec.destatis.de [23.03.2008].*

Steinberg, Laurence. (2001). We know some things: parent-adolecent relationships in retrospect and prospect. *Journal of Research on Adolescence, 11*(1), 1-19.

Stephan, H. R. & Wolf, C. (2002). Betreuter Umgang – Ein Bericht aus der Praxis. *Kind-Prax, 5,* 141-143.

Stewart, R. (2001). The early identification and streaming of cases of high conflict separation and divorce: A review. *Verfügbar unter http://www.justice.gc.ca /en/ps/pad/reports/2004-FCY-1/exesum.html [05.06.2007]*: Department of Justice Canada

Stiemerling, D. (2006). Nicht mit dir, nicht ohne dich. Wenn Paare sich nicht trennen können. *Psychologie Heute, 12*, 20-25.

Stoltz, J. & Ney, T. (2002). Resistance to visitation: Rethinking parental and child alienation. *Family Court Review, 40*, 220-241.

Stone, G., Buehler, C. & Barber, B. K. (2002). Interparental Conflict, Parental Psychological Control, and Youth Problem Behavior. In B. K. Barber (Ed.), *Intrusive Parenting: How Psychological Control Affects Children and Adolescents* (pp. 53-95). Washington, DC: American Psychological Association.

Stötzel, M. (2005). *Wie erlebt das Kind die Verfahrenspflegschaft? Studie zum Qualitätsstand der Institution Verfahrenspflegschaft (gemäß § 50 FGG) unter Berücksichtigung der Perspektive des Kindes*. Herbolzheim: Centaurus.

Stötzel, M. & Wolff, M. (2005). Verfahrenspflegschaft aus der Sicht der betroffenen Kinder. In I. Jansen, W. Rüting & H.-J. Schimke (Hrsg.), *„Anwalt des Kindes – Eine Positionsbestimmung der Verfahrenspflege nach § 50 FGG* (S. 154-167). Münster: Waxmann.

Strohschein, L. (2007). Challenging the Presumption of Diminished Capacity to Parent: Does Divorce Really Change Parenting Practices? *Family Relations, 56*, 358-368.

Sydow, K. v., Beher, S., Retzlaff, R. & Schweitzer, J. (2006). *Die Wirksamkeit der systemischen Therapie / Familientherapie*. Göttingen: Hogrefe.

Szydlik, M. (2000). Generationenbeziehungen zwischen erwachsenen Kindern und Eltern. Opladen: Leske & Budrich.

Tallman, I., Gray, L. N., Kullberg, V. & Henderson, D. (1999). The Intergenerational Transmission of Marital Conflict: Testing a Process Model. *Social Psychology Quarterly, 62* (3), 219-239.

Textor, M. R. (2006). Der Scheidungszyklus: Vorscheidungsphase. *Verfügbar unter http://www.familienhandbuch.de/cmain/f_Aktuelles/a_Trennung_Scheidung /s_115.html [26.08.2006].*

Thuen, F. (2000). Psychiatric symptoms and perceived need for psychiatric care after divorce. *Journal of Divorce & Remarriage, 34*(1/2), 61-76.

Toomey, E. & Nelson, E. S. (2001). Family conflict and young adults' attitudes toward intimacy. Journal of Divorce and Remarriage, 34, 49-69.

Ulich, D. (2003). Ein persönlichkeitspsychologisches Modell der Entstehung von Gefühlszuständen. In D. Ulich & P. Mayring (Hrsg.), *Psychologie der Emotionen (2. überarb. und erweiterte Auflage)* (S. 84-117). Stuttgart: Kohlhammer.

Umberson, D. & Williams, C. L. (1993). Divorced fathers: Parental role strain and psychological distress. *Journal of Family Stress, 14*, 378-400.

Ury, W. (1993). Getting past no. Negotiating in difficult situations. New York: Bantam.

Van Egeren, L. A. & Hawkins, D. P. (2004). Coming to Terms with Coparenting: Implications of Definition and Measurement. *Journal of Adult Development, 11*(3), 165-178.

Vergho, C. (2001). Der schwierige Umgang mit dem Umgang: Die Kontaktbegleitung. In W. Buchholz-Graf & C. Vergho (Hrsg.), *Beratung für Scheidungsfamilien. Das neue Kindschaftsrecht und professionelles Handeln der Verfahrensbeteiligten* (S. 221-252). Weinheim und München: Juventa Verlag.

von Salisch, M. (2002a). *Emotionale Kompetenz entwickeln: Grundlagen in Kindheit und Jugend.* Stuttgart: Kohlhammer.

von Salisch, M. (2002b). Emotionale Kompetenz entwickeln: Hintergründe, Modellvergleich und Bedeutung für die Entwicklung und Erziehung. In M. v. Salisch (Hrsg.), Emotionale Kompetenz entwickeln (S. 31-49). Berlin: Kohlhammer.

Waldron, J. A., Roth, C. P. & Farr, P. H. (1984). A therapeutic mediation model for child custody dispute resolution. *Mediation Quarterly, 3*, 5-20.

Walker, J. (1993). Co-operative parenting post-divorce: possibility or pipedream? *Journal of Family Therapy, 15*, 273-293.

Wallerstein, J. S. (2002). *Scheidungsfolgen – die Kinder tragen die Last.* Münster: Votum Verlag.

Wallerstein, J. S. & Kelly, J. B. (1980). *Surviving the Break-Up: How Parents and Children Cope with Divorce.* New York: Basic Books.

Wallerstein, J. S. & Blakeslee, S. (1989). *Gewinner und Verlierer. Frauen, Männer, Kinder nach der Scheidung. Eine Langzeitstudie*. München: Droemer Knaur.

Walper, S. (1999). Auswirkungen von Armut auf die Entwicklung von Kindern. In A. Lepenies, G. Nunner-Winkler, G. E. Schäfer & S. Walper (Hrsg.), *Kindliche Entwicklungspotentiale. Normalität, Abweichung und ihre Ursachen (Materialien zum 10. Kinder und Jugendbericht, Band 1)*. München: DJI-Verlag.

Walper, S. (2002). Verlust der Eltern durch Trennung, Scheidung und Tod. In R. Oerter & L. Montada (Hrsg.), *Entwicklungspsychologie* (5. Aufl., S. 818-832). Weinheim: Beltz PVU.

Walper, S. (2006a). Können Elternkurse einen Beitrag zur positiven Paarbeziehung leisten? *Vortrag, gehalten auf dem Fachtag Elternkurse des Deutschen Kinderschutzbundes, München, 28.06.2006.*

Walper, S. (2006b). Umgangsrecht im Spiegel psychologischer Forschung. In D. F. e. V. (Hrsg.), *Sechzehnter Deutscher Familiengerichtstag vom 14. bis 17. September 2005 in Brühl* (S. 100-130). Bielefeld: Gieseking Verlag.

Walper, S. & Beckh, K. (2006). Adolescents' Development in High-Conflict and Separated Families. Evidence from a German Longitudinal Study. In A. Clarke-Stewart & J. Dunn (Eds.), *Families Count. Effects on Child and Adolescent Development* (pp. 239-270). Cambridge, MA: University Press.

Walper, S. & Gerhard, A.-K. (2001). Kinder und Jugendliche in Kern- und Trennungsfamilien: Zur Rolle elterlicher Konflikte als Belastungsfaktor. In Münchner Tagung f. Familienpsychologie (Hrsg.), *Abstractband* (S. 22). Martinsried: ars una Verlagsgesellschaft.

Walper, S. & Gerhard, A.-K. (2003). Zwischen Risiko und Chance – Konsequenzen einer elterlichen Scheidung für die betroffenen Kinder. *PTT Persönlichkeitsstörungen Therapie und Theorie, 7*, 69-136.

Walper, S., Gerhard, A.-K., Schwarz, B. & Gödde, M. (2001). Wenn an den Kindern gespart werden muß. Einflüsse der Familienstruktur und finanzieller Knappheit auf die Befindlichkeit von Kindern und Jugendlichen. In S. Walper & R. Pekrun (Hrsg.), *Familie und Entwicklung. Perspektiven der Familienpsychologie* (S. 266-291). Göttingen: Hogrefe.

Walper, S. & Gödde, M. (2005). Jugendliche und ihre Beziehung zum Vater. Ein Vergleich von Kern-, Trennungs- und Stieffamilien. In B. Schuster, H.-P. Kuhn & H. Uhlendorf (Hrsg.), *Entwicklung in sozialen Beziehungen – Heranwachsende in ihrer Auseinandersetzung mit Familie, Freunden und Gesellschaft* (S. 65-89). Stuttgart: Lucius & Lucius.

Walper, S., Graf, J. & Wertfein, M. (2005). *Dokumentation der Erhebungsinstrumente (überarbeitete Version der Instrumente 2004). Berichte aus der Arbeitsgruppe „Evaluation des Elternkurses Familienteam"*: Department für Psychologie, Ludwig-Maximilians-Universität München.

Walper, S., Kruse, J., Noack, P. & Schwarz, B. (2004a). Parental Separation and Adolescents' Felt Insecurity with Mothers: Effects of Financial Hardship, Interparental Conflict and Maternal Parenting in East and West Germany. *Marriage and Family Review, 36*(3/4), 115-145.

Walper, S., Kruse, J., Noack, P. & Schwarz, B. (2004b). Parental separation and adolescents' felt insecurity with mother: Effects of financial hardship, interparental conflict, and maternal parenting in East and West Germany. *Marriage and Family Review, 36*(3/4), 115-145.

Walper, S. & Wendt, E.-V. (2005). Nicht mit beiden Eltern aufwachsen – ein Risiko? Kinder von Alleinerziehenden und Stieffamilien. In C. Alt (Hrsg.), *Kinder - Leben. Aufwachsen zwischen Familie, Freunden und Institutionen* (S. 187-216). Wiesbaden: VS Verlag für Sozialwissenschaften. DJI Deutsches Jugendinstitut.

Walper, S. & Wild, E. (2002). Wiederheirat und Stiefelternschaft. In M. Hofer, E. Wild & P. Noack (Hrsg.), *Lehrbuch der Familienbeziehungen. Eltern und Kinder in der Entwicklung.* (S. 336-361). Göttinge: Hogrefe.

Walter, A. (2001). Das Unsagbare sagbar machen. Gruppenarbeit mit Kindern, deren Eltern getrennt oder geschieden sind. In W. Buchholz-Graf & C. Vergho (Hrsg.), *Beratung für Scheidungsfamilien. Das neue Kindschaftsrecht und professionelles Handeln der Verfahrensbeteiligten* (S. 169-203). Weinheim und München: Juventa Verlag.

Watzlawick, P. & Weakland, J. H. (1977). *Interaktion* Bern: Hans Huber.

Weber, M. & Schilling, H. (2006). *Eskalierte Elternkonflikte. Beratungsarbeit im Interesse des Kindes bei hoch strittigen Trennungen* (S. 243-257). München: Juventa.

Weiner, B. (1986). *An attributional theory of motivation and emotion*. New York: Springer.

Wendt, E.-V., Kroll, S., Beckh, K., Gerhard, A.-K. & Walper, S. (2002). *Dokumentation der Erhebungsinstrumente der 4. Hauptbefragung*. München: Ludwig-Maximilians-Universität, Friedrich-Schiller-Universität.

Whiteside, M. F. (1998). The parental alliance following divorce. *Journal of Marital and Family Therapy, 24*, 3-24.

Wile, D. B. (1993). *After the fight: Using your disagreements to build a stronger relationship.* New York: Guilford Press.

Winkelmann, S. (2005). *Elternkonflikte in der Trennungsfamilie als Risikobedingung kindlicher Anpassung nach Trennung und Scheidung. Dissertation.* Fakultät Rehabilitationwissenschaften der Universität Dortmund.

Winter, M. & Grossmann, K. E. (2002). Der Einfluss frühkindlicher Bindungsqualität auf das Beziehungsverhalten im jungen Erwachsenenalter. In T. Fuchs & C. Mundt (Hrsg.), *Affekt und affektive Störungen: phänomenologische Konzepte und empirische Befunde im Dialog. Festschrift für Alfred Kraus* (S. 83-102). Paderborn: Schöningh.

Wissenschaftlicher Beirat für Familienfragen. (2005). Familiale Erziehungskompetenzen. Beziehungsklima und Erziehungsleistungen in der Familie als Problem und Aufgabe. In. Weinheim: Juventa.

Wolchik, S. A., Sandler, I. N., Braver, S. L. & Fogas, B. S. (1986). Events of Parental Divorce: Stressfulness Ratings by Children, Partens and Clinicians. *American Journal of Community Psychology, 14*(1), 59-74.

Wolchik, S. A., Sandler, I. N., Winslow, E. & Smith-Daniels, V. (2005). Programs for promoting parenting of residential parents: Moving from Efficacy to Effectiveness. *Family Court Review, 43*(1), 65-80.

Wolchik, S. A., West, S. G., Westover, S., Sandler, I. N., Martin, A., Lustig, J. et al. (1993). The children of divorce parenting intervention: Outcome evaluation of an empirically based program. *American Journal of Community Psychology, 21*(3), 293-331.

Wolchik, S. A., West, S. G., Sandler, I. N., Tein, J., Coatsworth, D. & Lengua, L. (2000). An experimental evaluation of theory-based mother and mother-child programs for children of divorce. *Journal of Consulting and Clinical Psychology, 68*, 843-856.

Zill, N., Ruane Morrison, D. & Coiro, M. J. (1993). Long-term effects of parental divorce on parent-child relationships, adjustment, and achievement in young adulthood : Families in transition. *Journal of family psychology 7*(1), 91-103.

Zimbardo, P. G. (1995). *Psychologie* (6. Auflage). Berlin & Heidelberg: Springer.

Tabellenverzeichnis

Abbildungsverzeichnis